TRAITÉ PRATIQUE

DU PIED BOT

PRINCIPAUX OUVRAGES DE M. DUVAL

TRAITÉ PRATIQUE DE LA MALADIE SCROFULEUSE.

Cet ouvrage est divisé en deux parties : la première traite de la maladie scrofuleuse en général; dans la seconde, elle est étudiée et décrite dans les principaux systèmes organiques. Cette seconde partie se compose de dix chapitres, qui sont dix monographies accompagnées d'un grand nombre d'observations.

UN VOLUME IN-8°.

CONSIDÉRATIONS THÉORIQUES ET PRATIQUES SUR LES EAUX MINÉRALES DE PLOMBIÈRES, OU MANUEL DU BAIGNEUR A CES EAUX.

UN VOLUME IN-18.

APERÇU SUR LES PRINCIPALES DIFFORMITÉS DU CORPS HUMAIN

UN VOLUME IN-8°.

TRAITÉ DES MALADIES DE LA HANCHE :

Subinflammation de l'articulation coxo-fémorale, tumeur blanche, coxalgie, coxarthrocace, luxations spontanées et congénitales, etc., avec figures gravées sur bois, intercalées dans le texte.

UN VOLUME IN-8°. — 1859.

La deuxième édition des **TRAITÉS DES MALADIES DU GENOU ET DU TORTICOLIS** paraîtra dans le courant de juin 1859.

La deuxième édition du **TRAITÉ DES COURBURES ET DÉVIATIONS DE LA COLONNE VERTÉBRALE** paraîtra vers le mois de septembre 1859.

IMP. BÉNARD ET Cᵉ, 2, RUE DANIETTE.

TRAITÉ PRATIQUE

DU

PIED BOT

LA PREMIÈRE ÉDITION DE CE TRAITÉ A ÉTÉ COURONNÉE PAR L'INSTITUT

(ACADÉMIE DES SCIENCES)

PAR VINCENT DUVAL

Docteur en Médecine, Membre de plusieurs Sociétés savantes
Directeur depuis 1831 des Traitements orthopédiques
dans les hôpitaux civils de Paris et de l'Institut orthopédique fondé à Chaillot en 1822
Ex-Médecin inspecteur des Eaux minérales de Plombières
Rédacteur et Directeur de la *Revue des Spécialités et des Innovations
médicales et chirurgicales*, etc.

AVEC UN GRAND NOMBRE DE FIGURES GRAVÉES SUR BOIS
INTERCALÉES DANS LE TEXTE

Troisième édition, revue et corrigée

PARIS

CHEZ J.-B. BAILLIÈRE ET FILS

Libraires de l'Académie Impériale de Médecine

RUE HAUTEFEUILLE, 19

ET A L'ÉTABLISSEMENT ORTHOPÉDIQUE DE L'AUTEUR

RUE DE CHAILLOT, 76 (CHAMPS-ÉLYSÉES)

1859

La seconde édition du *Traité pratique du pied
bot* étant épuisée depuis près de deux ans, nous
en publions une troisième, notablement revue,
et modifiée dans quelques parties. Celle-ci
n'est pas suivie, comme la seconde, d'un *Traité
des fausses ankyloses du genou.* Ayant à mettre pro-
chainement au jour un travail complet sur les
maladies du genou, nous avons pensé que des
considérations et des observations sur les difformités qui sont la conséquence des tumeurs
blanches ou de la subinflammation de cette
articulation, trouveraient mieux leur place à
la suite de l'ouvrage que nous achevons; puisqu'en général, les ankyloses, les roideurs, les

subluxations de l'articulation fémoro - tibiale ne reconnaissent pas d'autres causes que les affections dont nous donnerons le tableau.

Notre seconde édition comprenait aussi un court *Traité du torticolis.* Nous le ferons également paraître à part, comme une sorte de monographie développée. Nous y ajouterons un grand nombre d'observations nouvelles, ainsi que des figures variées, qui aideront beaucoup à faire comprendre la nature et le traitement de ce genre de difformité.

Nous avons cru devoir rétablir, en tête de cette édition, l'introduction qui précédait la première. Depuis près de vingt-cinq ans que sa publication a eu lieu, les choses n'ont pas tellement changé, que nos réflexions d'alors ne trouvent encore leur utile application.

Avri 1859.

INTRODUCTION

DE LA PREMIÈRE ÉDITION

« Aujourd'hui, qu'en fait de science comme en fait de littérature et d'art, l'encouragement et les récompenses vont aux plus agiles et non pas toujours aux plus habiles; puisque le noble champ des hautes études est tout simplement métamorphosé en une sorte de stade où il s'agit seulement de savoir bien courir, il peut être nécessaire que nous disions pourquoi notre livre arrive si tard. Cet ouvrage, en effet, aurait dû précéder toute publication ou communication scientifique analogue, par la raison bien positive qu'avant notre première opération du pied bot, laquelle date du mois d'octobre 1835, les praticiens français en étaient réduits, pour ce qui concernait cette branche difficile de l'orthopédie, aux mémoires éternellement copiés de Scarpa et de Delpech. Et cependant, à peine avions-nous, comme nous pouvons le dire sans orgueil, ouvert une ère toute nouvelle à la thérapeutique du pied bot par l'heureuse résurrection de la section du tendon d'Achille, que déjà les journaux de médecine se peuplaient d'articles tendant à revendiquer pour d'autres que pour nous, sinon le mérite, au moins les effets de la priorité de cette résurrection. Nous ne voulons pas nous plaindre du zèle vraiment admirable déployé à ce sujet par nos concurrents : il a servi à vulgariser un procédé curatif excellent, que certainement nous reconnaissons avoir emprunté, quant au fond, à Delpech et aux Allemands ; et d'ailleurs, en pareil cas, plus la vivacité de la dispute est grande, plus le succès d'une innovation ou d'une rénovation quelconque est assuré. Le monde sait bien qu'on ne se donne pas tant de mal pour de mauvaises choses.

Nous avons donc laissé les publications aller leur train ; et sans nous presser aucunement, nous avons attendu qu'une expérience longue à acquérir, mais inattaquable à présent qu'elle est acquise, nous donnât cent raisons pour une d'imposer, pour ainsi dire, aux gens de l'art comme aux gens du monde, la conviction profonde où nous étions sur l'innocence et l'infaillibilité d'un moyen opératoire que nous persistons à appeler *nôtre*, quoi qu'on en puisse dire. Nous avons attendu longtemps, nous placé tout spécialement au milieu de toutes les difformités imaginables, nous, médecin chargé depuis huit ans des traitements orthopédiques dans les hôpitaux civils de Paris ; parce que nous avons pensé qu'un ouvrage sérieux, un livre que nous voulions intituler *Traité pratique du pied bot*, devait être riche d'observations, riche de faits répétés, avérés, de cures irrévocablement consacrées ; bon pour les malades aussi bien que pour les médecins ; tout de pratique et nullement de théorie ; débarrassé conséquemment de toute hypothèse ; clair dans la démonstration, positif dans la décision ; lisible surtout et nettoyé de ce luxe technologique qui rend la plupart des ouvrages de science si complétement inabordables aux personnes qui auraient envie de les consulter.

« Le livre que nous avons aujourd'hui l'honneur d'offrir au public ne sera pas, nous l'espérons, trouvé trop éloigné des conditions que nous venons de rappeler. Nous pensons y avoir réuni, tant sur la nature et les causes des différentes variétés du pied bot que sur les moyens de guérison propres à chacune de ces variétés, tout ce qu'il est utile aux praticiens et à leurs malades de connaître. Les faits et observations renfermés dans cet ouvrage seront trouvés remarquables, nous le croyons au moins, plutôt surtout par la qualité que par la quantité, quoique le nombre en soit bien grand. Pour rendre nos descriptions du fait pathologique et du fait thérapeutique, comme aussi la comparaison de l'un à l'autre, plus appréciables, nous les avons accompagnées d'un très-grand nombre de figures gravées sur bois et intercalées dans le texte. Ainsi pouvons-nous affirmer qu'il n'est pas une bizarrerie de conformation du pied, si extrême, si unique, que la science l'ait constatée ou non, qui ne se trouve décrite et figurée dans notre livre. Les sujets atteints de pieds bots, les *stréphopodes*, comme nous les avons appelés — l'admission de deux variétés nouvelles du pied bot, et une classification tout autre des degrés et des genres nous ayant rendu nécessaires de nouvelles dénominations — les *stréphopodes* donc seront ici, pour ainsi dire, mis chacun en face de sa difformité et des moyens plus ou moins simples, plus ou moins originaux, employés par nous pour la guérir. Ils verront, en lisant celles de nos observations qui sont le mieux en rapport avec l'espèce, les causes, l'âge de la déviation qui les tourmente, ce qu'ils doivent attendre du traitement, et le temps qu'il leur faudra sacrifier à se défaire de leur ennemi. Si nous avons rapporté et décrit un grand nombre d'observations, c'est parce que non-seulement, comme nous venons de le dire, nous désirions offrir aux malades qui nous liront la comparaison de leur infirmité avec une ou plusieurs infirmités semblables, mais nous voulions encore leur donner, et ville par ville, le nom et l'adresse d'une ou plusieurs personnes guéries par nous, afin qu'ils pussent les voir et s'assurer, avant de nous consulter, de l'efficacité positive du traitement que nous employons.

« Nous n'avons pas besoin de dire que les personnes ainsi nommées dans notre livre nous ont, à cet égard, donné pleine et bienveillante autorisation.

« Nous avons tâché aussi, dans le choix de nos observations, de comprendre la même difformité décrite à tous les âges possibles : ainsi nous faisons l'histoire du pied bot de six mois et celle du pied bot de cinquante ans. Nous avons tenu surtout à rapporter en grand nombre celles de nos cures qui sont relatives aux pieds bots développés consécutivement à des convulsions, à des paralysies du membre ou des membres déviés ; la guérison de ces cas, que la plupart des médecins avaient toujours regardés comme incurables à cause de la faiblesse et souvent même de l'atrophie du membre qui en était atteint, constituant, selon nous, le plus éclatant triomphe de la chirurgie orthopédique.

« Forcé de décrire, par comparaison avec le nôtre, les procédés opératoires de nos concurrents, nous avons apporté dans cette description la même impartialité que pour celle des procédés de Delpech et de Stromeyer, nos savants prédécesseurs ; car nous n'avons jamais su ce que la jalousie peut avoir à faire dans un ouvrage de science destiné à la propagation des lumières et à la consolation de l'humanité.

« Enfin, si, comme nous le disions plus haut, nous avons cru nécessaire d'augmenter par des appellations nouvelles la synonymie du pied bot, c'est d'abord que nous reconnaissions deux variétés nouvelles, totalement absentes des ouvrages antérieurs au nôtre, et

puis que nous voulions ne pas recourir continuellement à de longues et embarrassantes
périphrases. Nous savons bien que quelques
personnes , fort empressées à critiquer les
mots quand elles ne peuvent point critiquer les
choses , se récrieront sur la barbarie de nos
néologismes à racine grecque ; mais nous
sommes certain d'avoir aussi pour nous l'as-
sentiment des bons praticiens qui compren-
dront, comme nous l'avons comprise , l'uti-
lité de cette substitution , nécessaire dans
deux cas, raisonnable et logique dans les
autres.

« Nous croyons, en un mot, avoir produit
une œuvre de conscience et de réflexion. Nous
ne proclamerons notre livre supérieur à aucun
autre; seulement, nous le donnons comme le
plus complet et le plus démonstratif de tous
les écrits actuels qui ont le pied bot pour
objet. »

L'esprit dans lequel ont été conçues les deux
premières éditions de notre *Traité du pied bot*

nous a guidé pour celle-ci. Aussi, espérons-
nous la voir accueillie avec la même faveur
que les deux premières, qui ont obtenu des
encouragements si flatteurs de l'Académie de
Médecine et de l'Académie des Sciences de
Paris.

TRAITÉ PRATIQUE

DU PIED BOT

CHAPITRE PREMIER

Renseignements historiques.

Ce livre n'étant , à proprement parler , qu'une collection de faits raisonnés , un résumé pur et simple de nos études, de nos observations , de notre pratique personnelles, nous n'arrêterons pas longtemps le lecteur sur l'histoire des procédés usités jusqu'aujourd'hui pour le traitement ou la guérison des pieds bots. Les annales de la science sont d'ailleurs bien pauvres à cet égard. Avant Venel et Scarpa, les sujets atteints de pieds bots natifs ou consécutifs étaient presque toujours abandonnés à l'esprit inintelligent , ou à l'empirisme routinier des mécaniciens et des rebouteurs. La médecine semblait dédaigner ces tristes affections, sans doute à cause de l'ignorance profonde où elle s'était tenue de leurs causes efficientes et de leur état pathologique. Cependant Hippocrate, qui savait combien tout est important dans les moindres infirmités de l'homme, avait établi des principes assez rationnels pour le traitement des déviations du pied en dedans. Le père de la médecine voulait que l'on agît doucement sur ces difformités au moyen de bandages, de frictions, de massages; et les appareils dont il nous a laissé la description devaient avoir pour effet d'attirer en haut le bord externe du pied, sans rien pouvoir toutefois pour allonger les muscles du mollet, ni pour abaisser le talon. En suivant les indications d'Hippocrate, on arrivait donc tout simplement à changer la nature de la difformité, c'est-à-dire à reporter l'avant-pied sous l'axe de la jambe, et d'un pied en dedans faire un pied équin. Il restait, comme on voit, une lacune immense à combler.

Eh bien! c'est à peine si nous trouvons dans tous les travaux que nous ont légués les praticiens innombrables de l'antiquité, du moyen âge et des quatre siècles qui l'ont suivi, le moindre effort tendant à développer, à compléter les préceptes purement rudimentaires enseignés par Hippocrate. On s'était habitué à considérer les pieds bots comme incurables, et

les écoles avaient fini par n'en plus faire men-
tion que pour mémoire. L'attention des maî-
tres, portée tout entière sur les fièvres, sur la
coction des humeurs, sur la composition et la
décomposition des fluides, s'en rapportait au
libre arbitre d'un fabricant de machines du soin
de redresser les boiteux ou de les estropier tout
à fait. Fabrice d'Aquapendente et Fabrice de
Hilden, qui ont pourtant entrepris de traiter le
pied bot, se sont bornés à de prétendues inventions mécaniques qui reproduisaient l'appareil
d'Hippocrate sans plus d'avantages ni moins
d'inconvénients. Jackson en Angleterre, Tiphaine et Verdier en France, sont allés un peu
plus loin, à ce qu'il paraît, en fait d'applications
de la mécanique au redressement des pieds
bots; mais comme ces machinistes ont jugé
convenable de faire mystère de leurs moyens
et les ont précieusement emportés avec eux, il
nous est impossible de savoir ce que nous leur
devons de reconnaissance.

Enfin, en 1782, plus de deux mille ans après
Hippocrate, un médecin saxon, Thilenius, vint
poser le terme futur de ces tentatives gros-
sières ou infructueuses.

Il osa, le premier, faire pratiquer la section
du tendon d'Achille, et le succès couronna son
audace. Michaëlis et Sartorius l'imitèrent depuis; mais, chose curieuse, cette solution d'un

problème dont tant de siècles avaient cherché le mot, n'eut pas le moindre retentissement. La routine était trop vieille et trop puissante pour s'en émouvoir. La section du tendon d'Achille, bientôt révoquée en doute, fut mise au rang des chimères, et, si ce n'est Delpech de Montpellier, on vit tous les contemporains continuer l'emploi classique des machines.

C'est au célèbre Scarpa que nous devons la première description du pied bot natif en dedans; et c'est au médecin suisse Venel que revient le mérite du premier appareil complet pour le redressement ou la transformation de cette difformité (1). Scarpa, dans son mémoire sur le pied bot congénital, publié en 1803, a parfaitement établi les rapports respectifs des os du pied, et leurs différentes dispositions anormales. Il a démontré d'une façon très-positive et très-claire que, dans la plupart des cas de pieds bots, les os ne sont pas luxés, mais seulement distraits de leurs rapports naturels. Notre grand chirurgien Boyer a reproduit et

(1) Le premier enfant que Venel redressa d'un pied bot varus très-difforme, était fils d'un pasteur protestant du canton de Vaud. Venel, qui n'était pas mécanicien, eut recours au talent d'un habile serrurier, nommé Corlet. Celui-ci comprit tout de suite l'idée du chirurgien suisse, et confectionna l'appareil qui a donné tant et de si beaux résultats. Sans ce mécanicien, il est probable que le redressement des pieds bots fût encore resté longtemps à l'état de problème. Combien de chirurgiens modernes sont de même redevables à notre célèbre mécanicien Charrière, qui sait si bien comprendre et perfectionner les indications qu'on lui fournit!

continué les belles théories descriptives de
Scarpa. Comme lui, il nous a laissé une formule d'appareils ; elle est très - simple et
pourrait servir dans les cas de difformités
peu anciennes et faciles à dissimuler, tandis
que celle de Scarpa, beaucoup plus compliquée, ne peut être mise en usage que rarement et difficilement, même par les hommes
spéciaux.

Toutes deux, au reste, sont aujourd'hui ou-
bliées; toutes deux sont allées grossir l'arsenal
de la vieille orthopédie. Quant à la machine de
Venel, la seule qui soit réellement digne de la
réputation dont elle a joui, elle était déjà célèbre en Suisse, quand chez nous on ne la con-
naissait pas encore. Mais, en 1814, un élève de
Venel et de Jacquard, M. d'Yvernois, nous ap-
porta cette machine après l'avoir réduite à des
conditions de simplicité vraiment admirables ;
et son application, particulièrement dans les
cas de pied varus natif, produisit des résultats,
sinon complets, du moins bien supérieurs à tout
ce qu'on avait vu. L'importation de M. d'Yvernois fut le sujet d'un rapport de M. Capuron.
C'est à cette importation, modifiée depuis plus
de quarante ans, de toutes les manières, selon
la fantaisie de chaque orthopédiste, que doivent
être attribués, sans contredit, les succès obte-
nus par les contemporains nationaux dans le

traitement de quelques difformités récentes ou peu compliquées.

Après Scarpa, l'homme qui a le mieux étudié le pied bot est Delpech. Il nous reste de lui un excellent mémoire, dans lequel ce grand chirurgien donne pour cause efficiente de presque toutes les déviations du pied, le raccourcissement des muscles du mollet. C'est une découverte immense, dont la pensée était peut-être venue à d'autres auteurs, mais sur laquelle aucun, jusqu'alors, ne semblait s'être appesanti. Aussi hardi dans la pratique que profond dans la théorie, Delpech essaya de ressusciter l'opération de Thilenius. Malheureusement pour la science, le chirurgien de Montpellier vit des accidents déranger sa première tentative, et, bien que convaincu, il s'abstint de la renouveler.

En 1827, M. le docteur Jalade-Lafond, l'un de nos orthopédistes les plus expérimentés, publia un *Traité pratique des difformités du corps humain*, dans lequel on trouve de très-bonnes données sur les diverses torsions du pied.

MM. Bégin et Patissier, dans le *Dictionnaire des sciences médicales* ; MM. Bricheteau et d'Yvernois, dans l'*Encyclopédie méthodique*, ont fait des travaux très-recommandables et très-féconds en idées neuves, surtout en ce qui concerne l'anatomie et la physiologie du pied bot natif.

Nous ne devons pas omettre non plus la thèse de M. Held, qui renferme un assez bon résumé de ce qui a été fait sur le pied bot; ni l'article *Pied bot*, de M. Laugier, du *Dictionnaire de médecine* publié par Béchet; ni enfin celui de M. Roguetta, inséré dans le *Dictionnaire des dictionnaires de médecine*, de M. Fabre.

Nous terminerons là cette courte nomenclature des travaux de nos prédécesseurs et de nos contemporains; d'autres mentionneront, si bon leur semble, un beaucoup plus grand nombre de mémoires et d'articles, fabriqués presque tous aux dépens du mémoire de Scarpa ou de celui de Delpech.

Quant à nous, ce que nous aurons à dire des pieds bots résultera tout naturellement de l'exposition des faits nombreux que trente-cinq années de travaux nous ont mis à même d'observer et de recueillir, aussi bien dans la pratique des hôpitaux que dans l'établissement orthopédique de Chaillot, fondé en 1823, par M. Jalade-Lafond et par nous, où nous nous occupions exclusivement des difformités de la taille et des membres. Chargé, en outre, depuis 1831, de la direction générale des traitements orthopédiques dans les hôpitaux civils de Paris, nous avons pu, mieux que personne, rechercher et examiner toutes les variétés possibles du pied bot; vérifier ce que l'on avait dit ou écrit de leurs causes et de leur état pathologique : essayer, en les conservant ou en les modifiant, les divers appareils mécaniques applicables à chaque difformité, et nous convaincre enfin que la plupart des cas étaient, comme nous le pensions depuis longtemps, mal appréciés par les médecins, en même temps que l'insuffisance et l'irrationalité du traitement par les machines justifiaient de plus en plus nos préventions déjà vieilles à cet égard. Voilà comment nous avons été amené à reprendre, après Delpech, l'invention décisive de Thilenius.

Plus heureux que l'illustre praticien de Montpellier, nous avons vu notre première tentative récompensée par un succès prompt et complet. Depuis lors, plus de deux mille guérisons, et pas un malheur, nous ont fait populariser la section du tendon d'Achille. Enhardi par l'infaillibilité de la ténotomie appliquée au pied équin, nous avons essayé de l'étendre aux autres variétés de pied bot ; ce que nul des praticiens nos prédécesseurs n'avait osé. Le premier donc, nous avons coupé les tendons du muscle tibial antérieur, du court fléchisseur des orteils, de l'aponévrose plantaire, de l'adducteur et de l'extenseur du gros orteil, en même temps que le tendon d'Achille, pour guérir le pied bot varus ; celui du long

péronier latéral pour guérir le pied bot valgus; celui du tibial antérieur, celui de l'extenseur propre du gros orteil, enfin celui de l'extenseur commun, dans les cas de renversement
du pied en haut. Toutes ces sections ont réussi,
de sorte qu'aujourd'hui la guérison du pied
bot le plus difforme est aussi facile que celle
de la maladie la plus simple.

C'est pour établir cette vérité d'une manière
incontestable que nous avons entrepris un ouvrage qui n'est, comme nous l'avons dit en
commençant, qu'une série de faits accumulés,
formant chacun une preuve et se fortifiant mu-
tuellement par une invincible logique. On
verra, en les parcourant, par quel enchaîne-
ment d'idées, venant toutes de l'observation,
nous avons été conduit, sans aucun précédent
connu, à employer aussi la ténotomie pour
la guérison des fausses ankyloses angulaires
du genou et du coude, et pour celle du torticolis. Puissent l'étendue et la vulgarisation
données par nous à cette partie si essen-
tielle de la pratique médico-chirurgicale, légi-
timer notre droit de nous regarder, sinon
comme son inventeur, au moins comme son
propagateur le plus utile et le plus heureux!

CHAPITRE II

Le pied bot en général. — Nouvelles dénominations. — Stréphopodie. — Stréphocatopodie. — Stréphendopodie. — Stréphexopodie. — Stréphypopodie. — Stréphanopodie.

On désigne généralement sous le nom de *pied bot* certaines difformités, fort distinctes d'ailleurs, de la partie inférieure des membres abdominaux. L'individu atteint de pied bot ne peut, quand il est debout, appuyer sur le sol que l'extrémité phalangienne, le bord externe ou le bord interne de son pied. Quelquefois, pour lui, c'est le dos du pied qui fait l'office de la plante, ou bien le talon seul sert de base à la station. Toutefois, ces diverses torsions du pied cessent d'être considérées comme pieds bots, quand elles ne sont que l'appendice d'une autre difformité plus ancienne, telle que la dé-viation des genoux en dedans, ou la courbure des jambes, soit en dedans, soit en dehors.

Les auteurs ont admis trois variétés de pied bot : *equinus, varus* et *valgus.*

La première, *pes equinus,* pied équin, pied de cheval, s'entend lorsque le sujet affecté ne

marche ou ne se tient debout qu'en se portant
sur les orteils ou les articulations métatarso-

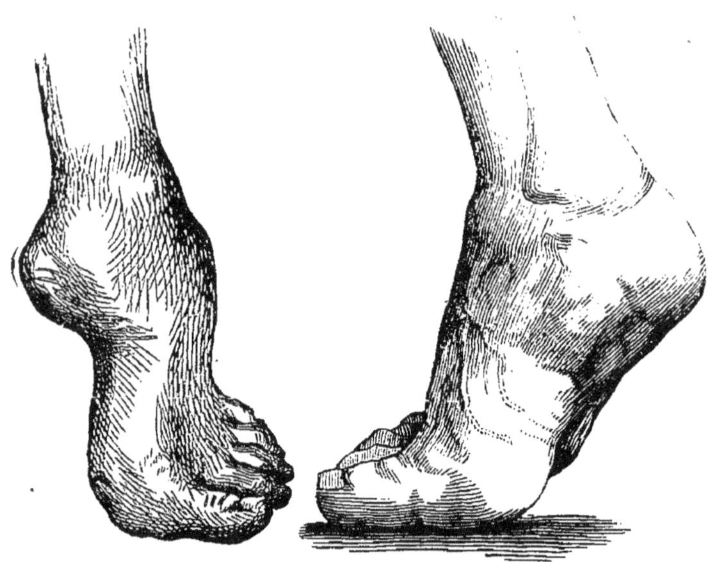

phalangiennes, son pied étant dans une extension forcée.

La seconde, *varus*, pied en dedans, existe

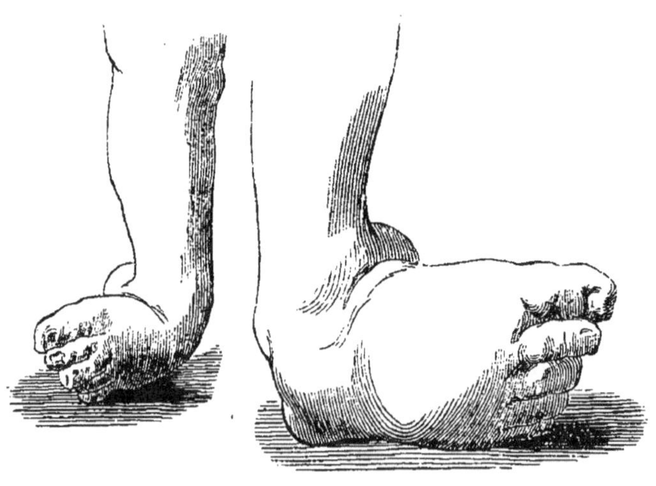

quand le malade prend son point d'appui sur le bord externe ou une partie de la plante du pied, ou même sur sa face dorsale.

La troisième enfin, *valgus*, pied en dehors,

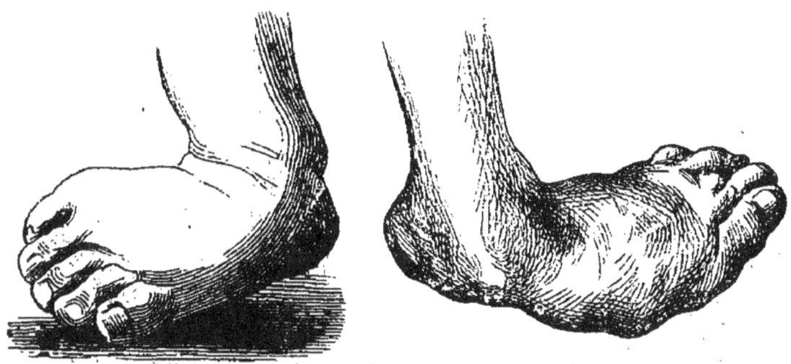

est dite si le pied ne peut être posé que sur tout ou partie de son bord interne, et sur la moitié correspondante de la plante.

Ces trois dénominations, *equinus*, *varus*, *valgus*, ont certainement le mérite de la brièveté, mais elles sont loin d'être exactes. Ainsi, par exemple, il faut que le pied bot dit pied équin soit porté à son plus haut degré de développement, pour donner à l'extrémité qui en est affligée, la figure d'un pied de cheval; et nous pouvons affirmer que, sur trente pieds bots *équins*, on en trouverait à peine un qui justifiât ainsi son appellation. L'expression de *varus* n'est guère plus satisfaisante. Elle n'a rien de positif. Les anciens auteurs l'appliquaient non-seulement à la déviation du pied en dedans, mais encore à celle des genoux, et même à la courbure des jambes dans ce sens. Il en faut dire autant du *valgus*, employé pour désigner aussi bien les courbures générales de la jambe en dehors que les déviations parti-culières du pied.

Nous pensons conséquemment qu'il faudrait rejeter ces dénominations obscures, exagérées, propres tout au plus à jeter de l'incertitude et du vague dans l'esprit du lecteur, à condition, pourtant, de leur en substituer de meilleures. Si la clarté est le premier mérite d'un écrivain, c'est surtout quand il s'agit de faits scientifi-ques.

Un illustre chirurgien de Lyon, M. Bonnet, imbu sans doute des idées théoriques d'un or-thopédiste de Paris, avait proposé de désigner les pieds bots sous les deux noms suivants : *poplité interne* et *poplité externe* ; prenant pour raison la croyance que les pieds bots dépen-dent constamment d'une lésion des nerfs po-plité interne et poplité externe, qui détermine la rétraction des muscles auxquels se distri-buent ces nerfs. Nous reviendrons sur la valeur de ces dénominations.

Jusque-là, pour être bien intelligible, nous confondrons toutes les variétés du pied bot dans un seul terme, DÉVIATION ; et spécialement nous appellerons le pied bot équin, *déviation du pied en bas*; le pied bot varus, *déviation du pied en dedans*; le pied bot valgus, *déviation du pied en dehors.*

A ces trois variétés reconnues par la plupart des auteurs, nous en ajouterons deux autres qui nous semblent tout à fait distinctes.

L'une, que nous nommerons *déviation du pied*

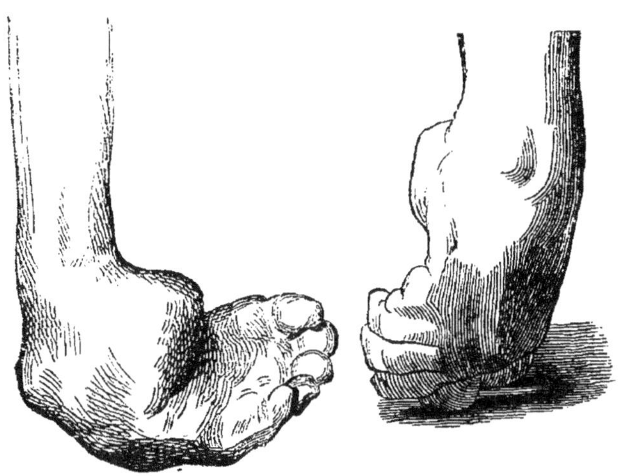

en dessous, s'observe lorsque, tout l'avant-pied étant rejeté sous l'axe de la jambe, les orteils et une partie du métatarse tournent sous le talon et le dépassent de telle façon, que la face dorsale du cuboïde et les cunéiformes servent de point d'appui au sujet dans la station ou la progression. Cette variété du pied bot a été regardée par quelques auteurs modernes comme une exagération du pied équin.

La seconde, que nous appellerons *déviation*

du pied en haut, a lieu quand la face dorsale du pied se trouve appliquée contre la partie antérieure, interne ou externe de la jambe, le talon étant dirigé en bas. Cette difformité est désignée par quelques modernes sous le nom de *talus.*

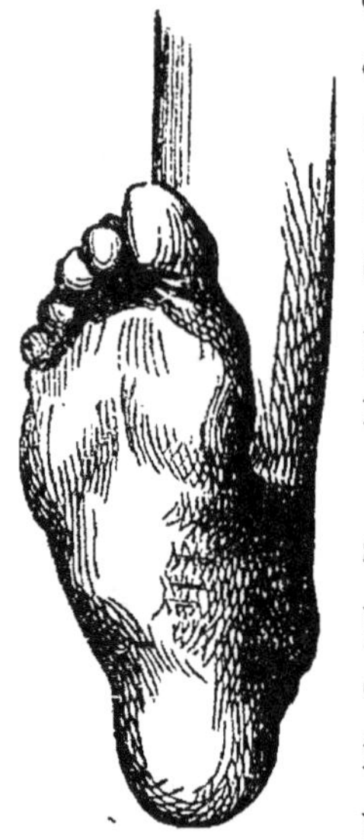

Cependant comme ces diverses désignations, déviation du pied en dedans, en dehors, en dessous, en haut, en bas, parfaitement claires et positives du reste, sentent un peu la périphrase, et pourraient d'ailleurs, à certaines personnes, ne pas paraître assez savantes, nous avons imaginé de les remplacer au besoin par les dérivés qui suivent : *stréphopodie,* pour pied bot ou déviation du pied en général (1); *stréphendopodie,* pour déviation du pied en dedans (2); *stréphexopodie,* pour déviation du pied en dehors (3); *stréphypopodie,* pour déviation du pied en dessous (4); *stréphanopodie,* pour déviation du pied en haut (5); enfin *strépho-*

---

(1) **Des** mots précédents et de ἔνδον, en dedans.

(2) *Idem,* et de ἔξω, en dehors.

(3) *Idem,* et de ὕπο, en dessous.

(4) *Idem,* et de ἄνω, en haut.

(5) *Idem,* et de κάτω, en bas.

catopodie, pour déviation du pied en bas (1).

En modifiant légèrement la finale de chacun de ces mots, nous pourrons nommer l'individu atteint du pied bot *stréphopode*, et abréger les longues formules : *sujets atteints de pieds bots en dedans, en dehors, en dessous, en haut, en bas*, en disant tout simplement : les *stréphendopodes*, les *stréphexopodes*, les *stréphypopodes*, les *stréphanopodes*, les *stréphocatopodes*, comme les naturalistes disent *myriapodes, gastéropodes*, etc. Toutefois, dans le cours de cet ouvrage, nous emploierons indifféremment les anciennes dénominations et celles que nous proposons. Ce sera peut-être le moyen de faire accepter celles-ci.

La stréphopodie pied bot, déviation, torsion du pied, est native ou consécutive. Elle peut exister au moment de la naissance du sujet, ou n'apparaître chez lui que pendant l'enfance, l'adolescence et même plus tard. Dans le premier cas, on la nomme congénitale ou native; dans le second cas, accidentelle ou consécutive. A cet égard, s'il nous était permis de prendre notre expérience personnelle pour base, et de généraliser, d'ériger en principe, pour ainsi dire, les nombreuses observations que trente-cinq années de pratique publique et

(1) De στρέφω, tourner, tordre, et de πούς, ποδός, pied.

privée nous ont mis à même de recueillir, nous ne balancerions pas à affirmer que les cas de stréphopodie les plus fréquents sont les déviations natives ou même consécutives en bas et en dedans, affectant simultanément le même pied, composant un pied demi-équin et demi-varus, ce qu'on pourrait appeler équin-varus. Les déviations du pied en dehors, *stréphexopodies*, sont très-rares; et celles en dessous et en haut, *stréphypopodies*, *stréphanopodies*, encore plus rares.

Nous ajouterons, sans prétendre le moins du monde imposer ceci comme une règle, la remarque importante qui suit : Dans les cas de stréphopodie congénitale, l'observation générale nous a toujours montré un tiers seulement des déviations du pied en dedans, *stréphendopodies*, très-développées déjà au moment de la naissance de l'enfant; tandis que les deux autres tiers s'offraient d'abord sous la forme d'une déviation en bas et en dedans, forme qui n'est, comme nous le dirons au chapitre des causes, que l'exagération de la position naturelle des pieds de l'enfant nouveau-né. C'est pourquoi les parents des jeunes infirmes s'inquiètent si peu d'une difformité à peine apparente. Mais lorsque le petit sujet commence à se tenir debout et à vouloir marcher, la torsion de son pied devient plus mani-

feste ; le poids de son corps en précipite le
développement, et bientôt on la voit se trans-
former en une véritable déviation en dedans.
Si l'enfant a le bonheur alors de ne point
appartenir à une famille trop malaisée; si ses
parents, et c'est le petit nombre, hélas ! peuvent
pour lui plus que sa nourriture; s'il est soumis
promptement enfin à un traitement bien conçu,
bien dirigé, son pied ne vînt-il pas à être complétement redressé, au moins la difformité
change une seconde fois de nature : le pied est
ramené sous l'axe de la jambe, sauf à rester
dévié en bas, dans le cas où la trop grande
brièveté des muscles du mollet ne permettrait
pas son rétablissement normal.

On observe rarement, au moment de la
naissance, des cas simples de déviation du pied
en bas, *stréphocatopodie*. Nous n'en avons guères
trouvé plus de quarante. Chez douze de nos
sujets, la difformité occupait les deux pieds à
la fois; les quatre membres présentaient même
une roideur insolite. Plusieurs, parmi ces enfants, avaient éprouvé des arrêts de développement : l'un n'avait pas de rotules, etc. La même
contraction musculaire affligeait la plupart des
autres, mais seulement du côté du corps que
terminait le pied malade.

Quant aux déviations accidentelles ou consécutives du pied, la plus commune, au contraire,

est celle dont nous venons de parler. Nous affirmerions volontiers qu'elle embrasse les neuf dixièmes des pieds bots consécutifs. Nous serions même autorisé à la considérer comme la racine de presque toutes les déviations du pied, puisqu'il est de fait, et nous venons de le dire, que les deux tiers des stréphopodes de naissance présentent leur difformité à l'état de déviation mixte en bas et en dedans. Quoique, tous les jours, des praticiens très-éclairés et très-recommandables prétendent que la statistique ne prouve rien en médecine, notre logique persiste à considérer comme une preuve la répétition infinie du même fait. C'est donc en toute sûreté de conscience et en regardant réellement la stréphocatopodie (pied équin) comme primitive dans l'immense majorité des cas, que nous commencerons par elle la description des pieds bots.

CHAPITRE III

De la Stréphocatopodie.

La stréphocatopodie (pied équin, déviation du pied en bas) existe à différents degrés, depuis la simple élévation du talon jusqu'à l'extension absolue du pied, jusqu'au cas, par exemple, où

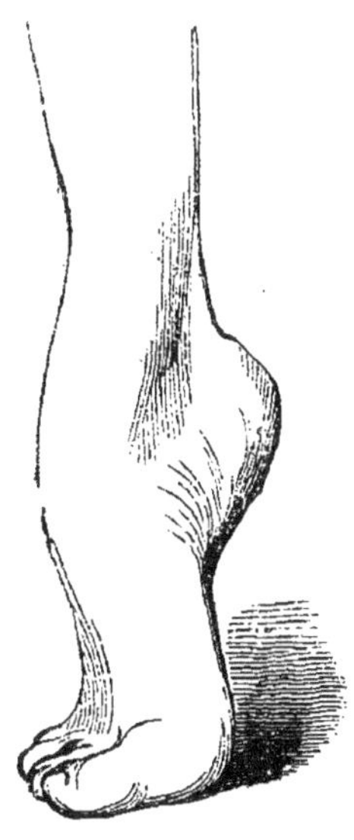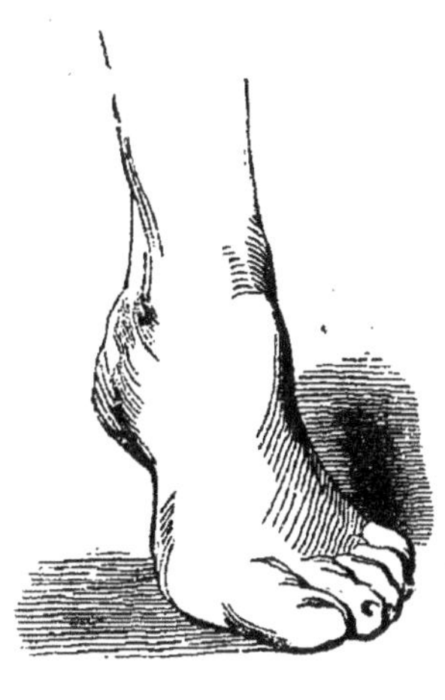

le métatarse et les orteils se trouvent sur une ligne plutôt parallèle au talon que parallèle à la jambe.

Entre ces deux points extrêmes, la difformité dont nous nous occupons peut donc passer par une foule de points intermédiaires qu'il était très-nécessaire d'étudier autrefois, quand la pratique, réduite à la triste insuffisance des machines, cherchait en vain, le plus souvent, à reculer, cran par cran, la limite où elle devait s'arrêter vaincue. Aujourd'hui, grâce à la section des tendons, cette connaissance minutieuse du pied équin est devenue moins indispensable; et nous pouvons, sans dommage aucun pour la science, restreindre à très-peu de mots la description de certaines nuances de la stréphocatopodie.

Le stréphopode atteint d'une déviation du pied en bas, prend ordinairement son point d'ap-

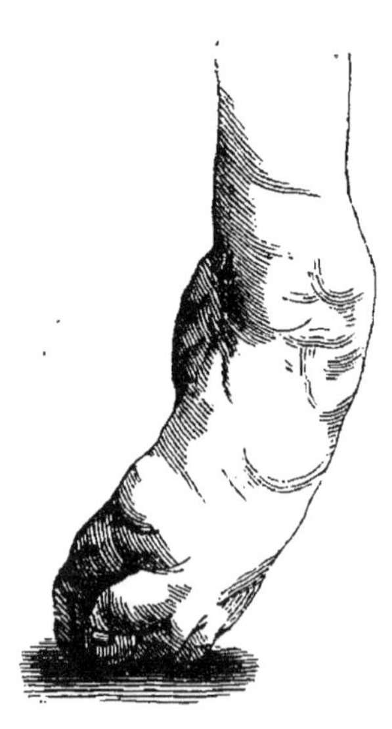

pui de station et de progression sur la face inférieure des articulations métatarso-phalangiennes et des orteils. Cependant il est rare qu'il leur transmette toujours le poids du corps d'une façon uniforme; le plus souvent, la déviation du pied en bas se complique d'un peu de déviation en dedans ou en dehors. Si la déviation supplémentaire est en dedans, le point d'appui se trouvera prin-

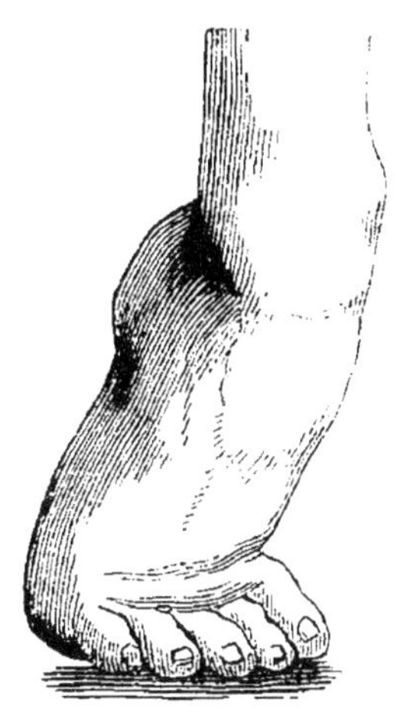

cipalement être fourni par les trois dernières articulations métatarso-phalangiennes et les orteils correspondants ; si, au contraire, elle est en dehors, les deux premiers orteils et leurs articulations avec le métatarse porteront tout le poids du corps pendant la station et la marche.

Ces déviations secondaires du pied équin, soit en dedans, soit en dehors, peuvent dépendre de plusieurs causes; ainsi, de la laxité des ligaments internes ou externes de l'articulation tibio-tarsienne, ou bien encore du défaut d'antagonisme entre les muscles de la partie interne et ceux de la partie externe de la jambe, entre les jambiers et les péroniers.

On comprendra facilement qu'alors, surtout si le membre déformé est frappé d'une grande faiblesse ou d'une paralysie partielle, l'articulation tibio-tarsienne n'étant plus suffisamment affermie par les muscles ni par les ligaments, la poulie articulaire de l'astragale doive éprouver une impulsion qui la fasse tourner sous les os de la jambe, tantôt en dehors, tantôt en dedans; mais plutôt en dehors, à cause de la prépondérance d'action et de force des muscles de la partie postérieure et interne de la jambe sur ceux de la partie externe, leurs antagonistes.

Quoique la puissance de ces muscles postérieurs et internes de la jambe soit plus grande que celle de la partie externe, on rencontre cependant encore assez fréquemment, dans la pratique, des déviations du pied en bas avec déjettement en dehors. Cela nous paraît tenir à l'une des trois causes suivantes : à la déviation du genou en dedans, circonstance qui pousse le pied en dehors et ne lui permet de toucher le sol qu'avec la partie antérieure de son bord interne ; ou à l'état de faiblesse relatif des malades, qui les oblige d'écarter les jambes en marchant, afin de rendre plus large la base de sustentation, et réduit le pied à se placer absolument dans les mêmes conditions (1) ; enfin, à la prédominance des muscles

(1) Quinze jours de marche, dans ce cas, suffisent pour changer un pied équin ordinaire en équin-valgus; et cela est si vrai, que certaines attitudes conservées plus ou moins longtemps peuvent amener, chez les enfants surtout, la métamorphose complète d'une difformité. Un jour, on m'amena un sujet de douze ans, atteint d'une déviation du pied en bas et en dedans (équin-varus), pour lequel je fis faire une machine de redressement. L'année suivante, cet enfant revint me voir, et je ne fus pas peu surpris de le trouver équin-valgus au lieu d'équin-varus qu'il était l'année précédente. L'enfant avait été mis en apprentissage chez un menuisier ébéniste qui l'employait souvent à refendre des bois, au moyen de la scie à deux mains, genre de travail qui oblige les ouvriers à tenir continuellement les jambes écartées. Voilà la raison du changement.

péroniers sur les tibiaux, ce qui peut avoir lieu à la suite de contusions ou de convulsions.

L'élévation du talon chez les stréphoca-topodes est toujours en rapport direct avec le raccourcissement des muscles du mollet. Quand il ne s'en faut que d'un pouce ou deux pour que le talon touche le sol, le pied est à peine déformé; et, si le malade ne presse point sa marche, si en même temps il a su se munir d'une chaussure adroitement faite, il peut, à la rigueur, dissimuler son pied bot. Mais qu'une circonstance l'oblige de se hâter ou de courir, alors la difformité se révèle, le sujet boite, et

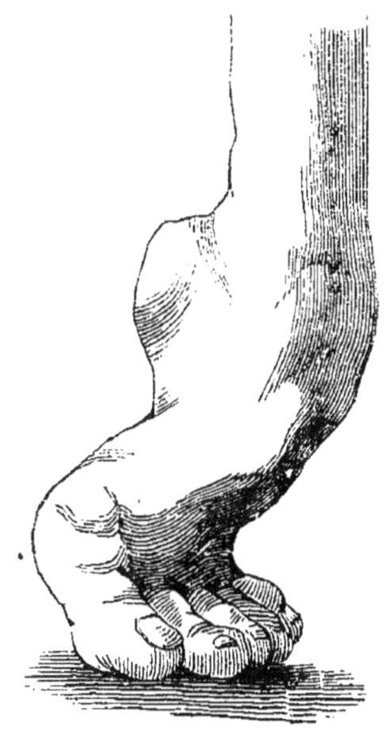

boite beaucoup, à cause du détour circulaire qu'il est contraint de faire décrire au membre inférieur devenu trop long d'autant de pouces que le talon est remon-té; à cause surtout de l'impossibilité où il se trouve de fléchir le pied sur la jambe (1).

Lorsque, au contraire, les muscles du mollet

(1) Souvent, quand le pied équin est très-développé, et tout le membre atteint d'une grande maigreur, le malade ne marche qu'en *sautant le pas*, c'est-à-dire en portant le pied difforme devant le droit

étant fortement raccourcis, le talon se trouve assez relevé pour que l'avant-pied ou son extrémité digitée occupe un plan postérieur à l'axe de la jambe, la difformité ne peut être dissimulée; les orteils et les articulations métatarso-phalangiennes sont écartés les uns des autres, de façon à élargir d'un quart ou d'un tiers la base du soutien (c'est la nuance de déviation du pied en bas qui avait été désignée par les auteurs sous le nom de *pied de cheval*). La plante du pied devient démesurément concave : cette concavité de la plante est d'autant plus anormale que le racourcissement des muscles propres à la plante est plus grand. Du reste, on ne l'observe pas toujours, quoi qu'en aient dit certains auteurs. Nous avons vu des cas de déviation du pied en bas, très-développés d'ailleurs, où la face plantaire ne présentait point une grande concavité, tandis que nous l'avons rencontrée poussée à des proportions extrêmes sous des pieds fort peu déviés. Ce qui nous permet d'établir que le pied dit équin peut exister sans raccourcissement des muscles de la face inférieure du pied ni de l'aponévrose plantaire.

Nous ajouterons même un fait assez curieux, c'est que nous avons guéri une jeune fille doublement atteinte de stréphocatopodie, chez

laquelle la plante des pieds, au lieu de concave,
était convexe.

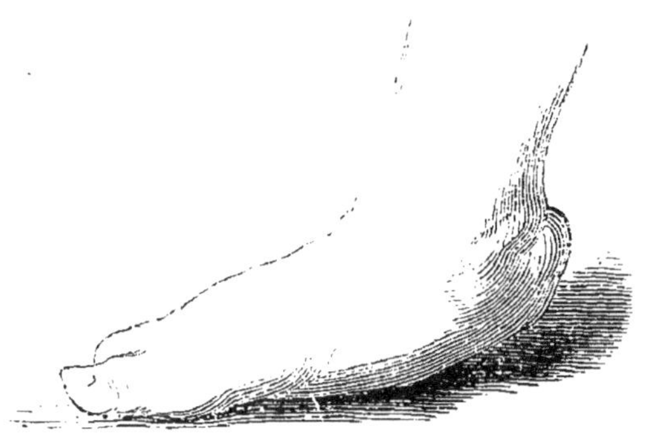

Quand la déviation est ancienne, il arrive
assez souvent d'observer une flexion plus ou
moins prononcée de la jambe sur la cuisse.
Cette flexion tient au raccourcissement des muscles biceps-crural, demi-tendineux et demi-
membraneux, suite toute naturelle du supplé-
ment de longueur que l'extension très-exagérée
du pied a fait subir au membre abdominal : le
sujet, pour pouvoir marcher, porte forcément le
genou en avant et semble dérober sa jambe sous
lui. On comprend bien qu'une telle nécessité
dans la progression doive peu à peu devenir
une véritable difformité. Un malade atteint depuis un an seulement d'une déviation du pied
en bas, à la suite d'une fracture de la partie inférieure des os de la jambe, se trouvait, lorsqu'il nous fut amené, avoir une fausse ankylose

angulaire du genou presque de la même date
que son pied bot. Plusieurs autres stréphocatopodes présentaient un raccourcissement des
muscles psoas et iliaque, lequel provenait, selon
toute évidence, de l'allongement du membre inférieur et de la flexion obligée de la cuisse sur
le bassin. Ces difformités consécutives au pied
bot sont, du reste, assez rares; il faut, pour les
produire, un très-grand développement de la
déviation; il faut surtout que celle-ci soit ancienne : le cas que nous citions tout à l'heure
est purement exceptionnel. Ainsi, nous avons
été consulté plusieurs fois pour des enfants et
même pour des adolescents atteints de pieds
équins très-prononcés, avec flexion des jambes
sur les cuisses et des cuisses sur le bassin, sans
que pour cela les muscles fussent positivement
raccourcis, puisqu'on pouvait avec les mains
ramener le pied à sa position normale, le fléchir sur la jambe, étendre la jambe sur la cuisse
et celle-ci sur le bassin, en y mettant toutefois un peu de force. On conçoit que, les choses
étant ainsi, ce soit le traitement médical qu'il
faille invoquer, plutôt que le traitement chirurgical ou orthopédique; il s'agit là, non d'une
difformité, mais d'une maladie de l'appareil cérébro-spinal. Nous dirons encore, comme exception dans l'espèce, qu'il nous est tombé un
cas de contraction musculaire sans raccourcis-

sement permanent, lequel remontait à plus de quinze ans (1). Mais nous traiterons cette matière plus au long dans notre mémoire sur les fausses ankyloses angulaires du genou.

La stréphocatopodie native, comme en général toutes les stréphopodies natives, n'est point ordinairement portée à l'extrême. Le haut développement de cette nature de pied bot est plutôt observé dans les cas de difformité accidentelle, surtout après une paralysie. Alors, en effet, la faiblesse générale du membre permet aux muscles les plus forts, qui sont aussi les plus exposés à la contraction, d'attirer le pied vers eux. Or, ces muscles étant presque toujours ceux de la partie postérieure de la jambe, il en résulte que le talon se trouve plus ou moins relevé en haut. Puis, par la suite, le poids du corps aidant à l'action prédominante des muscles de la partie interne, il se fait une complication de la difformité, et le pied devient *équin-varus*, quelquefois très-développé, comme on le voit ici :

(1) Depuis la première édition de ce traité, nous avons traité dix sujets atteints de pieds équins *non permanents*, c'est-à-dire qui pouvaient en une minute ou deux être ramenés à angle droit avec la jambe, et même à angle très-aigu. Parmi ces malades se trouvait la fille d'un intendant militaire, âgée de vingt-huit ans. Elle avait un pied équin *temporaire* depuis l'âge de cinq ans. A l'aide de bonnes machines qui ont maintenu le pied pendant plusieurs mois à angle droit avec la jambe, nous avons pu améliorer beaucoup son état.

Le pied est tordu sur lui-même, pour ainsi dire, et ne touche au sol que par la face infé-

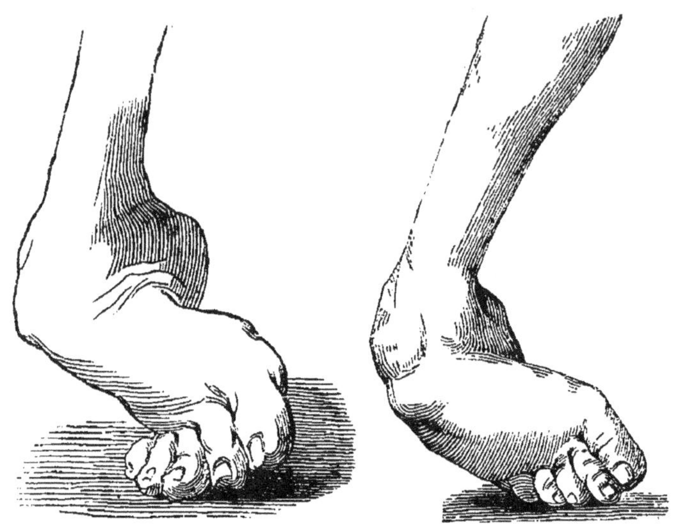

rieure des trois dernières articulations méta-tarso-phalangiennes; tandis que les articulations tarso-métatarsiennes et l'arrière-pied se trouvent portés sur un plan beaucoup plus extérieur.

C'est encore, comme nous l'avons fait observer déjà, l'état le plus commun.

Chez les enfants en bas âge, la stréphocatopodie consécutive à la paralysie commence par la contracture des muscles fléchisseurs des orteils. Cette contracture oblige d'abord les orteils à s'enrouler vers la plante du pied ; ensuite, à force de tenir le membre en extension, elle finit par entraîner la contracture et

le raccourcissement des muscles du mollet et
des tibiaux ; alors le talon remonte, et l'on a
un pied équin avec enroulement du pied sur
sa face plantaire et son bord interne. J'ai
rencontré plusieurs fois des enfants atteints de
deux pieds bots équins natifs, avec les orteils
fléchis sur la plante des pieds : au moment de la
naissance, on avait remarqué seulement ce
pelotonnement des orteils sur la plante. Si,
au lieu de s'en prendre aux muscles tibiaux,
la contracture saisissait les péroniers, il est
clair que l'enroulement se ferait sur le bord

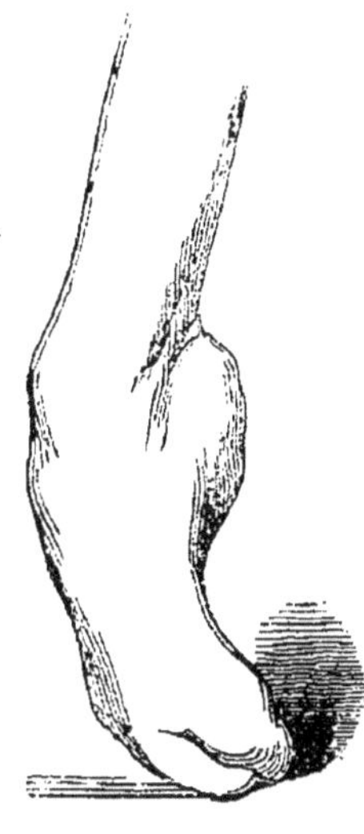

externe; alors on aurait un
pied équin-valgus, et non un
équin-varus. Toutefois, l'enroulement en dedans est de
beaucoup le plus fréquent,
à cause de cette raison déjà
indiquée , la prédominance
des tibiaux sur les péro-
niers. Nous avons à peine
observé, dans l'espèce, quarante cas d'enroulement en
dehors.

Ainsi affectés, les enfants sont fort longtemps
sans pouvoir marcher ni se tenir debout, et
quand ils y parviennent, c'est en présentant au
sol la face dorsale des orteils et quelquefois
les articulations métatarso-phalangiennes. Si

un prompt remède n'était point apporté à cette direction extra-vicieuse, la difformité se changerait bientôt en celle que nous appelons déviation du pied en dessous, *stréphypopodie* ; mais de simples brodequins très-solides suffisent pour la maintenir à l'état de pied équin varus ou équin valgus.

Nous allons maintenant parler des changements qui ont lieu dans les rapports des parties composant le pied difforme.

Dans la stréphocatopodie, la cavité tibio-péronienne cesse de recouvrir entièrement la poulie articulaire de l'astragale. Si le cas est léger, cette dernière partie de l'astragale est recouverte par la moitié ou les deux tiers de la mortaise tibio-péronienne. Si la difformité est très-forte, la cavité ne pose plus que sur la partie postérieure de la poulie; elle applique le reste de sa surface à la partie supérieure et postérieure du calcanéum. Selon le degré de la difformité, les sept os du tarse sont plus ou moins écartés les uns des autres à leur face supérieure, et cet écartement détermine la convexité faible ou forte du cou-de-pied, la concavité faible ou forte de la plante. Les articulations tarso-métatarsiennes présentent un écartement analogue. La difformité, dans ce genre de déviation, semble déterminée par la pression de la cavité tibio-péronienne sur la

partie postérieure de l'astragale qu'elle oblige
de saillir en avant, et la jambe subit presque
toujours un mouvement de torsion en dedans
ou en dehors, selon que le pied est dirigé dans
l'un ou l'autre sens. La tête articulaire de
l'astragale fait souvent une saillie au-dessus
de la face supérieure du scaphoïde. Les os de
la deuxième rangée du tarse éprouvent aussi
des changements dans leurs rapports; leur face
postérieure devient supérieure, et la supérieure
antérieure. Au développement plus grand de
la face dorsale des os du tarse, se joint presque
toujours une torsion de ces os sur leur petit
axe, soit en dedans, soit en dehors. Les os du
tarse éprouvant des changements de rapport et
de direction, il est tout simple que ceux du
métatarse en éprouvent aussi. En effet, les
deux derniers métatarsiens, et les orteils avec
lesquels ils s'articulent, se trouvent souvent
sur la même ligne, et paraissent aussi longs
que les trois premiers, à cause du prolongement du cuboïde en avant. Ainsi que nous
l'avons fait remarquer, le sujet atteint de
stréphocatopodie prend son point d'appui sur
la face inférieure des articulations métatarso-
phalangiennes et sur les orteils. Ces articulations, chargées d'un poids énorme, s'écartent
entre elles et augmentent de volume : conséquence naturelle de l'irritation répétée à

laquelle elles sont soumises pendant la station et surtout pendant la marche. Lorsque la difformité est très-développée, les premières phalanges des orteils semblent s'articuler avec la partie supérieure des extrémités antérieures des os du métatarse; et il résulte de cette disposition, quand le malade appuie le pied sur le sol, que le métatarse et les orteils décrivent un angle plus ou moins droit. Nous croyons en avoir dit assez pour faire comprendre que, dans la stréphocatopodie, les ligaments de la face supérieure du pied sont allongés et relâchés, tandis que ceux de la face antérieure et plantaire sont raccourcis et tendus ; si, concurremment avec sa déviation en bas, le pied se trouve enroulé en dedans, les ligaments sont contractés vers ce côté et relâchés vers l'autre, *et vice versa*. Les muscles de tout le membre difforme, et particulièrement ceux de la jambe, sont amaigris. Cette diminution de volume des muscles est partagée par les os, par les vaisseaux, par les nerfs (1), et toujours en raison de l'ancienneté de la déviation, de son degré, de l'engourdissement plus ou moins prononcé du membre. Voilà du moins ce que

(1) Nous avons cependant vu quelquefois, en disséquant des pieds équins, provenant d'adultes, que les nerfs n'avaient pas perdu leur volume en proportion des autres parties, des muscles, des vaisseaux, etc.

l'on observe dans la très-grande majorité des cas de cette espèce. La partie charnue des muscles du mollet, très-chétive alors, semble déplacée et située en haut de la jambe, près du jarret. Les muscles de la partie antérieure de la jambe et ceux de la partie supérieure du pied sont allongés, relâchés ; à la partie postérieure au contraire, on remarque le même raccourcissement, la même contracture que dans la face plantaire. Le centre de gravité, quand le malade est debout et se porte sur son pied difforme, répond le plus ordinairement au tiers antérieur de l'organe dévié, vers les articulations métatarso-phalangiennes, tandis que, dans l'état sain, il répond au tiers postérieur. La progression est excessivement gênée ; le malade marche comme s'il avait le pied ankylosé avec la jambe ; enfin, il pose presque toujours le pied malade devant le pied sain.

CHAPITRE IV

De la Stréphendopodie.

La stréphendopodie, *déviation du pied en dedans*, *varus* des anciens, est le genre de pied bot que l'on rencontre le plus souvent chez les enfants nouveau-nés. Toutefois, ils en souffrent rarement à l'état simple ; presque toujours c'est avec complication plus ou moins forte de la déviation du pied en bas, à l'état, comme nous l'avons déjà dit, d'équin-varus ou de varus-équin (1). De même que la stréphocatopodie, cette seconde variété des pieds bots apparaît sous un nombre infini de nuances : depuis la disposition très-légère du pied à se porter en dedans jusqu'à sa complète torsion sur lui-même. Nous avons trouvé, au premier âge de la vie, des pieds bots dont la face dorsale était dirigée en bas, tandis que la plante l'était en haut et en arrière.

______

(1) Lorsque, dans un pied bot mixte, la déviation en dedans est plus saillante que la déviation en bas, je l'appelle *varus-équin* ; et *équin-varus*, lorsque c'est le contraire.

Si insignifiante, au reste, que puisse paraître la difformité dont nous parlons sur le
pied d'un enfant qui ne marche pas encore, les
premières tentatives de la progression la font
bientôt se développer dans des proportions effrayantes.

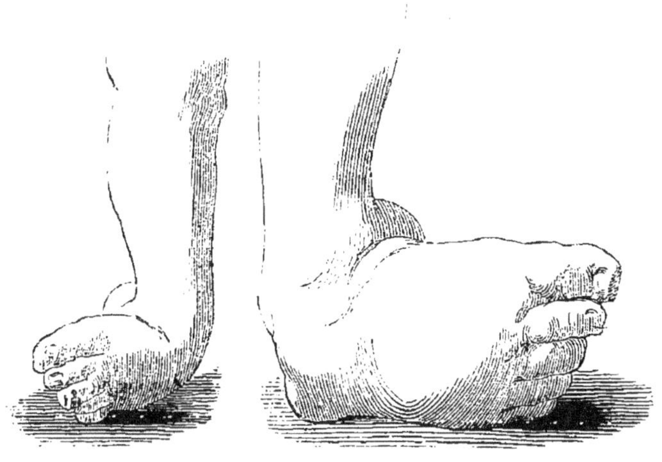

Alors la pointe du pied dérive en bas et en
dedans, tandis que la torsion du calcanéum
porte le talon en haut et aussi en dedans. Les
muscles jumeaux, soléaire, plantaire grêle, les
jambiers, le long fléchisseur du gros orteil deviennent durs, résistants à la main, et se rac-
courcissent de plus en plus: ils finissent même
par paraître contracturés. Les muscles péroniers
au contraire, se relâchent et s'affaiblissent en
raison de la torsion anormale éprouvée par

ceux que nous venons de nommer; ils deviennent promptement incapables d'opposer la moindre résistance à l'énergique usurpation de leurs antagonistes. Conséquemment à ce défaut d'antagonisme, les points d'insertion des muscles se déplacent; ceux des antérieurs et des externes s'éloignent, ceux des postérieurs et des internes se rapprochent. Le muscle jambier antérieur et les muscles qui forment le tendon d'Achille, sont, de toutes les parties de l'appareil soumises à la tension et au raccourcissement, celles qui paraissent le plus modifiées, et dont la modification est en rapport le plus direct avec les progrès généraux de la difformité. L'extenseur propre du gros orteil est à peu près toujours dans des conditions semblables, souvent même au point de renverser à demi le gros orteil sur le premier os du métatarse. Les ligaments sont comme les muscles, roides et contractés dans la plante du pied et son bord interne, lâches et mous dans la face dorsale et le bord externe.

Ce défaut général d'équilibre tend continuellement à augmenter la difformité, surtout si les malades n'ont pas cessé de marcher en avançant en âge. A mesure que l'affection s'aggrave, les ligaments qui unissent la jambe avec le pied et les os du tarse entre eux, se placent dans des conditions d'action de plus en plus inégales. Ceux qui vont de la malléole externe au pied, s'allongent et tombent dans une quasi-atrophie; le contraire arrive pour ceux qui s'insèrent à la malléole interne. Nous avons suffisamment indiqué l'état respectif des ligaments plantaires et dorsaux. Tous les os du pied subissent un déplacement bien marqué, une sorte de torsion sur leur petit axe. Cette torsion commence par les os calcanéum, cuboïde et scaphoïde; puis elle entraîne les cunéiformes, les os du métatarse et les phalanges. Le calcanéum, incliné en dehors, présente sa tubérosité postérieure en haut, et sa tubérosité antérieure en dehors et en bas ; cette dernière est abandonnée en partie par le cuboïde, à cause de la torsion de celui-ci sur son petit axe, etc. Entre ces deux os existe un enfoncement contre nature, que recouvrent à moitié les ligaments allongés ; et c'est l'écartement mutuel du cuboïde et de la tubérosité antérieure du calcanéum qui produit la convexité du bord externe du pied. Le scaphoïde n'embrasse que la partie inférieure et interne de la tête articulaire de l'astragale ; il est contourné de dehors en dedans, de telle façon que sa protubérance interne paraît située immédiatement au-dessous de la malléole interne, quand sa protubérance externe se montre dirigée en bas, et fait saillie vers la plante du pied. C'est à ce déplacement du scaphoïde et à sa torsion que sont dus l'angle rentrant observé au bord interne du pied, près de la malléole interne, ainsi que la saillie de la tête articulaire de l'astragale vers la face dorsale du pied.

Il va sans dire que des changements de rapport entre les os tels que ceux que nous venons d'indiquer entraînent nécessairement le bouleversement analogue des os cunéiformes, du métatarse, des phalanges, et rendent leur direction, par rapport au sol, plus ou moins verticale. En général, comme l'a remarqué Scarpa, c'est l'astragale qui subit le moins de déplacement dans les cas de stréphendopodie des enfants, surtout si les petits malades n'ont pas encore beaucoup marché, ou n'ont marché que le pied contenu dans une machine convenable. Mais, chez les adultes, ou chez les sujets plus jeunes qui ont gardé leur pied libre, on voit quelquefois l'astragale être chassée en avant de la cavité tibio-péronienne et un peu en dehors du calcanéum, sa poulie articulaire pouvant facilement être sentie sous la peau en avant de la malléole externe. Les choses étant ainsi, c'est la partie du calcanéum située entre le tendon d'Achille et l'astragale qui se trouve reçue, elle et plus ou moins de la face interne du même os, dans la mortaise tibio-péronienne; disposition bizarre

de laquelle résultent l'aplatissement et le raccourcissement du talon.

Nous avons observé d'autres cas de stréphendopodie où les muscles du mollet n'étaient point
raccourcis, et où, quoique le pied fût fortement
dévié en dedans, le malade se tenait debout et
marchait sur le talon, très-élargi du reste. Dans
les cas de ce genre, le calcanéum éprouve peu
de torsion; la cause principale de la difformité
est dans l'affaissement du bord interne de la
poulie articulaire de l'astragale, dans le raccourcissement des jambiers, du court fléchis-
seur des orteils, de l'adducteur du gros orteil, etc. Le scaphoïde et le cuboïde sont déviés
en dedans, sans être fort contournés sur leur
petit axe. Les trois cunéiformes suivent le mouvement du scaphoïde et du cuboïde, et on les
voit, comme eux, dirigés en dedans. Les méta·
tarsiens et les phalanges ont aussi leurs rapports
changés, conséquemment au déplacement de la
seconde rangée des os du tarse. En résumé, le
pied est plus dévié en dedans que tordu sur lui-
même. Toutefois la face plantaire est très concave, ainsi qu'il doit arriver de la tension et du
raccourcissement des muscles de cette partie et
de l'aponévrose plantaire.

Dans la stréphendopodie consécutive, surtout
quand elle a eu pour précédents des convulsions et de la paralysie, le pied, après avoir

presque toujours commencé par être équin
(stréphocatopode), se montre à la fois dévié en
dedans et enroulé sur lui-même. Sans la ténotomie, une pareille difformité serait tout à fait
incurable, le tendon d'Achille étant alors plus
court que dans la stréphendopodie native.
Les pieds ainsi affectés offrent un aspect tout
particulier, dont nous nous occuperons au chapitre du *Diagnostic*.

Malgré les dérangements de toute sorte
qu'éprouvent les os du pied chez les stréphendopodes, il ne faut pas croire pour cela que la
contexture et la configuration en soient toujours sensiblement altérées, surtout chez les
jeunes sujets. Les malades ayant en général une
grande répugnance pour la marche, à cause de
l'extrême fatigue qu'elle leur occasionne, il résulte de ce repos volontaire ou forcé des inter-
mittences longues et fréquentes dans la pression réciproque des os, lesquelles intermit-
tences rendent la luxation et la déformation des
os moins imminentes et plus difficiles.

Les stréphendopodes, lorsque leur difformité
n'est pas encore très-prononcée, opèrent assez
souvent la station sur une partie du bord
externe du pied et de la face plantaire; mais
quand la déviation, et la torsion qui en est la
conséquence, sont devenues extrêmes, le malade ne trouve plus de point d'appui dans la

face plantaire; il faut qu'il le demande au milieu du bord externe, ou au tiers ou moitié
externe de la face dorsale, tout l'avant-pied
étant complétement renversé en dedans.

Chez d'autres, le point d'appui n'est qu'un
gros durillon qui recouvre la tubérosité anté-

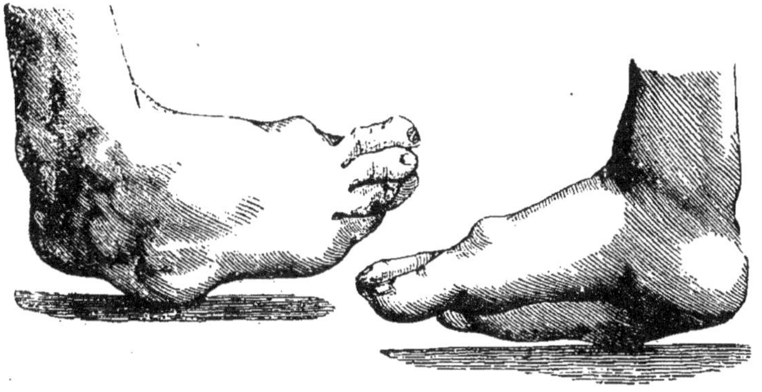

rieure du calcanéum, la face dorsale du cuboïde
et l'intervalle marqué entre le cuboïde et le
calcanéum.

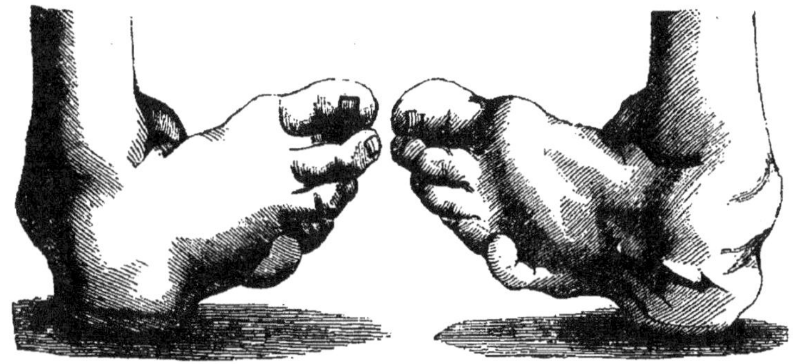

Ce durillon a toutes les apparences de tex-
ture d'un véritable talon.

Chez d'autres enfin, la station et la progression prennent pour base la tubérosité postérieure du cinquième os du métatarse. La tête articulaire de l'astragale, abandonnée par le scaphoïde, la tubérosité antérieure du calcanéum

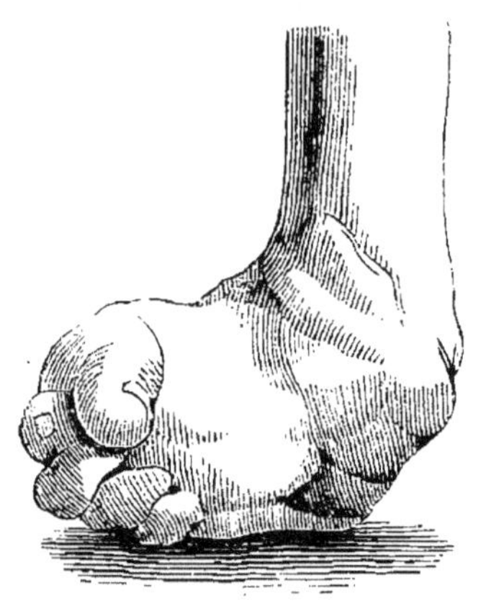

et le cuboïde qui s'est éloigné d'elle, fournissent à quelques-uns une espèce de trépied suffisamment large et solide.

Dans tous les cas de stréphendopodie, la malléole externe est placée plus bas et plus en arrière qu'à l'état normal ; elle touche presque le sol, tandis que la malléole interne, poussée plus en avant, cesse d'être visible, quand même une dépression n'existe pas à l'endroit où l'on devrait l'apercevoir. La pointe du pied est presque toujours portée en haut et très en dedans ; quelquefois le gros orteil semble être prêt à toucher la jambe. La face dorsale est d'une convexité hideusement exagérée, la plante est concave en proportion et profondément sillonnée. Le talon est tellement remonté et dirigé en dedans, que, chez beaucoup de sujets, il paraît ne plus exister du tout. La peau qui recouvre la face dorsale du pied et son bord ex-

terne, est remplie de callosités, de durillons,
d'oignons, qui lui donnent une très-fâcheuse
figure, principalement sur les saillies élevées
par les os. Le membre abdominal en général est
moins développé que dans l'état sain, surtout à
partir du genou ; les muscles sont amaigris, jau-
nâtres ; les tendons des muscles extenseurs et
péroniers sont plus longs, plus grêles, et envi-
ronnés d'un tissu cellulaire graisseux. Le tendon d'Achille tient, dans quelques cas, la moitié
de la longueur des muscles dont il est la ter-
minaison : son volume diminue en raison de
l'accroissement de la difformité, sans doute à
cause de l'inertie qui frappe la totalité de l'appareil musculaire, qu'on dirait vraiment atrophié. Il faut quelquefois pourtant excepter de
cette fonte générale le muscle jambier antérieur, qui serait le dernier sans doute à perdre son volume naturel et la rougeur normale
de ses fibres. Sauf une telle exception, et
quelques rencontres de nerfs qui s'étaient
maintenus convenablement au milieu du dépérissement universel, toutes les parties cons-
titutives du membre déformé, muscles, tendons, ligaments, vaisseaux, nerfs, jusqu'aux os
eux-mêmes, tombent tôt ou tard, nous l'avons
toujours vu, dans une condition chétive et mi-
sérable, que nous attribuerons en grande partie
aux tristes moyens d'ambulation que la dif-

formité laisse à ceux qui en sont atteints. En effet, surtout dans les cas de stréphendopodie double, la marche ·devient excessivement pénible : le sujet est obligé de soulever chacun de ses pieds tout d'une pièce, comme s'ils étaient ankylosés, et les faisant passer l'un par-dessus l'autre, il arrive enfin à placer celui-ci devant celui-là. Le centre de gravité varie selon le degré de la difformité ; au reste, il se trouve toujours en dehors de la malléole externe ; ce qui fait vaciller le malade à chaque pas et l'expose continuellement à tomber.

Nous rapporterons plusieurs observations de cette difformité aux chapitres *Causes*, *Diagnostic*, *Pronostic* et *Traitement*.

CHAPITRE V

De la Stréphexopodie.

Le pied bot de la troisième espèce, *déviation du pied en dehors, valgus,* et que nous nommons stréphexopodie, est beaucoup moins commun que les précédents, surtout à l'état natif.

Nous n'avons eu occasion de l'observer, dans des conditions natives, que dix fois sur les deux pieds ensemble, quinze fois sur un pied, tandis que l'autre était atteint de stré-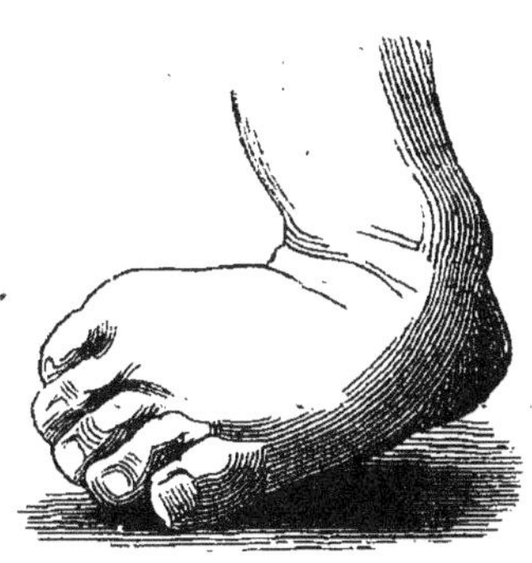phendopodie ou de stréphocatopodie, et vingt-deux fois enfin sans que l'autre pied fût déformé. Voici sous quelles formes il se présente ordinairement quand il est congénital ou natif.

Le pied est fortement dévié en dehors, il ne peut toucher la terre que par la moitié antérieure de son bord interne, en appuyant principalement sur le premier métatarsien et le gros orteil. Il existe toujours un écartement entre les surfaces du premier métatarsien et du premier cunéiforme ; le scaphoïde et la tête articulaire de l'astragale subissent dans leurs rapports un semblable dérangement. Il n'est pas impossible de rencontrer ces trois écartements divers sur le même pied. Le bord externe de la poulie articulaire de l'astragale et le côté correspondant de cet os sont seuls reçus

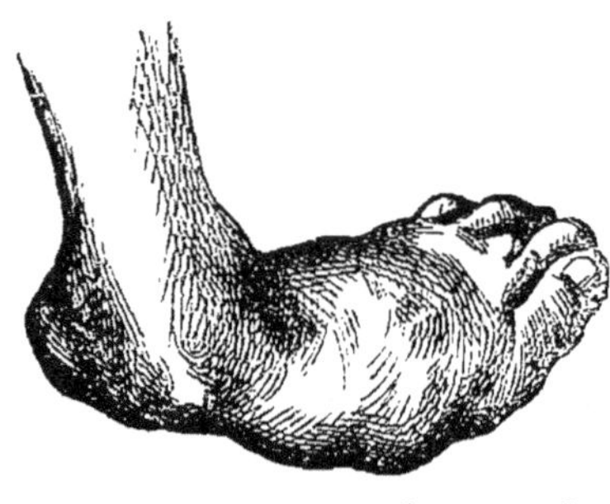

dans la cavité tibio-péronienne. La tubérosité postérieure du calcanéum est déviée en dehors, et sa tubérosité antérieure l'est en dedans, vers la plante du pied.

Le tendon d'Achille est souvent raccourci ; les muscles péroniers le sont toujours, ainsi que les deux ou trois derniers tendons de l'extenseur commun des orteils. Le bord interne du pied est convexe ; il semble partir de la malléole interne devenue saillante et portée beaucoup plus en avant que dans l'état normal, et quelquefois de la tubérosité postérieure du calcanéum. Le bord externe du pied, au contraire, est concave, et le centre de sa concavité répond à l'articulation calcanéo-cuboïdienne.

La dépression ou gouttière qui sépare le tendon d'Achille du tibia, a l'air de se prolonger jusqu'au-dessous du scaphoïde. La plante du pied est souvent comme creusée, et des plis nombreux, profonds, la couvrent en tous sens.

Chez plusieurs stréphexopodes natifs soumis à notre observation, le pied n'était point déformé, mais seulement dévié en dehors, sans raccourcissement notable des muscles du mollet. Les péroniers seuls n'avaient point la longueur nécessaire; et c'est à leur défaut de dimensions qu'étaient dus les mouvements de rotation et de torsion subis par la poulie articulaire de l'astragale dans la cavité tibio-péronienne. Ces déviations du pied en dehors sont presque toujours accompagnées d'aplatissement de la voûte du pied.

Plusieurs autres cas que j'ai vus présentaient les particularités suivantes.

Dans le premier, l'avant-pied, fortement incliné en dehors, devait cette direction forcée au raccourcissement des péroniers, à celui des muscles du bord externe du pied, enfin à celui des tendons de l'extenseur commun des orteils qui se terminent aux quatrième et cinquième. Le cou-de-pied était affaissé, parce que la face inférieure du calcanéum touchait le sol, ainsi que le scaphoïde, dérangé dans ses rapports avec celui-ci. Le premier cunéiforme était éloigné de plus de six lignes de la partie interne de son articulation avec le scaphoïde. Ainsi, la face inférieure du calcanéum, la tête articulaire de l'astragale, le scaphoïde, le premier cunéiforme, le premier métatarsien et le gros orteil formaient, par un bizarre assemblage, la base de sustentation.

Dans les autres cas, analogues à l'un de ceux que nous avons d'abord rappelés, le pied, quoique très-dévié en dehors, était cependant peu déformé. La principale cause de la déviation consistait dans l'affaissement du bord externe de la poulie articulaire de l'astragale et l'augmentation de volume de son bord interne.

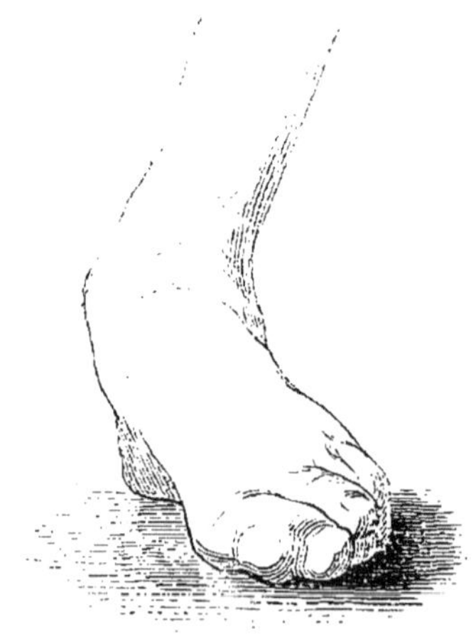

Quand on voulait ramener le pied sous l'axe

de la jambe, les seuls muscles tendus étaient les péroniers. Nous avons vu plus de cent *pieds plats*, qui avaient beaucoup d'analogie avec ces variétés du valgus : la déformation du pied consistait principalement dans l'affaissement de son arcade plantaire et dans la saillie de la malléole interne. Il est bon d'observer d'ailleurs que presque tous les pieds plats peuvent être regardés comme le premier degré du valgus.

Ces détails descriptifs feront sans doute facilement comprendre que, dans l'espèce de pied bot qui nous occupe, les ligaments correspondants au bord interne du pied doivent être relâchés, et leurs antagonistes tendus. C'est, au reste, une loi générale des déviations sur laquelle nous ne reviendrons pas.

La stréphexopodie consécutive est beaucoup plus commune que la stréphexopodie native. Nous l'avons observé plus de cent fois. Treize sujets étaient stréphendopodes de l'autre pied; sept étaient stréphocatopodes d'un pied, et stréphexopodes de l'autre. Chez eux, presque toujours la déviation consécutive en dehors avait commencé par être une déviation en bas (pied équin) assez légère. Les malades avaient, en marchant, appuyé sur le bord interne plutôt que sur le bord externe de leur

pied, traînant le membre difforme au lieu de
le soulever, à cause de la faiblesse qui leur
était venue à la suite de quelque paralysie partielle. Cette mauvaise condition du pied avait
dû mettre les muscles tibiaux en état forcé
d'extension et raccourcir les péroniers, double
action dont la permanence ne pouvait point
tarder à produire la stréphexopodie.

Quelques stréphexopodes, devenus difformes
après une paralysie, peuvent, dans la progression, se servir du talon en même temps
que du bord interne de leur pied. En les
voyant marcher, on dirait qu'il n'existe pas
chez eux un raccourcissement des muscles du
mollet; cependant ils boitent, et cette circonstance suffirait pour démontrer l'inégalité
de longueur de leurs membres abdominaux.
En outre, si, saisissant le membre difforme,
vous essayez de ramener le pied sous l'axe de
la jambe, il vous est impossible de mettre les
deux pieds à angle droit; dès qu'ensuite vous
abandonnez le pied à lui-même, vous voyez la
poulie articulaire de l'astragale s'incliner en
dedans et ne permettre qu'à son bord externe
de correspondre avec la mortaise tibio-péronienne. C'est à l'action simultanée des muscles
du mollet et des péroniers qu'est due cette
sorte de glissement, nuance de difformité que
nous n'avons vue décrite par aucun auteur

et sur laquelle, malgré son apparente simplicité, l'action des machines les mieux conçues est sans action appréciable. La plupart des sujets qui nous ont servi à la constater avaient été soumis à un traitement mécanique de plusieurs années, sous la direction de praticiens très-habiles, sans que l'état de leurs pieds fût aucunement modifié. C'est en pareil cas surtout que la section du tendon d'Achille, et quelquefois celle des péroniers, est triomphante ; quinze jours suffisent, après cette petite opération, pour la restitution normale de la forme et des fonctions du pied. Voici, entre autres, une observation qui se rapporte à l'espèce :

Adolphe-Emmanuel Donon, âgé de douze ans, fut atteint, à un an, d'une gastro-entérite que compliquait un énorme abcès au cou. Après une guérison complète en apparence, ses parents remarquèrent qu'en marchant il traînait la jambe droite, devenue évidemment plus faible que la gauche. Quand il eut trois ans, la maladie reparut, suivie cette fois de convulsions violentes qui changèrent l'affaiblissement du membre en une paralysie véritable. Le petit Donon ne put alors marcher du pied droit qu'en appuyant sur la pointe et la partie intérieure du bord interne, les muscles du mollet et les péroniers étant tout à fait con-

fracturés. On eut recours pendant plusieurs
années aux moyens ordinaires de l'orthopédie:
tous échouèrent.

Lorsque, le 23 août 1836, l'enfant nous fut
amené, on avait cessé depuis trois ans l'emploi
des machines à redressement. Le pied était
alors fortement dévié en dehors, concave à
son bord externe, convexe à son bord interne.
La malléole interne était très-saillante ; l'autre
était insensible. Le talon ne paraissait remonté que d'un pouce ; mais quand avec la
main on ramenait le pied sous la ligne de
la jambe, on voyait cette élévation se dou-
bler ; les muscles péroniers, surtout le long
péronier latéral, étaient alors fortement tendus. Le genou se montrait aussi un peu dévié en dedans ; mais cette dernière déviation
n'était survenue que longtemps après celle
du pied.

Le 10 octobre suivant, nous commençâmes
la cure en coupant le tendon du long péronier
latéral, opération qui avait pour but d'empêcher le déversement du pied en dehors et
de réduire la difformité au caractère d'une
stréphocatopodie (pied équin) simple. Mais le
raccourcissement des muscles du mollet et la
mauvaise direction du talon faisaient obstacle
à l'abaissement de celui-ci, et voulant tôt ou
tard ramener le pied à se jeter en dehors,

nous dûmes en outre pratiquer la section du tendon d'Achille, afin de pouvoir tenir le pied sous l'axe de la jambe, sans que la poulie articulaire de l'astragale prît sa direction en dedans.

Cette double opération, pratiquée devant MM. les docteurs Isidore Bourdon et J. Lafond fils, a parfaitement réussi. Au bout de douze jours, le pied était redressé, et, deux mois après, l'enfant marchait facilement, mais en boitant beaucoup et pour toujours, à cause de la paralysie du membre abdominal. C'est tout ce qu'on peut et doit chercher à obtenir dans ces cas, le redressement du pied, et conséquemment la restitution d'une bonne base de sustentation qui permette au sujet réparé de marcher facilement, sinon correctement.

CHAPITRE VI

De la Stréphypopodie.

La stréphypopodie (déviation du pied en dessous) est une difformité des plus rares. Nous n'avons pu l'observer que seize fois, dont dix fois à l'état natif. M. le professeur Stolz, de Strasbourg, est le premier et unique auteur qui ait rapporté et décrit un exemple de cette singulière difformité. Le cas qu'il a rencontré affectait les deux pieds simultanément; la face dorsale de chaque pied était devenue plantaire, si l'on peut s'exprimer ainsi, et la face plantaire était devenue dorsale. Debout, le sujet se portait sur le tarse, un peu plus en dehors qu'en dedans, sans que les métatarsiens ni les orteils touchassent aucunement la terre. Il était chaussé de brodequins ordinaires, mais le quartier était à la place de la pointe et réciproquement. Nous avons plusieurs fois rencontré, dans les rues de Paris, un mendiant qui avait les pieds absolument dans le cas rapporté par M. Stolz.

Nos observations personnelles nous ont montré la stréphypopodie à trois degrés bien tranchés, dont nous allons essayer de faire comprendre la différence.

Dans le premier degré, le pied est plutôt enroulé sur la plante que brisé en deux. Le point d'appui a lieu sur la face dorsale des orteils et des articulations métatarso-phalangiennes; le métatarse est dirigé obliquement de haut en bas et d'avant en arrière; le talon est situé très-haut, et des plis transversaux d'une grande profondeur rayent partout la face plantaire. Les stréphypopodes au premier degré sont toujours des enfants qui ont peu marché; à mesure que le sujet grandit, son corps devenant plus lourd, la déviation et la flexion de l'avant-pied en arrière augmentent de manière à produire le second degré, puis le troisième degré de la difformité.

Fanny Cloud, âgée de deux ans, de la paroisse de Saint-Martin-des-Champs, est née avec un ensemble de déviations fort remarquables. Ainsi elle avait le pied droit atteint de déviation en dessous (stréphypopodie) au premier degré quand elle était assise, au second degré quand elle était debout. Son pied gauche était tourné en dehors (valgus, stréphexopodie). Ses deux mains, quand elle les abandonnait à elles-mêmes, se dirigeaient en dehors et en arrière; enfin ses poignets témoignaient d'une rigidité insolite. Quant au pied gauche (valgus), on le ramenait aisément à ses conditions naturelles, et un simple brodequin suffit bientôt pour le guérir.

Le pied droit formait une ligne droite avec la jambe, laquelle ligne se prolongeait jusqu'aux orteils. Ceux-ci, fort mal rangés, étaient fléchis vers la plante et servaient de point d'appui à l'enfant par leur face dorsale, lorsqu'elle était assise le pied posé à terre; mais si on la plaçait debout, de façon à ce que le poids de son corps portât sur la difformité, c'était alors la face dorsale du métatarse qui donnait le point d'appui, et les orteils venaient embrasser le talon qui était très-élevé. La plante du pied, excessivement concave, semblait divisée par un fort sillon transversal.

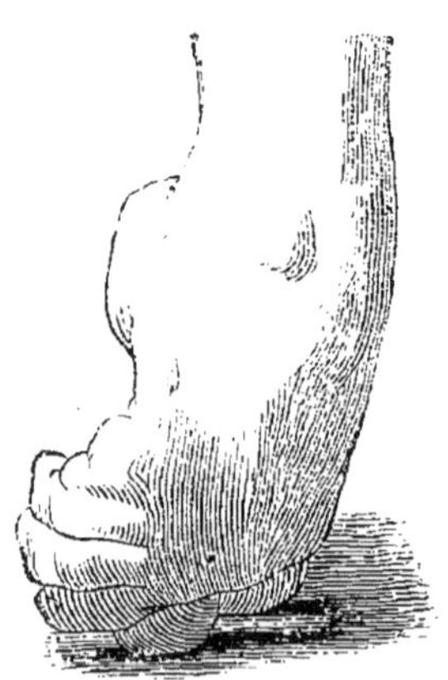

Nous avons fait à cet enfant la section du
tendon d'Achille le 28 juin 1836. Un mois
après, la petite Cloud marchait facilement sur
le talon et la plante, quoique celle-ci fût encore
un peu concave, à cause du raccourcissement
du court fléchisseur des orteils et de l'aponévrose plantaire, raccourcissement qui n'avait
pas encore subi une modification suffisante.
Mais, au bout du second mois, tout était réparé
et parfaitement guéri.

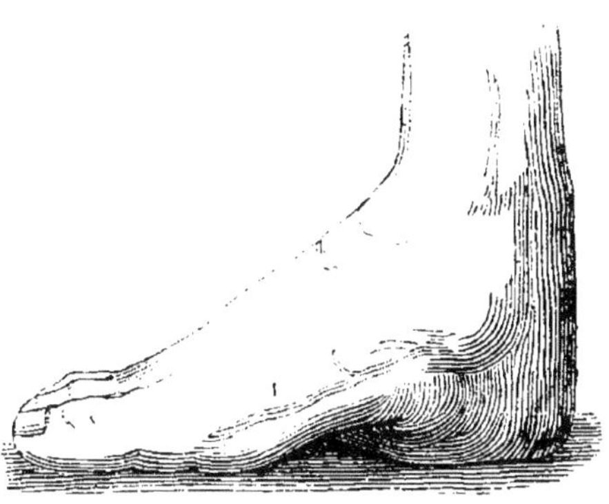

Observée au deuxième degré, la déviation
commence entre le métatarse et la seconde
rangée des os du tarse. Le métatarse, plié à
angle droit, sous le tarse, sert de point d'appui
quand le malade se porte sur le membre ; les
orteils sont quelquefois relevés sous le talon.
Cette quasi-luxation du métatarse au-dessous et
en arrière de la seconde rangée des os du tarse,
oblige la face antérieure des cunéiformes et du
cuboïde à changer de rapports et devenir in-

férieure; et souvent elle la fait concourir, avec la face dorsale du métatarse, au point d'appui monstrueusement anormal du sujet. Les personnes atteintes de stréphypopodie au deuxième degré marchent assez facilement du reste, au moyen d'une chaussure informe, large et arrondie par le bas, ressemblant beaucoup à celles que sont forcés de porter les stréphocatopodes (pieds équins). Cette presque identité de la chaussure dans les deux difformités les a souvent fait confondre au premier abord.

Mlle *Eugénie Leroy*, âgée de dix-huit ans, de Maurice (Ile de France), est née avec une stréphypopodie (déviation en dessous) du pied droit, et une stréphendopodie (déviation en dedans) du pied gauche. Les machines orthopédiques eurent le pouvoir de guérir en partie le pied atteint de stréphendopodie, mais elles restèrent sans force à l'égard de la déviation en dessous. Nous allons décrire celle-ci comme elle se trouvait lorsque M. le professeur Breschet nous adressa Mlle Leroy, au mois de mars 1837.

C'était un cas vraiment extraordinaire. Le pied présentait l'aspect d'une massue, surtout quand la malade était debout, parce que alors le métatarse et les orteils se repliaient sous le tarse, de façon à composer le point d'appui par les os du métatarse, les orteils et l'extrémité antérieure du cuboïde et des cunéiformes. La

jambe semblait terminée ainsi par une sorte de
pilier tout rempli des saillies que formaient l'astragale, le cuboïde, le scaphoïde, etc., saillies
recouvertes elles-mêmes de durillons calleux.
Lorsque la jeune personne était assise, le pied
posé sur le sol, la difformité paraissait moins
prononcée ; la base de sustentation avait lieu
alors sur les trois dernières articulations métatarso-phalangiennes et le cinquième orteil,
ainsi que sur un prolongement graisseux de la
peau, qui occupait la place des second, troisième
et quatrième orteils dont les secondes et troisièmes phalanges manquaient complétement.
En même temps que l'avant-pied était dirigé en
dessous, il l'était aussi un peu en dedans. Le
gros orteil était également réduit à sa première
phalange. Le petit orteil se montrait seul dans
l'état normal. La plante du pied était concave
et séparée du talon par un profond sillon transversal ; le talon était éloigné du sol de trois

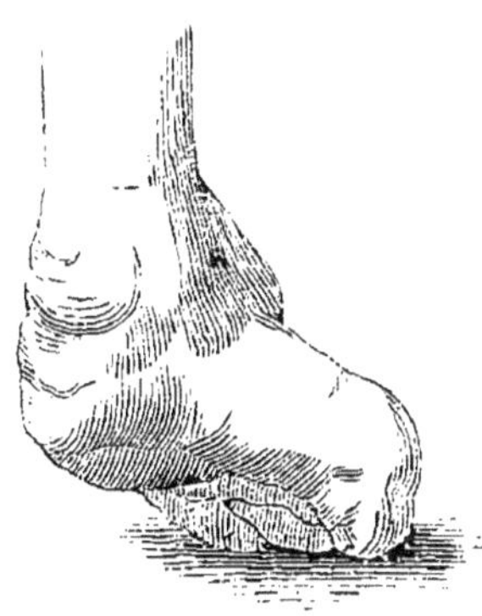

pouces ; la mortaise tibio - péronienne n'appuyait que sur la face
supérieure et un peu interne du calcanéum, de
manière qu'au dos du
pied on pouvait sentir
sous la peau une partie
de l'astragale, etc.

La description de cette difformité explique
suffisamment que Mlle Leroy ait pu faire un
voyage de plusieurs milliers de lieues pour chercher à se débarrasser d'une singularité aussi dé-
sagréable, non seulement à cause de la gêne
qu'elle entraînait, mais encore par le hideux
semblant de chaussure auquel la pauvre jeune
personne était condamnee.

Le 2 avril 1837, nous fîmes la section du tendon d'Achille en présence de M. Breschet, qui
avait conseillé à la malade de s'adresser à nous.
Cinq semaines après, le pied était complétement
déroulé et formait un angle droit avec la jambe,
et la jeune malade pouvait déjà commencer à

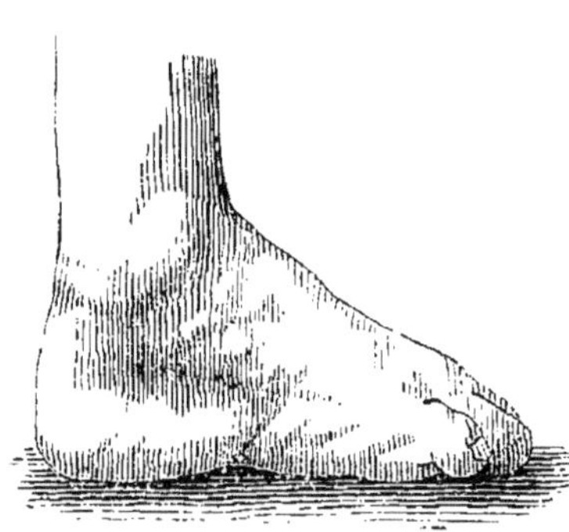

marcher, en ap-
puyant sur la plante
de son pied et le ta-
lon. Six semaines
plus tard, elle fai-
sait d'assez longues
promenades dans le
jardin du Luxem
bourg, aux environs duquel elle demeurait.

Le troisième degré de la stréphypopodie
nous montre le pied brisé entre la première
et la seconde rangée des os du tarse, avec une
sorte de luxation du scaphoïde et du cuboïde
au-dessous et en arrière de la tête articulaire
de l'astragale, comme de la tubérosité anté-

rieure du calcanéum. Le point d'appui se fait sur la face dorsale de la seconde rangée des os du tarse, sur les éminences antérieures de l'astragale et du calcanéum, devenues inférieures. Le métatarse et les orteils, soustraits à tout contact avec le sol, sont relevés sous le talon, et le dépassent de beaucoup. Rien n'est affligeant comme la figure que représente le pied ainsi déformé, avec toute sa moitié antérieure rejetée au-dessous et en arrière de la jambe. Le malade semble être privé de pieds et marcher sur des moignons ; vu par derrière, on dirait qu'il les traîne après lui.

Des seize stréphypopodes que nous avons eu à soigner, dix étaient difformes de naissance. Chez cinq de ceux-ci, la déviation embrassait simultanément l'un et l'autre pied. On observait en même temps chez eux une roideur singulière des principales articulations des membres, des genoux, des hanches, des poignets, des coudes, etc. Les autres présentaient la déviation en dessous sur un pied seulement, mais avec la stréphendopodie (varus) ou la stréphexopodie (valgus) de l'autre pied. Quant aux sujets frappés consécutivement, chez l'un, la difformité était double ; chez les autres, elle n'existait que sur un pied, mais avec déviation de l'autre en dehors ou en dedans.

Au reste, que la stréphypopodie soit congénitale ou accidentelle, son développement tient toujours aux mêmes causes, c'est-à-dire au raccourcissement des muscles du mollet, des fléchisseurs des orteils longs et courts, etc. Il est évident que presque tous les ligaments de la plante du pied, ainsi que l'aponévrose plantaire, doivent être de même raccourcis et opposer un immense obstacle au redressement du pied.

En effet, après la section du tendon d'Achille, du court fléchisseur des orteils et de l'aponévrose plantaire, seul moyen d'obtenir la cure de la stréphypopodie, on éprouve une très-grande difficulté à faire rentrer la poulie articulaire de l'astragale dans la cavité tibio-péronienne. La remise en contact des surfaces articulaires du calcanéum et du cuboïde, de l'astragale et du scaphoïde, de la seconde rangée des os du tarse avec celle du métatarse, n'est guère plus aisée. Il faut pour cela de puissantes machines, car le redressement complet doit être obtenu en quinze ou vingt jours, sous peine de recommencer la section. Nous allons ici rapporter une observation curieuse de stréphypopodie.

Alex. Nansot, de Claye, âgé de huit ans, est venu au monde avec une double stréphypopodie et les deux mains déviées en dehors. Il avait de plus, et il a encore les articulations

huméro-scapulaires, huméro-cubitales, radio-
carpiennes, iléo-fémorales, fémoro-tibiales et
tibio-tarsiennes dans un état de roideur qui ne
lui permet que des mouvements très-bornés.
Le métatarse et les orteils étaient repliés sous
le tarse de manière que, vu de face, l'enfant
semblait privé de pieds. Quand il marchait,
c'était sur le milieu de ses cou-de-pieds, en
portant les orteils en arrière de ses talons.
Voici, du reste, comment nous avons trouvé
les pieds du pauvre petit infirme avant l'opération que nous lui avons faite le 26 septembre 1836, en présence de MM. les docteurs Serrurier, Tanchou et Dessole.

Quand l'enfant était debout, c'était la face
dorsale des os de la seconde rangée du tarse,
autrement dite du cuboïde, des trois cunéiformes et du scaphoïde, qui formait le plan de sustentation. Le métatarse et les orteils allaient se
relever en arrière, au-dessous et au delà du
talon. Le pied était un peu dirigé en dedans.
Un profond sillon transversal séparait le talon
de la plante. Le scaphoïde et le cuboïde étaient
luxés sur la tête articulaire de l'astragale et la
tubérosité antérieure du calcanéum, c'est-à-dire
de l'avant-pied sur l'arrière-pied, au lieu désigné par Choppart pour l'amputation partielle
du pied. La mortaise tibio-péronienne n'appuyait plus sur la poulie articulaire de l'astra-

gale, mais seulement sur la partie postérieure de cet os.

L'enfant portait des brodequins chaussés sens devant derrière, de façon qu'il semblait, comme je l'ai dit, traîner ses pieds après lui.

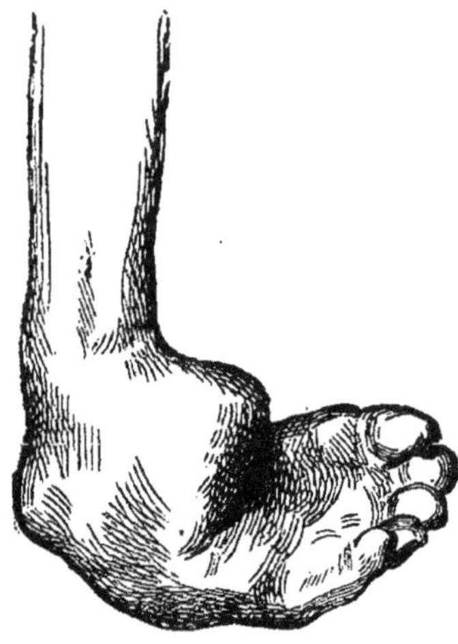

Il a fallu deux mois de traitement pour parvenir à ramener les pieds sous les jambes en angle droit normal avec elles. Là s'est bornée notre œuvre : il nous a été impossible de faire rentrer la poulie articulaire de l'astragale sous l'extrémité inférieure des os de la jambe. L'astragale se trouve encore en avant de cette extrémité et fait relief sous la peau. Quant à la mortaise tibio-péronienne, elle appuie sur la partie du calcanéum qui, dans l'état sain, se trouve entre l'insertion du tendon d'Achille et l'astragale.

Quoi qu'il en soit, le jeune Nansot a tiré un grand avantage de notre traitement : aujourd'hui il marche aisément, et ses pieds ont l'apparence normale.

CHAPITRE VII

De la Stréphanopodie.

Quant à la déviation du pied en haut (stré-phanopodie), c'est, avec la stréphypopodie que nous venons de définir, la plus rare variété du pied bot. Les deux ou trois cas observés avant nous avaient été, bien à tort, confondus dans l'espèce dite *valgus*, déviation en dehors, stré-phexopodie. Il nous a semblé que ce genre de

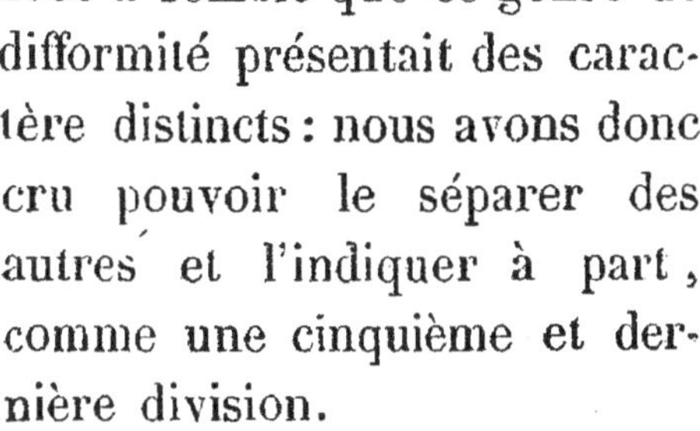

difformité présentait des carac-tère distincts : nous avons donc cru pouvoir le séparer des autres et l'indiquer à part, comme une cinquième et der-nière division.

Dans la stréphanopodie, le pied présente sa face dorsale couchée sur la région antérieure, interne ou externe de la jambe. Les orteils sont dirigés en haut, le talon en bas, la plante en avant, en dedans ou en dehors. Les muscles extenseurs des orteils, le jambier antérieur et les péroniers sont raccourcis.

Quand on essaye d'éloigner le pied de la jambe pour le ramener à une position plus rationnelle, on éprouve une résistance puissante et qu'il serait très-dangereux de vouloir vaincre. Si c'est à la partie antérieure et interne de la jambe que répond la face dorsale du pied, les extenseurs, les tibiaux sont plus tendus, plus contractés que les péroniers ; le contraire se manifeste si le dos du pied est debout contre la face externe de la jambe.

En général le pied est peu déformé dans la stréphanopodie : la cavité tibio-péronienne n'embrasse la poulie articulaire de l'astragale que dans sa partie antérieure ; tout le reste de la face supérieure de cet os se trouve reporté derrière la jambe, à la partie antérieure du tendon d'Achille. Le calcanéum, situé verticalement, touche le sol par sa tubérosité postérieure.

Ainsi que nous l'avons dit, cette sorte de difformité est probablement la plus rare ; treize fois seulement il nous est arrivé de la rencontrer. Six sujets en étaient affligés depuis leur naissance ; et, de ces six, trois avaient l'un et l'autre membre atteints de la même façon ; les autres étaient stréphanopodes d'un côté, et stréphendopodes (varus), de l'autre. Chez le surplus, la difformité était accidentelle ou consécutive : quatre sur deux pieds, trois sur un seul. Nous allons, au surplus, entrer là-dessus dans quelques détails.

En 1832, on nous présenta à l'hôpital des Enfants malades, une petite fille nommée *Pauline Jeannin*, âgée de deux mois. Cette enfant était atteinte de stréphanopodie native. La face dorsale du pied droit se montrait couchée sur le côté externe de la jambe droite, tandis que le pied gauche paraissait accolé à la région antérieure de la jambe gauche; les muscles extenseurs des orteils, tibiaux et péroniers, étaient fortement raccourcis et contracturés; les muscles du mollet étaient allongés et relâchés; il n'existait ni torsion, ni déviation, sur l'un ni l'autre côté des pieds. Les orteils avaient une direction en haut et les talons en bas, de manière que les membres inférieurs semblaient terminés par deux pilons de jambe de bois. Nous avons eu occasion de revoir quelques mois plus tard cette petite fille qu'on était parvenu à guérir au moyen de tampons de linge, dont on avait augmenté graduellement le volume, et de tractions et extensions souvent répétées.

Dans le cours de l'année 1836, Mme Chapet, sage-femme et concierge de l'hôpital Saint-Antoine, présenta à notre consultation une petite

fille nouvellement née, atteinte de stréphanopodie double. La face dorsale du pied droit était
couchée sur la région antérieure et externe de
la jambe droite ; la même partie du pied gauche
touchait la face antérieure et interne de la jambe
gauche ; les pieds n'étaient pas déformés. Avec
des tampons de coton, on est parvenu à les ramener dans leur direction normale.

Dans le mois de décembre 1832, nous fûmes
consulté, à l'hôpital Saint-Antoine, pour une
jeune fille nommée *Philiberte-Hortense Charpen-
tier*, d'une constitution lymphatico-sanguine, âgée
de quatorze ans, demeurant rue du Pont-aux-
Choux, nº 5, atteinte depuis trois ans d'un pied
bot en haut et en dehors. Quand elle se tenait
debout, elle avait la pointe du pied éloignée du
sol de plus de trois pouces ; la malléole interne
était saillante et le bord externe un peu concave.
Quand elle marchait, elle prenait sa base de
sustentation tout entière sur le talon. Cette
difformité était survenue après une entorse qui
l'avait longtemps fait souffrir. Un brodequin
pour le jour, disposé de manière à empêcher le
pied de se relever, et l'appareil de Venel, modifié pour la nuit, portés tous deux pendant
deux ans, ont guéri complétement cette jeune
fille.

Le 18 février 1835, on a présenté, à notre
consultation du Bureau central des hôpitaux,

l'enfant *Alphonse Guérin*, âgé de trente-quatre mois, atteint de deux pieds bots en haut. Les pieds étaient renversés vers la région externe et un peu antérieure des jambes ; la face dorsale des orteils s'éloignait de la jambe de deux pouces seulement ; il n'y avait pas de déformation. Cette difformité s'était développée après une gastro-entéro-céphalite et des convulsions survenues à l'âge de treize mois. Nous avons fait donner à cet enfant des appareils qui ont bientôt ramené la plante des pieds vers le sol ; mais en marchant il était encore forcé de tenir la pointe des pieds en dehors.

Le 14 mars 1838, est entré dans notre institut orthopédique, M. *Charles Rapilly-Rossignol*, âgé de seize ans, de la commune de Baux-sous-Breteuil (Orne), d'une constitution éminemment lymphatique, né avec une paralysie des membres inférieurs, mais sans difformité. Chétif, maladif, de l'apparence la plus triste, il resta complétement impotent jusqu'à l'âge de trois ou quatre ans ; et seulement alors il put essayer de se soutenir et de faire quelques pas, à peu près suspendu sur deux béquilles. Après deux ou trois mois de ce pauvre exercice, ses pieds se déformèrent successivement. Le pied droit se dévia en dedans, de telle sorte que la poulie articulaire de l'astragale fut chassée en avant et en dehors de la mortaise tibio-péronienne,

laquelle n'appuyait plus que sur la face postérieure de cet os et la surface du calcanéum qui
se trouve en avant du tendon d'Achille. Le scaphoïde, le cuboïde et les trois cunéiformes, fortement contournés sur leur petit axe de dehors
en dedans, les extrémités postérieures des métatarsiens dont la direction était verticale, semblaient se confondre au bas de la jambe avec les
os du tarse en une masse d'autant plus monstrueuse que la peau, le tissu cellulaire, et même
les ligaments, étaient hypertrophiés.

La plante du pied, dirigée horizontalement en

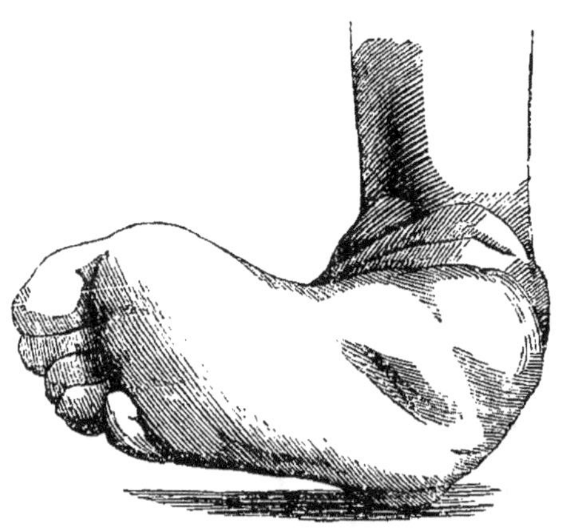

dedans et obliquement en haut, était pareille-
ment très-abondante en tissu cellulaire graisseux. Vers le bord antérieur du cuboïde et la
tête articulaire de l'astragale, existaient, depuis
plus de dix ans, des trajets fistuleux fournissant
une assez grande quantité de pus d'un blanc

rougeâtre. Cette dernière circonstance avait fait croire à plusieurs chirurgiens que les os du

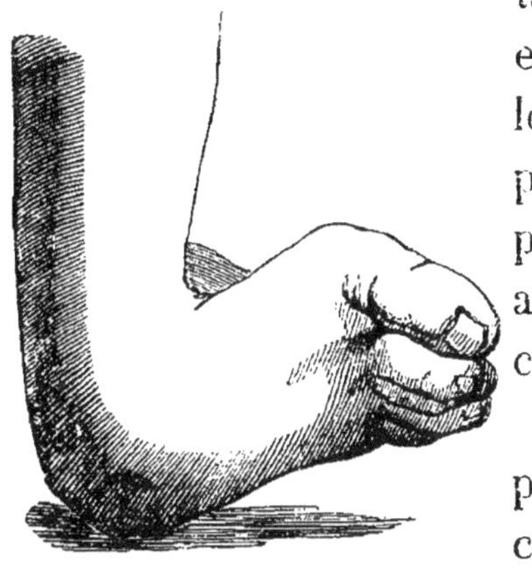

tarse étaient cariés, et selon eux, le meilleur moyen à employer pour guérir un pied aussi maltraité, aussi inutile, était de couper la jambe.

La déviation du pied gauche avait commencé environ un an après celle du pied droit. C'était une déviation en haut (stréphanopodie) tellement prononcée que le

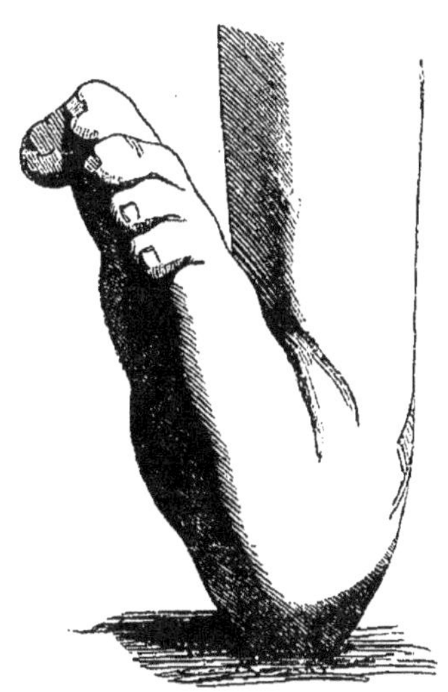

dos du pied touchait la face antérieure de la jambe, et que la tubérosité postérieure du calcanéum servait seule de base à la station comme à la progression. La poulie articulaire de l'astragale était facile à toucher vers la partie antérieure du tendon d'Achille, qu'elle faisait saillir en arrière. Les orteils étaient fléchis vers la plante du pied, etc.

Ce sujet, éminemment intéressant, a été présenté par nous à la clinique de M. le professeur Breschet avant et après son traitement. Quand nous l'amenâmes la première fois, beaucoup des nombreux médecins et élèves qui suivaient le savant professeur, refusèrent de croire à la possibilité d'une cure. Nous avons eu cependant le bonheur d'en venir à bout.

Le pied droit fut opéré le 14 mars 1838, et le gauche, le 28 du même mois. M. le docteur Isidore Bourdon, membre de l'Académie de médecine, assistait à la première opération ; MM. les docteurs Dhéré, I. Bourdon, Legroux, Letannelet et J. Lafond père et fils, assistaient à la seconde.

Sur le pied droit, nous avons coupé le tendon du muscle jambier antérieur en même temps que le tendon d'Achille, et le quinzième jour il y avait redressement complet.

Sur le pied gauche, il nous a fallu couper les tendons de tous les muscles fléchisseurs du pied sur la jambe, du tibial antérieur, du long extenseur propre du gros orteil, enfin de l'extenseur commun des orteils et du péronier antérieur. Nous avons agi dans ces sections, qui ont pris à peu près dix secondes, comme dans celle du tendon d'Achille, par un détour sous la peau. Aussitôt après, nous avons placé le pied dans un appareil d'extension. Au bout de huit jours, il avait déjà recouvré la forme normale

et pouvait facilement être mû en tous sens
grâce aux substances intermédiaires qui étaient
venues remplir les lacunes tendineuses.

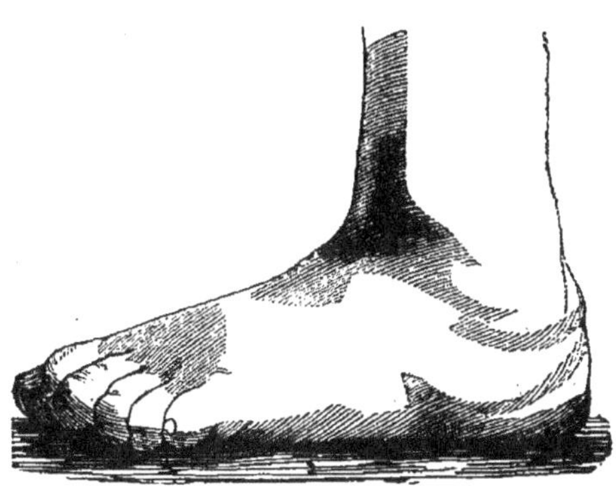

Dans les premiers jours de juin, M. Charles
Rapilly a quitté notre établissement, guéri de
ses deux pieds bots. Il n'éprouvait, en mar-

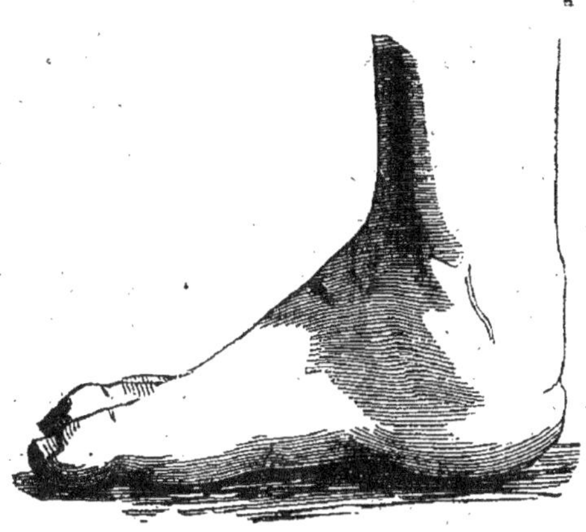

chant, point d'autre gêne qu'un sentiment de
faiblesse dans la région lombaire, faiblesse qui

nous paraît devoir résulter d'une tumeur grosse comme les deux poings, dont cette région était affectée depuis la naissance du sujet.

Ce jeune homme a été vu dans notre établissement par un grand nombre de médecins et autres, qui tous ont admiré sa cure comme un des plus beaux résultats de l'orthopédie.

Nous avons fini de décrire, trop succinctement peut-être, mais aussi clairement qu'il nous a été possible, les cinq principaux types de pieds bots.

Le lecteur aura déjà dû s'apercevoir que ces cinq types sont, pour ainsi dire, cinq familles dans lesquelles il existe une foule de subdivisions et de mélanges participant à la fois de deux ou trois espèces primitives. Nous croyons devoir consacrer un chapitre spécial à la description de ces variétés mixtes, et les représenter par des figures, afin d'en faciliter la compréhension.

CHAPITRE VIII

Des Pieds bots mixtes et composés.

Ces variétés de pieds bots sont la réunion de deux et même trois nuances des cinq types primitifs que nous venons de décrire. Les plus communs consistent dans la réunion des déviations du pied en bas et en dedans (équin-varus), ou des déviations du pied en dedans et en bas (varus-équin). Il en est de même pour le *valgus*, qui peut, comme le précédent, se compliquer d'un certain degré d'équinisme, et même de déviation en dedans, ainsi que nous l'avons observé une fois. Les pieds bots en dessus et en haut peuvent aussi présenter une forme mixte. Nous décrirons ces complications et transformations au fur et à mesure des observations que nous en rapporterons. Commençons par les variétés les plus fréquentes.

M. *Jules Lamer*, de Rouen, rue Beauvoisine, n° 166, fils et frère de pharmaciens, aujourd'hui avoué près le tribunal de première instance de

Rouen, est venu au monde très-chétif, ayant tout le côté droit du corps paralysé. On ne pouvait déjà plus ramener le pied à angle droit avec la jambe. Cette difformité resta d'abord stationnaire ; puis, vers l'âge de deux ans et demi, lorsque l'enfant essaya de se tenir sur ses jambes, le talon se releva au point de ne plus permettre au pied de toucher le sol que par les orteils et les articulations métatarso-phalangiennes, le cou-de-pied occupant une ligne antérieure à ces articulations. Pendant trois ou quatre ans, la difformité du jeune malade fut celle qui constitue le pied équin simple ; ensuite le poids de son corps ayant augmenté, le pied, dont les articulations étaient

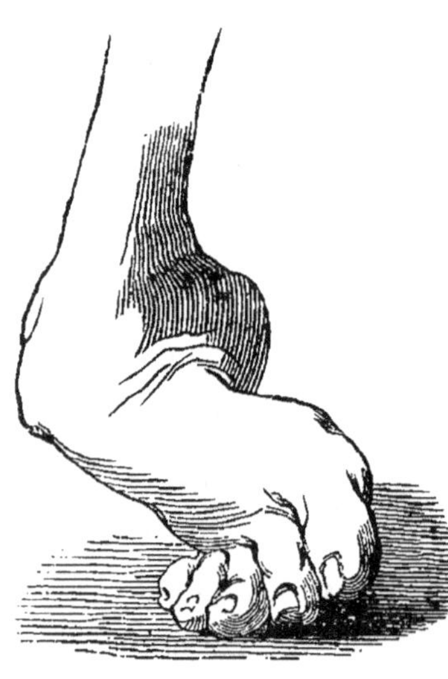

affaiblies par l'état paralytique, commença à se dévier en dedans. Cette déviation a toujours augmenté depuis, et lorsque nous eûmes l'occasion de voir M. La-mer, au commencement de mai 1837, son pied présentait un des modèles d'équin - varus les plus complets que l'on puisse rencontrer.

Quand le malade se tenait debout, son talon

était relevé de quatre pouces, et tout son pied
dirigé horizontalement en dedans. Le point
d'appui prenait seulement les deux derniers
orteils et les articulations métatarso-phalangiennes correspondantes. Le pied apparaissait
donc tordu sur lui-même de manière à porter
le bord externe plus en dedans que le bord interne, celui-ci dirigé en haut et présentant une
forte concavité. La malléole externe, la tête
articulaire de l'astragale et le cuboïde formaient
au côté externe de l'extrémité difforme trois
saillies notablement développées.

. Le 9 mai 1837, nous pratiquâmes sur le pied
de M. Lamer la section du tendon d'Achille, en
présence de MM. les docteurs baron Larrey,
Lacroix père et fils, Rognetta, Garnier, Louis
Duval, J. Lafond fils, etc.

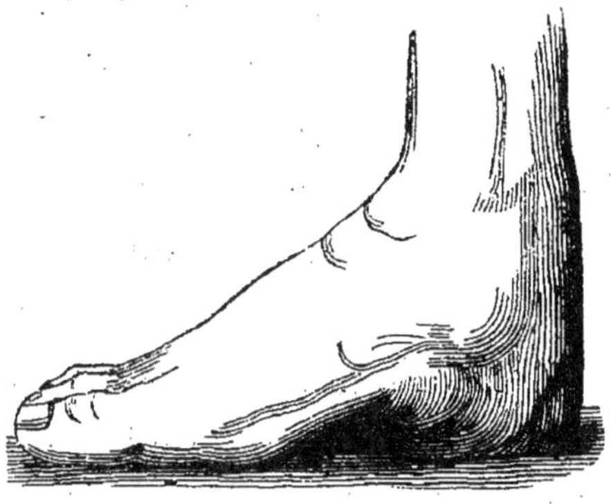

Quinze jours après l'opération, le pied était
si bien redressé, qu'on l'eût difficilement distingué de son voisin; et après six semaines de

séjour dans notre établissement, M. Lamer est sorti complétement guéri de son horrible difformité.

Dans cette difformité, c'est l'avant-pied qui s'est dévié en dedans et tordu sur l'arrière pied. Il existe une luxation incomplète des os scaphoïde et cuboïde sur la tête de l'astragale et la tubérosité antérieure du calcanéum. L'articulation astragalo-calcanéenne a subi peu de changements ; quoique la déviation secondaire fût portée très-loin, les muscles tibial antérieur et court fléchisseur des orteils étaient cependant peu raccourcis.

Mlle *Alix de C****, fille de M. le comte de C*** à Derchigny, près Dieppe, d'une constitution forte et sanguine, alors âgée de douze ans, mai paraissant en avoir quinze ou seize, avait eu la coqueluche à l'âge de deux ans. Pendant la durée de cette affection, des convulsions se manifestèrent et produisirent la paralysie de membres inférieurs. Un an après, la pauvre petite fut empoisonnée par l'oxyde de cuivre (vert-de-gris) ; elle en souffrit horriblement. Cependant, vers trois ans et demi, elle put marcher, mais en se servant principalement de la pointe et du bord externe de ses pieds, les talons distants du sol d'à peu près un pouce et demi. La difformité fit des progrès assez rapides ; les talons s'exhaussèrent de plus en

plus, les avant-pieds se dirigèrent en dedans :
bientôt enfin, Mlle de C*** se trouva très-claire-
ment atteinte de deux déviations en bas et en
dedans, pour le traitement desquelles on l'a-
mena à Paris, à l'âge de six ans. Un mécanicien
fut chargé de ce traitement; et, pendant les six
années qui suivirent, il enferma les pieds malades dans des brodequins fort joliment exécu-
tés, compliqués d'appareils en acier très-poli,
qui n'eurent pour résultat que de causer à la
jeune patiente de longues et inutiles douleurs.

Quand Mlle de C*** nous fut présentée dans
les premiers jours de novembre 1837, nous
trouvâmes ses pieds posant sur leur extrémité
digitée, particulièrement sur la face inférieure
des trois dernières articulations métatarso-phalangiennes : la moitié antérieure du bord externe complétait le point d'appui. La malléole
externe était très-proéminente; au-dessous et
en avant on apercevait deux saillies, l'une
formée par la tête articulaire de l'astragale,
l'autre par la tubérosité antérieure du calcanéum ; ce qui faisait que le bord externe des
pieds était convexe, et le bord interne concave.
Le talon gauche s'éloignait de terre de trois
pouces, l'autre de deux pouces seulement.

Le 13 novembre 1837, nous avons pratiqué
la section du tendon d'Achille sur les deux
pieds de Mlle de C*** ; et, dix jours après, ils

étaient rendus à l'état normal. Vers le 20 décembre, cette jeune personne a pu quitter Paris, totalement guérie.

Mlle de C*** a été vue avant et après son traitement par le savant professeur académicien, M. de Blainville, ancien ami de la digne et honorable famille.

Cette observation nous montre deux pieds bots équin-varus développés en même temps à la suite d'une paralysie partielle des membres inférieurs. Nous avons trouvé, en effet, tous les muscles de la partie postérieure et interne des jambes raccourcis, ainsi que ceux de la plante des pieds ; en dépit de ces conditions, la seule section des tendons d'Achille a suffi pour amener le redressement dans l'espace de dix jours. Nous ajouterons que dans le traitement des pieds bots équin-varus, même très-difformes, il n'est pas toujours nécessaire de couper un grand nombre de tendons, la section du tendon d'Achille est tout ce qu'il faut le plus souvent.

Mlle *Adélaïde Willème-Lambert*, âgée de douze ans, à Sedan (Ardennes), s'était bien portée jusqu'à l'âge de huit mois. A cette époque, elle eut des convulsions suivies d'une hémiplégie du côté droit. Cette hémiplégie ne s'est jamais bien dissipée ; le bras, une partie de la main, le pouce surtout, sont restés très-faibles. Le mem-

bre inférieur n'a pu soutenir le poids du corps
que plus de deux ans après l'invasion des accidents. Alors on vit l'enfant marcher, mais en
traînant la jambe ; le talon, dirigé en dedans,
remontait de deux pouces au moins, et la pointe
du pied se trouvait complétement en dehors.
Au bout d'un an ou deux, le raccourcissement
du muscle jambier antérieur et du long extenseur du gros orteil fit porter l'avant-pied de dehors en dedans, et l'enroula tellement dans ce
sens, qu'à l'époque où la jeune malade nous fut
amenée, au mois de mai 1838, l'exagération de
sa difformité nous frappa. Tout l'avant-pied,
obliquement jeté en dedans, n'offrait au sol
que la face inférieure des trois derniers orteils
et des articulations métatarso-phalangiennes
qui leur correspondent. Le cou-de-pied formait

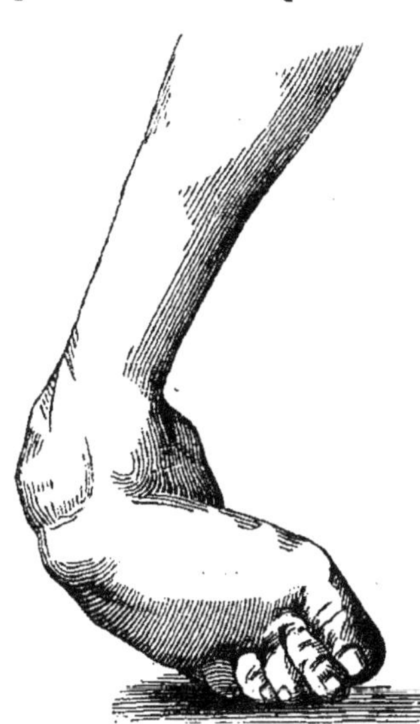

une protubérance au-
dessous de la malléole
externe, sur laquelle on
remarquait trois fortes
saillies produites par la
tête articulaire de l'as-
tragale, la tubérosité antérieure du calcanéum
et le cuboïde. Le bord
interne du pied était
concave et le talon tout
à fait dirigé en dedans ;

la mortaise tibio-péronienne n'appuyait plus
que sur le bord interne de la poulie articulaire
de l'astragale.

On juge de la difficulté que pouvait éprouver
à se traîner une pauvre jeune fille atteinte
d'une difformité aussi grave.

Le 8 mai, nous fîmes la section du tendon
d'Achille, en présence de MM. les docteurs Isidore Bourdon, membre de l'Académie de
médecine, et J. Lafond père et fils. En huit
jours, le redressement était opéré, sans la
moindre douleur. Trois semaines après, le sujet
quitta notre établissement, parfaitement guéri.

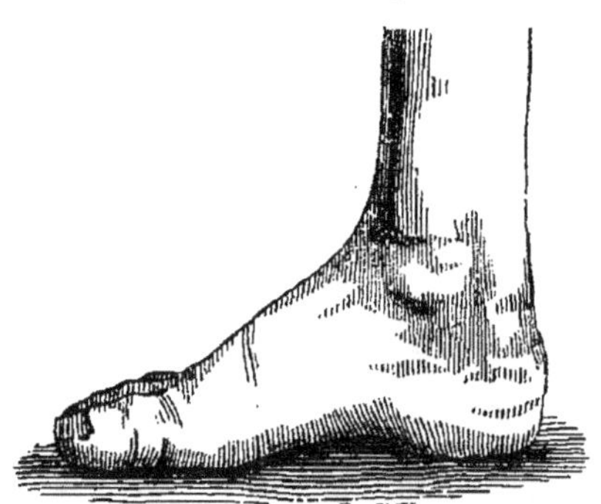

Annette Delère, âgée de douze ans, d'une constitution lymphatique, à Paris, rue Villedo, n. 11,
s'était bien portée jusqu'à l'âge de quatre ans,
quand une nuit elle fut tout à coup frappée
d'une paralysie partielle du membre inférieur
droit, sans avoir préalablement éprouvé aucun
malaise significatif. Le matin donc, à la sortie
du lit, on remarqua qu'elle marchait en traînant

la jambe droite, et s'appuyant seulement sur la
pointe du pied. On trouva de la douleur et de
la roideur dans les muscles du mollet. L'enfant
continua cependant à marcher ainsi, non sans
une grande difficulté. D'abord il fut possible encore, avec la main, de fléchir le pied sur la
jambe ; puis bientôt le raccourcissement des
muscles du mollet devint permanent, et se compliqua, quelques mois plus tard, d'un état semblable du tibial antérieur.

Cette jeune fille nous fut amenée à l'hôpital
Saint-Antoine, au commencement de 1837.
Nous conseillâmes deux machines, l'une pour
le jour et l'autre pour la nuit, qui ne produisirent absolument aucun résultat. Ce que voyant,
nous nous décidâmes à pratiquer la section du
tendon d'Achille. Voici comment se présentait
la difformité.

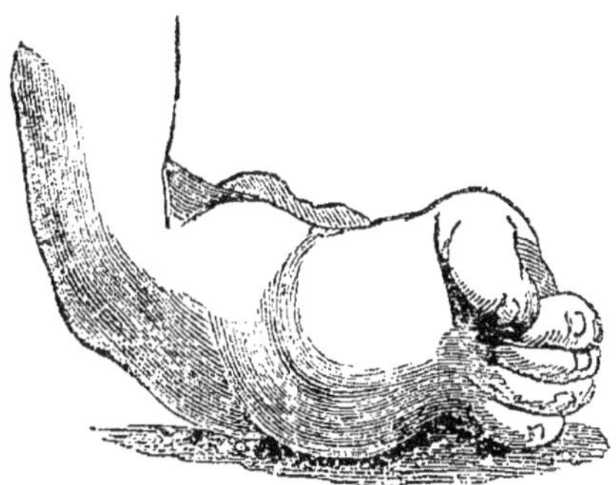

Le pied était enroulé sur lui-même, de dehors en dedans, l'avant-pied porté presque horizontalement en dedans. Pendant la station et

la progression, le poids du corps tombait tout entier sur un gros durillon, situé à la face supérieure du cuboïde et du cinquième métartarsien. La tête articulaire de l'astragale, délaissée par le scaphoïde, et une partie de la poulie articulaire du même os, formaient sur le dos du pied deux saillies. Le premier orteil était renversé sur le métatarse. Quand on ramenait le pied sous la direction de la partie antérieure de la jambe, on le voyait former une ligne droite avec elle; le talon était alors de quatre ou cinq pouces plus élevé que les articulations métatarso-phalangiennes, et de plus de deux pouces en dedans des os de la jambe.

Annette Delère a été opérée par nous à l'Hôtel-Dieu au mois d'avril 1838, dans le service de M. le professeur Breschet. Six jours après son opération, elle marchait déjà dans la salle; au bout d'un mois elle a quitté l'hôpital, complétement guérie.

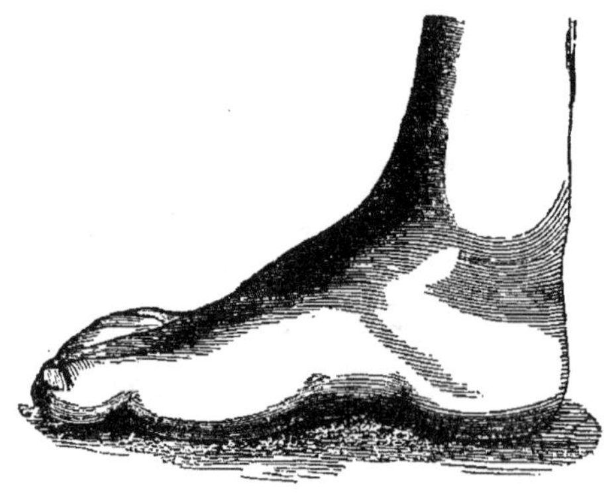

Il existait chez cette jeune fille un grand relâchement des ligaments qui unissent le pied à
la jambe, relâchement tel, que lorsque le sujet
cherchait à s'appuyer sur son pied, celui-ci se
portait horizontalement en dedans, et la mortaise tibio-péronienne ne recevait plus que la
face interne de l'astragale. La poulie articulaire
se trouvait alors dirigée tout à fait en dehors.
J'ai vu plusieurs fois des cas de ce genre, et toujours l'affection était consécutive à des convulsions et à la paralysie partielle du membre abdominal.

Mlle *Alexandrine Marceau*, âgée de seize ans,
d'une constitution sanguine, à Paris, rue de
Buffon, n° 17, s'était bien portée jusqu'à l'âge
de sept ans et demi, lorsqu'un matin, sans
indisposition antérieure appréciable, elle fut
frappée d'une hémiplégie qui lui ôta pendant un
an l'usage des membres thoracique et abdominal gauches. Ce temps passé, les mouvements
reparurent. D'abord la jeune fille put recommencer à se servir de son bras, puis elle se re-
mit à marcher, mais en traînant la jambe. On
vit alors que le pied touchait le sol par son bord
externe seulement, le talon étant relevé de trois
pouces. On fit faire des machines qui ne remé-
dièrent point à la difformité, mais l'empêchè-
rent de s'accroître, et rendirent quelque solidité à l'articulation tibio-tarsienne.

Nous fûmes consulté pour Mlle Marceau à la fin de mars 1838. La difformité était grande, la marche presque impossible. Le pied se montrait enroulé de dehors en dedans, si bien que les deux derniers métatarsiens et les deux derniers orteils étaient contournés sur les trois premiers, et donnaient leur face dorsale, ainsi que celle du cuboïde, pour point d'appui durant la station. Les rapports de la poulie articulaire de l'astragale avec la mortaise tibio-péronienne étaient peu changés, mais on remarquait une grande mobilité entre la première et la seconde rangée des os du tarse. Les muscles du mollet étaient dans un état remarquable de rétraction, qui se faisait surtout sentir quand on voulait ramener la jambe dans la situation normale ; la difformité prenait alors le caractère de la *stréphendocatopodie* (équin-varus), et le talon remontait de quatre pouces au lieu de trois. A divers endroits du pied et de la jambe étaient de nombreuses plaques rouges bleuâtres, indices d'anciennes engelures. Tout le membre était fortement amaigri et comme atrophié.

Nous fîmes la section du tendon d'Achille, le 5 avril 1838. Le huitième jour, le pied était redressé ; le douzième jour, Mlle Marceau marchait ; enfin, le vingtième jour, elle se promenait chez elle, le pied libre de tout appareil et sans claudication notable.

Cette cure est sans contredit une des plus belles et des plus rapides que nous ayons obtenues.

Mlle Louise Dizain, dix-huit ans, à Paris, rue du Faubourg-Saint-Antoine, n° 100, d'un tempérament lymphatico-sanguin, s'est bien portée jusqu'à l'âge de dix mois. A cette époque, elle fut prise d'une gastro-entéro-céphalite et de convulsions suivies bientôt de la paralysie du membre abdominal gauche, ce qui l'empêcha de marcher avant l'âge de quatre ans. Quand alors on essaya de la faire se tenir sur ses jambes, on s'aperçut que le pied gauche touchait au sol par la pointe seulement et le bord interne du gros orteil, le talon étant dirigé en haut.

Depuis, jusqu'au jour où la jeune personne fut amenée à mes consultations de l'hôpital Saint-Antoine, la difformité n'avait cessé de faire des progrès. Le pied, quand on nous le montra, présentait l'union du valgus et de l'équin. Les muscles du mollet et les péroniers étaient raccourcis et contracturés. Le bord interne seul touchait à terre, particulièrement au moyen de l'articulation métatarso-phalangienne des deux premiers orteils ; le talon s'en éloignait de deux pouces et demi. Les appareils mécaniques que nous conseillâmes d'abord ramenèrent la difformité à l'état de simple pied équin, et la malade put marcher sur les deux tiers antérieurs de la plante, le talon abaissé d'un pouce et demi. Il fallut quinze mois pour obtenir cette amélioration, fort notable certainement, mais passagère. Soit que le sujet eût négligé de porter constamment l'appareil, soit que la contraction des muscles du mollet se fût accrue par la marche, le talon, au lieu de continuer à s'abaisser, se releva de nouveau, et le pied se dévia doublement : en dedans vers le tarse, en dehors vers les métatarsiens. Averti par la tournure fâcheuse que prenait la difformité, nous nous décidâmes, le 12 avril 1836, à faire la section du tendon d'Achille. Cette opération décisive eut lieu à l'hôpital Saint-Antoine, devant MM. les docteurs Kappeler et Bérard aîné, médecin et chirurgien en chef de l'hôpital, et leurs nombreux élèves.

Le pied de Mlle Dizain présentait alors un triple cas, mais irrégulier, de stréphocatopodie (équin), de stréphendopodie (varus) et de stréphexopodie (valgus). Le milieu du bord externe, qui servait de point d'appui dans la marche, était peu convexe; deux durillons se montraient, l'un sur l'articulation postérieure du cinquième os du métatarse, l'autre vers l'articulation calcanéo-cuboïdienne. La tête articulaire de l'astragale était saillante; la malléole externe l'était aussi. Le bord interne du pied offrait une concavité allongée, et l'on trouvait un enfoncement à la place de la malléole; la plante, très-retrécie, était rayée de plis obliques; le gros orteil gisait couché sur la face inférieure des deux orteils suivants.

Quinze jours après l'opération, le pied avait repris une figure normale. Au bout d'un mois, la malade marchait, en boitant, il est vrai, mais beaucoup moins qu'auparavant. En octobre 1836, enfin, il ne restait plus de traces gênantes de la difformité.

Louise Dizain nous a présenté cette singularité, que son pied, qui a d'abord été équin-valgus consécutif, est devenu équin simple par l'usage des machines; puis ensuite, par leur abandon, équin varus et valgus, c'est-à-dire offrant en même temps la déviation en bas, en dedans et en dehors. Dans cette difformité, un grand nombre de muscles s'étaient raccourcis ou rétractés; ceux du mollet d'abord, les tibiaux ensuite, et plus tard les trois derniers tendons du long extenseur commun des orteils: et cependant la section du tendon d'Achille a suffi pour triompher de tous ces désordres! On trouvera peu de cas plus notables que celui-ci.

M*lle* *Françoise Gallienne*, de Fougères (Mayenne), vingt-six ans, d'une constitution lymphatico-sanguine, éprouva vers l'âge de six mois de violentes convulsions, suivies d'une paralysie partielle des extrémités inférieures, qui, jusqu'à l'âge de douze ans, l'empêcha de pouvoir se tenir debout et de marcher, à plus forte raison.

A cette époque, quand elle se posait sur ses pieds, le droit touchait le sol du talon seulement, son avant-pied relevé de deux pouces et dirigé un peu en dehors; tandis que le pied gauche, fortement dévié en dedans, présentait particulièrement au sol la face dorsale du cuboïde et des deux derniers métatarsiens. Depuis lors cependant, Mlle Gallienne marchait, mais très-difficilement et en se servant de deux cannes. Voici où en était sa difformité quand elle est venue me consulter, après quatorze ans de cette progression pénible.

Le pied droit était atteint d'une déviation en haut et en dehors : on pouvait sans effort le renverser sur la face antérieure et externe de la jambe. Les muscles extenseurs, jambiers et péroniers antérieurs, étaient fortement raccourcis, et le tendon d'Achille allongé; la moitié postérieure de la poulie articulaire de l'astragale n'était plus recouverte par la mortaise tibio-péronienne et faisait saillie à la partie antérieure du tendon d'Achille. Le pied gauche présentait une déviation en dedans et en bas; le talon était distant du sol de neuf centimètres et fortement attiré en dedans; l'avant-pied était horizontalement dévié en dedans, contourné sur lui-même, de manière que la face plantaire regardait en haut et la face dorsale en bas : le principal point d'appui avait lieu sur un pseudo-talon recouvrant la face dorsale du cuboïde, du troisième cunéiforme et de l'extrémité postérieure des trois derniers os du métatarse.

Le 9 janvier 1843, j'ai opéré cette jeune fille, en présence de M. le docteur Olliffe et de MM. Saunders et Bonald. Sur le pied droit, j'ai fait la section sous-cutanée des tendons, des muscles tibial antérieur, extenseur propre du gros orteil, extenseur commun des orteils et péronier antérieur. Aussitôt après la section de ces tendons, j'ai pu facilement ramener le pied à angle droit avec la jambe. Sur le pied gauche, j'ai coupé les tendons des muscles tibial antérieur et court fléchisseur des orteils, et le tendon d'Achille. Quinze jours après toutes ces sections, les pieds étaient complétement redressés, et mon opérée pouvait déjà commencer à marcher assez facilement. Un mois plus tard, elle était guérie de sa double difformité; et si les deux membres eussent été du même volume et de même force, elle aurait marché sans claudication. Malheureusement il n'en était pas ainsi : le membre inférieur gauche était d'un tiers moins gros que le droit, et atteint à grand degré de paralysie partielle ; les muscles en étaient flasques, la peau violacée, etc. Cependant, Mlle Gallienne marchait facilement et sans soutien artificiel, tout en boitant beaucoup ; et avec le temps, la force lui est revenue. Dans ce membre atrophié, que la paralysie avait de beaucoup diminué, la nutrition, favorisée par la restitution de la forme normale, et l'exercice, ont fini par ramener un développement presque égal à celui de l'autre membre ; ce qui a dû donner à la marche plus de solidité, et faire à peu près disparaître la claudication. Quoi qu'il en soit, au reste, il me semble qu'on peut regarder le résultat obtenu comme une des plus belles œuvres de la ténotomie.

CHAPITRE IX

Des Causes.

Les causes sous l'influence desquelles le pied bot natif peut se développer sont plutôt supposées qu'indiquées par les auteurs, et nous ne sachons pas qu'il ait été dit ou écrit quelque chose de parfaitement concluant à cet égard. La question reste à débattre, et rien ne lui assigne une solution bien prochaine. Il ne faut en accuser, au reste, ni la sagacité ni le mérite de personne. Le sein de la mère est un sanctuaire impénétrable, mystérieux, où la préparation des faits qui doivent plus tard nous frapper s'opère sans appréciation possible de la part de nos sens : chacun donc peut rêver ou deviner la nature et la marche de cette préparation selon les théories qui lui ont été enseignées ou révélées, selon le calcul plus ou moins logique de certaines probabilités, selon son organisation particulière enfin. Il est vrai de dire, cependant, que, par induction et surtout par comparaison,

en joignant à une théorie bien faite des observations nombreuses et l'étude proforde des
diverses causes auxquelles sont dus les pieds
bots consécutifs, le praticien peut arriver à une
certitude, non point mathématique, mais rationnelle, touchant la véritable origine du pied
bot de naissance. Voilà, du moins, la conviction que plus de trente années de pratique nous
ont donnée. Nous allons donc examiner d'abord
les deux causes de stréphopodie native que
nous considérons comme les plus probables, et
qui sont : 1° la mauvaise position des pieds de
l'enfant dans l'utérus pendant une partie de la
grossesse ; 2° la lésion de l'appareil cérébro-
spinal ou de ses membranes (1). Ensuite nous
énumérerons quelques-unes des autres causes
admises par les auteurs.

Quand on réfléchit à la position habituelle de
l'enfant dans l'utérus, on est surpris que les
sujets venus au monde difformes ne soient
pas plus nombreux. Le fœtus, en effet, depuis
son premier développement saisissable jusqu'à
l'âge de neuf mois, témoigne une forte disposition à renverser ses pieds en dedans, leur bord
externe et leur pointe étant abaissés, tandis que

(1) La lésion de l'appareil cérébro-spinal est presque toujours secondaire à une gastro-entérite, et se manifeste ordinairement pendant
les phases de la dentition, surtout pendant la première. Cette vérité
a été démontrée par nous, il y a plus de vingt ans.

leur bord interne et le talon sont élevés. Cette
disposition se retrouve après la naissance, et se
maintient assez généralement jusqu'à ce que
l'enfant ait marché seul pendant quelques mois.
On voit, par conséquent, avec quelle facilité une
telle disposition, produit de l'arrangement naturel des membres abdominaux dans l'utérus,
peut emprunter aux moindres circonstances
adjuvantes des raisons d'accroissement et d'exagération. Il est tout simple ensuite que le développement des puissances musculaires et des
ligaments vienne à être modifié par la pro-
longation du quasi-vice de la nature, et qu'un
changement notable s'établisse dans les rapports utiles des os du pied entre eux. Ainsi
donc la mauvaise position des pieds de l'enfant
dans l'utérus persistant, les
muscles de la partie interne et
postérieure de la jambe fini-
ront par se raccourcir, par
éprouver un véritable arrêt de
développement, et leurs antagonistes s'allongeront. Les ligaments feront comme les muscles. Voilà pour la déviation
native du pied bot en dedans, *stréphendopodie* ou
varus.

Des raisons analogues serviraient pour ex-
pliquer les autres sortes de déviation native,

déviation en dehors , en dessus , en haut, en bas.

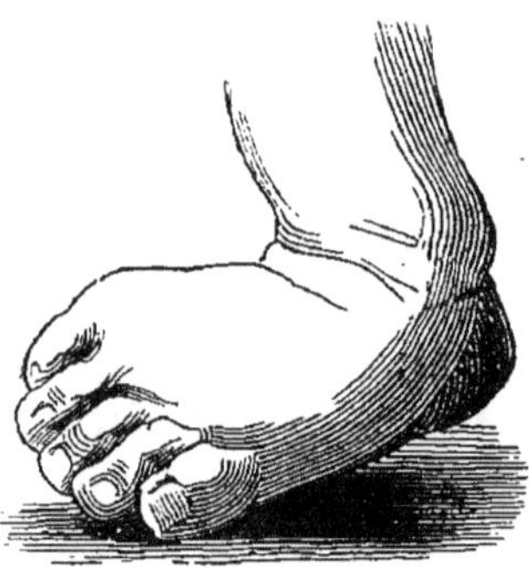
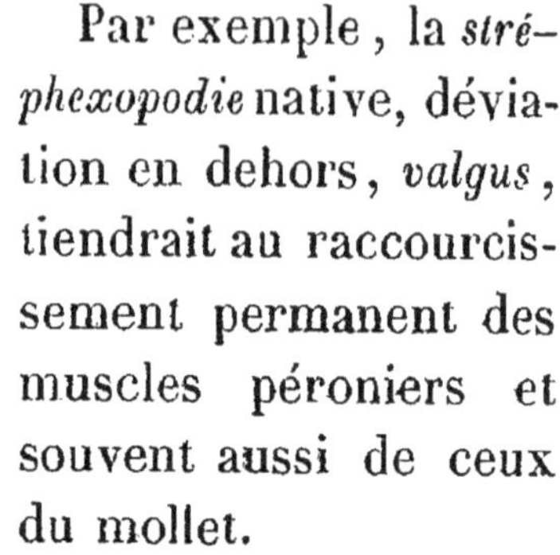

Par exemple , la *stré-phexopodie* native, déviation en dehors, *valgus* , tiendrait au raccourcissement permanent des muscles péroniers et souvent aussi de ceux du mollet.

La *stréphocatopodie* native, déviation du pied en bas, *pes equinus* , au raccourcissement semblable des muscles du mollet , accompagné quelquefois de celui des fléchisseurs des orteils. Cette difformité, comme on le sait , était le type primitif de la stréphocatopodie, sur laquelle a été essayée la première section tendineuse.

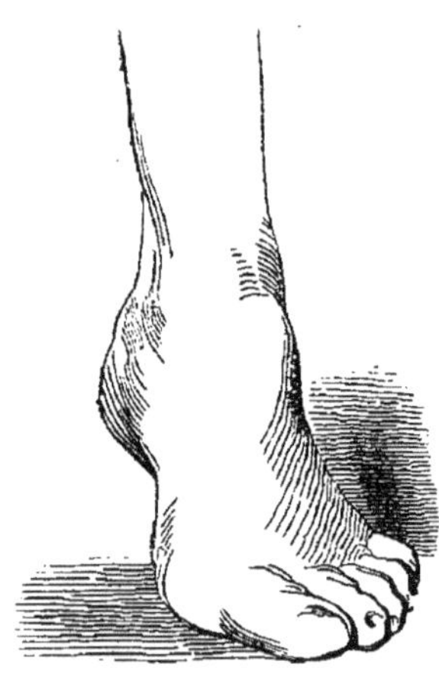

La même modification des mêmes muscles , et particulièrement du court fléchisseur des orteils , amè-

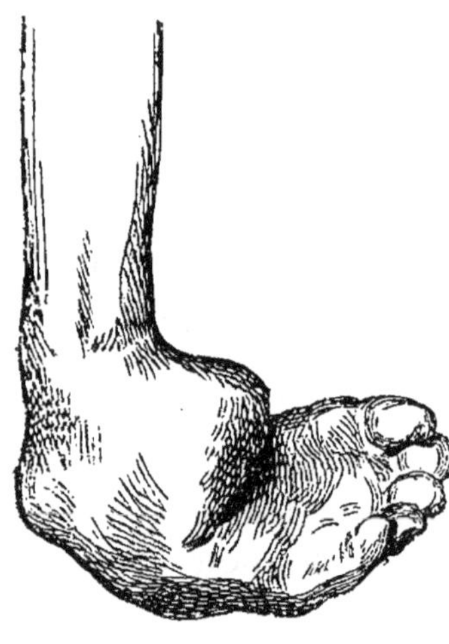

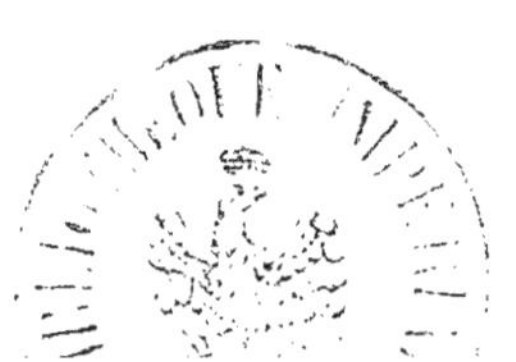

nerait la *stréphypopodie* native, déviation en dessous.

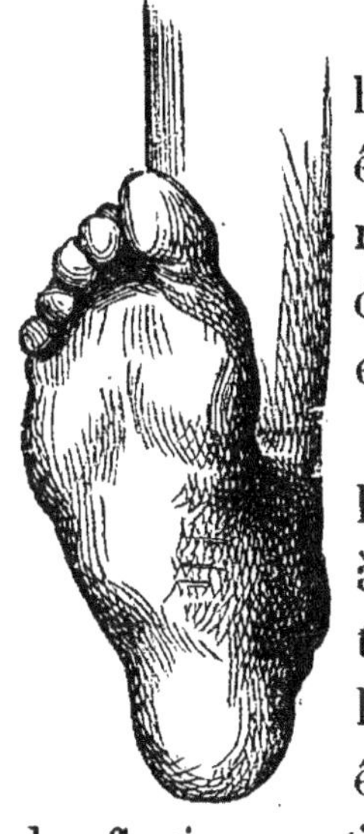

Enfin, la déviation native en
haut, *stréphanopodie*, devrait
être attribuée au raccourcissement des muscles extenseurs
des orteils, jambier antérieur
et péronier.

Cette opinion, que les pieds
bots natifs doivent leur origine
à l'exagération de la position naturelle des pieds du fœtus dans
le sein de la mère, pourrait
être fortifiée par l'observation
des flexions natives des membres. Nous avons
été consulté plus de vingt fois pour des affections de ce genre. La première fois il s'agissait d'un enfant nouveau-né qui, lorsqu'on le
délivrait de son maillot, portait aussitôt ses
cuisses le long du tronc, les jambes étant fléchies et appliquées immédiatement sur la partie postérieure des cuisses. Le second enfant
ne présentait qu'un seul membre dans ce singulier état d'anomalie; et chez le troisième, la
flexion affectait, non pas les membres inférieurs, mais les membres supérieurs : ainsi, les
avant-bras étaient fléchis sur les bras, et les
mains embrassaient le moignon de l'épaule.
Dans tous les cas que nous avons observés, les

muscles fléchisseurs montraient un raccourcissement remarquable , et tous les efforts tentés pour ramener les membres à leur direction normale n'obtenaient qu'un résultat imparfait et sans durée. Le même phénomène s'est présenté plusieurs fois dans notre pratique en compagnie d'un pied bot natif.

Le 14 septembre 1841 , une sage-femme des Ternes me présenta la petite fille de M. François, nourrisseur, rue des Acacias, âgée de sept jours, atteinte de deux pieds bots équin-varus très – développés. Aussitôt qu'on démaillotait cet enfant, les membres inférieurs se portaient en dehors par un mouvement de rotation en dehors de la tête des deux fémurs dans la cavité cotyloïde, les cuisses se fléchissant sur le bassin et les jambes à angle droit sur les cuisses. Tous les membres, très-grêles, étaient comme frappés de contraction paralytique. Il est évident pour moi que cette petite fille avait été atteinte, dans le sein de la mère , d'une lésion de l'appareil cérébro-spinal. Pendant l'accouchement, elle s'était présentée par le siége.

J'ai traité en 1843, dans mon institut orthopédique, un enfant de Clermont-Ferrand , âgé de seize mois, né avec deux pieds bots : varus très-développé à gauche, équin également très-développé à droite. Les muscles fléchisseurs étaient fortement rétractés et les orteils enrou-

lés sur eux-mêmes dans le sens de la flexion ;
les articulations tibio-tarsiennes , tarsiennes et
tarso-métatarsiennes présentaient une roideur
presque tétanique. Il existait chez cet enfant
une singularité de développement que je n'ai
pas rencontrée ailleurs ; c'est l'absence des
deux rotules : les jambes ne pouvaient se fléchir qu'à angle droit sur les cuisses; arrivé à
ce point de flexion, on rencontrait un obstacle
invincible qu'on n'eût franchi qu'en lésant l'articulation du genou.

Lise Guillaume, âgée maintenant de trente-cinq
ans, d'une bonne et forte constitution, demeurant rue du Chemin de Pantin, n° 3, est née
avec une fausse ankylose angulaire aux deux
genoux, et la déviation en dedans des deux pieds.
Quand elle naquit, tous ses membres étaient
frappés de roideur ; les cuisses couchées sur le
ventre, les jambes pliées sur la face postérieure
des cuisses, les pieds appliqués sur les parties
génitales. Ce fut avec peine que l'on parvint
d'abord à étendre les cuisses. Quant aux jambes,
il fallut plusieurs mois pour les ramener à peu
près à angle droit avec les cuisses, au moyen de
tampons de linge de plus en plus épais; mais il
fut impossible de les étendre davantage , leurs
muscles fléchisseurs étant trop raccourcis. Les
avant-bras étaient de même fléchis sur les bras;
et jusqu'à l'âge de quinze à seize ans, la malade

eut les membres supérieurs comme paralysés. Elle se servait très-difficilement de ses mains. Depuis cette époque cependant, les membres supérieurs se sont fortifiés, et elle a pu s'en servir comme s'ils n'eussent pas été atteints.

Voilà aujourd'hui quinze ans que, pour gagner sa vie, elle joue du violon dans les Champs-Élysées, se tenant et marchant sur deux jambes de bois. Elle a les jambes et les pieds atrophiés.

La mère de Lise Guillaume attribue cette difformité à une grande peur qu'elle éprouva dans le septième mois de sa grossesse, et qui fut suivie de convulsions très-fortes. A cette première cause, dont la démonstration physiologique n'est rien moins que difficile, nous en ajouterons une autre, que nous croyons de beaucoup la plus commune et la plus féconde: la lésion de l'appareil cérébro-spinal (1).

Nous avons vu un grand nombre d'enfants nés hémiplégiques ou paraplégiques, affectés d'un pied bot correspondant au côté paralysé.

____

(1) Depuis longtemps déjà nous avons parlé de cette cause que de toutes parts on se dispute en l'exagérant. D'abord, dans notre rapport au Conseil royal des hospices, à la fin de 1832, sur le traitement orthopédique que nous dirigeons au Bureau central; puis dans notre *Aperçu sur les principales difformités*, publié en 1833; ainsi que dans différents articles d'orthopédie, insérés dans le *Dictionnaire de la Conversation et de la Lecture*, et dans la *Revue des Spécialités et Innovations médicales et chirurgicales*. Cette cause se trouve encore établie dans les observations que nous avons adressées aux Académies de Médecine et des Sciences en 1836 et en 1837.

Tous étaient venus au monde avec une roideur générale des membres, qu'ils avaient gardée pendant une semaine, quelquefois plus. L'un d'eux, entre autres, présentait simultanément un commencement de torticolis, un pied équin varus à droite et un équin valgus à gauche. Chez lui les deux membres inférieurs seulement étaient paralysés. Un autre, stréphanopode à gauche et stréphendopode à droite, était en même temps affligé d'un double strabisme. Un autre, à la paralysie partielle des membres inférieurs ajoutait une déviation en bas et en dedans sur un pied seulement, tandis que le membre opposé se montrait, non point difforme, mais tout à fait flasque et amaigri par la paralysie. Quarante fois au moins nous avons vu un membre paralysé finir par un pied bot, et l'autre membre rester sans affection quelconque. Enfin, nous avons rencontré un assez grand nombre d'enfants nés hémiplégiques et atteints de pied bot du côté frappé de paralysie. Chez plusieurs de ces enfants, venus au monde paralysés d'un ou de deux membres inférieurs, avec déviation du pied, nous avons vu l'état paralytique disparaître en quelques mois, partiellement, au moins, et le pied bot se maintenir. Chez d'autres, la paralysie persistait après un intervalle analogue, et le membre difforme s'atrophiait de plus en plus. On a fait la remarque fréquente que les enfants qui naissent stréphopodes ont l'extrémité difforme, violacée, plus mince, plus roide et moins chaude au toucher, moins vivante, en un mot, que celle qui ne l'est pas. Nous pensons, à ce sujet, que le plus ou le moins de volume et de force du membre trouvé atteint de déviation au moment de la naissance, peut très-bien servir à faire reconnaître si la difformité s'est développée sous l'influence de contractures paralytiques, ou s'il faut l'attribuer à une autre cause, telle que la position vicieuse des pieds dans l'utérus : car, en cas de paralysie antérieure à la naissance, le membre est plus grêle, le pied plutôt dévié en bas qu'en dedans ; on trouve souvent de la contracture dans les muscles fléchisseurs de la jambe sur la cuisse et même dans les fléchisseurs de la cuisse sur le bassin. Cet état de roideur générale ne dure ordinairement que quelques jours, quelques semaines au plus, surtout dans l'articulation coxo-fémorale ; la lésion cérébrale, spinale, ou cérébro-spinale, étant guérie alors ou tout près de l'être.

L'illustre M. Bonnet, de Lyon, se fondant sur l'idée que tous les pieds bots dépendent d'une lésion des nerfs qui animent les muscles, soit de la partie antérieure et externe des nerfs poplité interne ou poplité externe, a désigné ces difformités sous les noms de *pied bot poplité interne et de pied bot poplité externe*. Il a sub-

divisé chacun de ces pieds bots en cinq variétés
ou degrés.

Le premier degré du pied bot poplité interne
est le pied équin simple ; le second degré est le
pied équin plus compliqué ; le troisième degré
est le pied équin-varus léger ; le quatrième est
le varus simple ; enfin le cinquième est le varus
très-développé, celui qui fait marcher le malade
sur la face dorsale du cuboïde, etc.

Dans le pied bot poplité externe, le premier
degré est le pied plat ; le deuxième, le pied
plat avec renversement du talon en dehors, la
principale base de sustentation se trouvant sur
le bord interne du pied. Dans le troisième degré du pied bot poplité externe, l'avant-pied
est dans un état d'abduction sur l'arrière-pied.
Dans le quatrième degré, l'avant-pied est renversé sur l'arrière-pied ; et dans le cinquième
degré, le pied est fortement fléchi sur la jambe.
On voit qu'au moyen de ces subdivisions,
M. Bonnet a voulu classer toutes les variétés de
pied bot, en les rattachant à la rétraction des
muscles soit de la partie postérieure et interne,
soit de la partie antérieure et externe de la jambe
agissant sur les os du pied, rétraction toujours
due, selon lui, à l'influence morbide des nerfs
poplités. A-t-il été heureux dans cette idée géné-
ralisatrice ? Je ne le crois pas ; car comment ap-
pellera-t-il les pieds bots qui se sont développés

à la suite d'une position vicieuse qui a duré plusieurs mois? Dans ce cas, il est difficile, ce me
semble, d'admettre la lésion de l'un des nerfs poplités. Cette permanence de la position vicieuse
des muscles auxquels se distribue le nerf poplité
interne, par exemple, n'est point accompagnée
de la paralysie du nerf poplité externe, ni d'une
affection du nerf poplité interne qui entraîne à
sa suite la rétraction des muscles qu'il anime. Il
en est de même pour les cas de pieds bots survenus à la suite d'entorse, de diastasis, de plaies
à la plante du pied, etc., comme on pourra le
voir dans cet ouvrage. M. Bonnet a conçu l'idée
de sa théorie en lisant deux observations, très-
intéressantes d'ailleurs, que Delpech rapporte
dans son *Orthomorphie*. Les malades qui font le
sujet de ces observations étaient l'un et l'autre
atteints de pied bot équin-varus. La difformité, chez le premier, s'était développée à la
suite d'un coup de feu qui avait divisé le nerf
poplité externe. Aussitôt après l'accident, le
malade, qui était un militaire, perdit la faculté
du mouvement dans la partie externe de la
jambe et du pied ; les muscles péroniers, les
jambiers antérieur, extenseur commun des orteils et extenseur propre du gros orteil, restèrent paralysés. Depuis ce temps, la pointe du
pied est devenue basse, et le pied s'est graduellement déformé jusqu'au point de ne plus

pouvoir toucher le sol que par l'extrémité antérieure du calcanéum, la face dorsale du cuboïde et la malléole externe.

Le second sujet avait eu sa difformité à la suite d'une inflammation aiguë et de la suppuration du nerf poplité interne. Ce sujet était une demoiselle de vingt-quatre ans, qui avait éprouvé un abcès accidentel dans la partie inférieure et interne de la cuisse gauche. Cette maladie fut très-mal traitée : l'inflammation, au lieu d'être combattue par les antiphlogistiques, fut exaspérée par des frictions irritantes. Il résulta de ce mauvais traitement des fusées purulentes, le décollement des muscles de la cuisse et une nécrose du fémur. Pendant cette maladie, qui dura trois ans, les muscles de la jambe tombèrent dans un grand état de contracture, qui détermina un énorme pied bot équin-varus. Il est très-clair, pour Delpech, que c'est à la participation du nerf crural aux inflammations des parties profondes de la région interne de la cuisse, que le pied dut d'être entraîné en bas et en dedans, et extrêmement déformé. Voici les réflexions que ces deux cas ont suggérées au chirurgien de Montpellier : « Ces deux obser-« vations démontrent fort clairement, dit-il, « l'une, que la paralysie d'un ordre de muscles « congénères livre les os à toute la force des « antagonistes, et que cette force purement

« équilibrante peut suffire pour porter loin la
« déviation d'un membre. La seconde de nos
« observations démontre tout aussi clairement
« que, lorsqu'un nerf ou ses principales bran-
« ches destinées à produire la faculté du mou-
« vement dans un ordre de muscles congé-
« nères, viennent à être soumis à une action
« irritative, elle peut se transmettre à tous
« les muscles qui reçoivent leur influence, au
« point que ces derniers organes se livrent à
« un effort permanent de raccourcissement
« capable d'altérer profondément les formes
« en changeant le rapport d'inclinaison natu-
« relle des os. » D'après ces observations, on
voit qu'il suffit que l'équilibre qui existe entre
les muscles de la jambe soit détruit, pour qu'il
survienne une déformation considérable du
pied. Dans la première observation de Delpech, les muscles qui reçoivent leurs nerfs
du sciatique poplité interne, ont acquis une
grande prédominance d'action sur ceux qui
les reçoivent du poplité externe, nerf coupé
par un biscaïen; et dans la seconde observation, on voit que cette prédominance a été
occasionnée par l'irritation. C'est à l'observation de cette roideur, de cette contracture
primitive, qu'un habile mécanicien de Paris
a dû la singulière erreur dans laquelle il est
tombé relativement à l'origine des pieds bots

natifs. Ainsi qu'il résulte d'un mémoire adressé par lui à l'Académie de Médecine, sur lequel une discussion a été engagée, ce mécanicien fit consister la cause des pieds bots natifs dans la pression exercée sur le fœtus par les contractions utérines, en raison de l'absence plus ou moins complète de l'amnios. Voici comment le professeur Breschet, si compétent dans la matière, répondit à la découverte de l'auteur du mémoire :

« Comment admettre, dit Breschet, que « l'utérus puisse jamais comprimer le fœtus « assez longtemps pour dévier les pieds de « leur direction normale, si, comme tout le « monde en est instruit, les eaux de l'amnios « s'opposent à cette compression? La suppo- « sition de l'absence du liquide amniotique ne « saurait logiquement conduire à la consé- « quence qu'on voudrait en tirer, car cet état « ne serait guère durable. Tout le monde sait, « en effet, que du moment où les eaux de « l'amnios ont coulé, l'accouchement est iné- « vitable, soit que cet écoulement ait lieu spon- « tanément ou bien accidentellement. Si l'ac- « couchement n'a pas lieu immédiatement, « l'enfant meurt; et, dans aucun cas, on ne « saurait admettre que la compression de la « matrice puisse déterminer la formation du « pied bot congénital. »

Depuis, et il y a longtemps, qu'il nous est arrivé de lire dans les journaux de médecine l'extrait ou l'analyse du mémoire dont il s'agit, nous avons eu occasion de voir un très-grand nombre d'enfants nouveau-nés atteints de déviations congénitales, et jamais nous n'avons appris que l'accouchement d'un seul se fût fait à sec. Presque toujours, au contraire, on nous a dit que si l'enfant était difforme, c'était sans doute parce qu'il avait pu se déplacer et prendre une fausse position dans l'utérus, à cause de l'abondance des eaux de l'amnios : propos de parents si l'on veut, mais qui est l'expression d'un fait opposé à la théorie que nous combattons.

D'autres raisons viendraient encore à l'appui de notre opinion sur l'influence des lésions de l'appareil cérébro-spinal en ce qui touche la production des difformités de l'enfant dans le sein de la mère. Ainsi, par exemple, la plupart des femmes qui donnent naissance à des sujets affectés de stréphopodie ont eu une grossesse pénible : elles ont éprouvé des malaises fréquents et répétés, des maladies dans lesquelles le système nerveux a été exalté; elles ont été soumises à de vives commotions morales, à des chagrins cuisants, à des peurs, à des frayeurs, etc. D'autres ont souffert de la misère, de la faim, du froid; d'autres ont fait des chutes: ou

bien elles ont subi un travail forcé, hors de proportion avec leur organisation et leur santé.
Tous les médecins physiologistes, tous les praticiens observateurs connaissent la puissance
des relations sympathiques de la mère sur son
enfant, non-seulement durant la gestation, mais
encore pendant l'allaitement. Ne voyons-nous
pas journellement une violente commotion tuer
l'enfant dans le ventre de sa mère, ou déterminer des convulsions terribles chez le pauvre
petit aussitôt après qu'il a tété l'infortunée
frappée par cette commotion? Ce sont là des
faits trop vulgaires pour qu'il soit nécessaire
d'y insister.

De même, nous avons observé que le pied
bot natif ou consécutif à la naissance pouvait
coïncider avec l'état lymphatico-nerveux de la
constitution de l'enfant, avec le grand développement de la masse cérébrale dans le premier
âge. La stréphopodie, dans les familles, est généralement en proportion de la disposition des
sujets aux convulsions et aux inflammations cé-
rébrales. Remarquons, au reste, que les enfants,
dans le sein de leur mère, sont exposés non-
seulement aux affections de l'appareil cérébro-
spinal, mais à presque toutes les autres maladies. Tous les ouvrages qui traitent des maladies des enfants, et notamment d'intéressant
mémoire de M. L. Véron, en font foi. Lorsque

M. L. Véron était interne à l'hôpital des Enfants-
Trouvés, dans ses nombreuses autopsies de nouveau-nés, faites , comme on sait, sous les yeux
de M. Baron, il a trouvé des abcès dans les pou-
mons, des inflammations du tube digestif, etc.
M. Husson, médecin de l'Hôtel-Dieu, a vu un enfant naître avec la petite vérole. Ces observations ne sont elles pas de nouvelles et irrésistibles
preuves en faveur de ce que nous avons avancé?
Oui, sans aucun doute, les enfants peuvent, pendant la vie utérine, éprouver des inflammations
du cerveau, de la moelle épinière et de leurs
membranes ; maladies qui doivent agir avant
comme elles agissent après la naissance, en pa-
ralysant tout un côté du corps, ou seulement
un ou plusieurs membres ; en soumettant certains muscles à un état violent de contracture qui
les raccourcit et les amène à développer le pied
bot. Quant à la manière dont ces faits se dé-
veloppent, il est démontré pour nous que tout
se passe dans la vie utérine, pour le pied bot
natif, comme, après la naissance, pour le pied
bot consécutif.

Voilà, selon nous, les deux causes qui produisent le plus souvent le pied bot congénital.
Avant de parler du pied bot consécutif, nous
croyons devoir dire quelques mots de l'arrêt de
développement, regardé par plusieurs savants,
et notamment par le professeur Breschet,

comme une cause fréquente de stréphopodie.
Si l'arrêt de développement était considéré
comme consécutif aux deux causes principales
que nous avons admises , et entretenant la
difformité une fois qu'elle est développée, nous
pourrions affirmer qu'il existe dans tous les
cas de difformité de cette nature; car il se trouve
toujours alors des muscles qui sont dans un
état de raccourcissement permanent, que le
pied bot soit équin, varus, valgus, etc.

Nous allons rapporter des faits où l'arrêt de
développement ne se bornait pas seulement à
quelques muscles, mais s'étendait aux os et aux
autres parties constituant le pied et tout le
membre du côté difforme, quelquefois même le
pied du côté opposé, ainsi que les mains. Nous
raconterons les faits sans réflexion : ils parle-
ront d'eux-mêmes.

Ainsi, un sujet, atteint d'un pied bot équin,
nous fit voir de ce côté-là un défaut de longueur comparative d'environ cinq pouces, un
pouce pour le fémur et quatre pouces pour les
os de la jambe.

Pascaline François, née le 13 avril 1828, d'une
constitution éminemment lymphatique, était
venue au monde avec un pied équin à droite
très-prononcé. Elle marchait, de ce côté, sur
les articulations métatarso-phalangiennes, et
portait le talon élevé de trois pouces. Tout le

membre était faible et raccourci ; il avait bien
son grand trochanter situé à la même hauteur
que l'autre, mais les condyles internes du tibia
se trouvaient en différence d'un pouce. La dis-
semblance, sensible entre les deux cuisses,
l'était plus encore entre les deux jambes, dont
la gauche se montrait parfaitement conformée,
tandis que dans la droite il y avait atrophie
musculaire et osseuse, en outre d'un raccourcissement de quatre pouces; ce qui donnait en
tout cinq pouces d'inégalité de longueur entre
le grand trochanter et le talon de l'un et l'autre
membre. Le pied était donc tout à fait vertical dans sa partie supérieure, c'est-à-dire
que le tarse et le métatarse décrivaient une
ligne droite avec le reste du membre. Quant
aux phalanges, elles faisaient angle droit avec
le métatarse. A l'âge de trois ans, on essaya sur
Mlle François les appareils mécaniques de M. M.,
dans l'établissement de qui la mère et l'en-
fant séjournèrent quelque temps. L'emploi
de ces moyens orthopédiques, prolongé pendant cinq ans, n'avait produit que des résultats négatifs, lorsqu'à la fin de juin 1836,
la jeune malade nous fut amenée. Nous l'opérâmes le 30 juin. Au bout de quinze jours, le
redressement était parfait. Malheureusement
le sujet resta boiteux à cause de l'inégalité de
longueur de ses membres.

Nous avons traité la fille d'un serrurier, demeurant rue Saint-Marc, 31, affectée de deux étranglements circulaires de la jambe et d'un pied varus.

Un stréphendopode (varus) avait aussi le membre malade de cinq pouces moins long que l'autre, un pouce pour le fémur et quatre pour la jambe. Chez un malade qui nous fut adressé par M. le professeur Breschet lui-même, nous avons trouvé tous les orteils, excepté le cinquième, arrêtés à la première phalange. Il y a près de vingt ans, nous fûmes consulté pour une petite fille, âgée de deux ans, affectée d'une déviation du pied en dedans, avec trois étranglements à la jambe, que nous regardâmes comme aponévrotiques. Le premier de ces étranglements apparaissait à la hauteur de la jarretière et tout à fait circulairement: des deux autres, qui n'embrassaient que la demi-circonférence du membre, l'un attaquait le défaut du mollet, l'autre le quart inférieur de la jambe; puis, chose étonnante, les orteils de l'autre pied, ainsi que les doigts des deux mains, étaient tous arrêtés à la première phalange. En 1838, on nous a présenté le jeune *Saint-Ange Mercier*, un petit garçon de quatre ans, rempli d'intelligence et de gentillesse, chez lequel nous avons remarqué les arrêts de développement suivants. Le pied droit n'avait que trois os du tarse, le calcanéum, l'astragale et le scaphoïde. Ce dernier os était dévié en dedans sur la tête articulaire de l'astragale, et le deuxième métatarsien directement articulé sur le scaphoïde, qui, ainsi que le deuxième orteil, comportait un volume au-dessus de l'ordinaire.

Il résultait de ce bizarre assemblage une espèce de pied bot varus, ayant une figure arrondie, formée par le deuxième métatarsien, le deuxième orteil, enfin par le scaphoïde, que le tibial antérieur, très-raccourci, tirait fortement en dedans. Les muscles du mollet étaient aussi plus courts que dans l'état normal; quant au pied gauche, il manquait complétement. Les muscles qui vont ordinairement de la jambe au pied, s'étaient arrêtés à la partie inférieure de la jambe et y avaient pris leur insertion, du moins ceux que j'ai pu sentir sous la peau; car plusieurs, j'en suis convaincu, n'existaient qu'à l'état rudimentaire, ou même n'existaient pas du tout. C'est ainsi qu'en touchant le pied droit de ce sujet extraordinaire, je n'ai senti que la portion du long extenseur qui s'insère communément au deuxième orteil. Sous la mortaise des os de la jambe gauche, on observait une apparence de talon à peu près passable. Le membre entier était moins gros que l'autre, et il s'en fallait de dix-huit lignes qu'il fût aussi long. A la main droite, on ne trouvait que deux doigts, l'index et le petit doigt avec leurs métacarpiens; les autres os du métacarpe manquaient, tandis que ceux du carpe m'ont paru exister tous, seulement un peu moins développés que dans l'état normal.

Le jeune garçon de Clermont-Ferrand dont j'ai déjà parlé (page 99), et que j'ai guéri en 1843 dans mon établissement orthopédique, était atteint de deux pieds bots natifs très-difformes : le droit, équin; le gauche, varus. Cet enfant, indépendamment de sa double difformité, avait les membres inférieurs atteints d'une rigidité insolite : chez lui, comme je l'ai dit, les deux rotules manquaient complétement. il était très-difficile de fléchir ses jambes à angle droit sur les cuisses.

Pendant l'été de 1842, j'ai traité le fils de M. le baron de R., de Toulouse. Ce petit malade, âgé de dix-huit mois, était né avec un pied bot équin-varus, auquel, de plus, manquaient les deuxième, troisième et quatrième métatarsiens, et les orteils correspondants. Le premier métatarsien, ainsi que le gros orteil, étaient plus développés dans ce pied que dans l'autre; le péroné du côté difforme manquait aussi.

On voit, d'après ces citations, qu'il est assez fréquent de rencontrer chez les pieds bots natifs des arrêts de développement dans tout le membre difforme, surtout dans les os du métatarse et dans les phalanges.

L'hérédité est encore regardée par quelques praticiens comme une cause de stréphopodie native. Nous allons en rapporter des exemples assez curieux.

Nous avons très-souvent rencontré des enfants atteints de pieds bots natifs, qui étaient fils ou petits-fils de parents stréphopodes natifs aussi. Ainsi, deux fois ces affligés d'une double déviation des pieds en dedans avaient leur grand'mère maternelle attaquée depuis sa naissance de la même difformité (1). Ainsi, deux jeunes filles dans ce cas, mais d'un seul côté, nous dirent que leur grand-père paternel possédait une difformité identique. En 1838, nous avons traité un jeune garçon belge, âgé de huit ans. ayant deux pieds bots en dedans, né d'une mère aussi maltraitée que lui, et depuis sa naissance comme lui. Cet enfant, qui est le dernier de cinq, a son frère aîné atteint aussi de deux pieds bots natifs; les trois autres enfants de la famille ont les pieds à l'état normal.

Tous les autres sujets que nous avons remarqués révélant des singularités héréditaires

---

(1) Depuis la première édition de notre *Traité du Pied bot*, nous avons eu occasion de traiter un troisième enfant de cette famille, atteint aussi d'une stréphendopodie double.

semblables, avaient, comme ceux que nous venons de citer, leur mère ou leur grand'mère infirmes, si c'étaient des garçons; leur père ou leur grand-père, si c'étaient des filles.

Voilà les faits tels qu'ils ont passé sous nos yeux. Nous les donnons sans y attacher plus d'importance qu'il ne convient ; d'autres rencontreront peut-être l'inverse. La fréquence remarquable du pied bot consécutif venu à la suite de maladies de l'appareil cérébro-spinal, de convulsions, de paralysies, de contractures musculaires, confirme encore ce que nous avons dit pour les déviations natives. En effet, huit pieds bots consécutifs sur dix dépendent des lésions du cerveau, de la moelle épinière, etc. Pourquoi n'en serait-il pas de même dans l'état natif? Lorsqu'un membre inférieur est frappé de paralysie générale ou partielle, on voit la difformité commencer aussitôt. Les muscles du mollet, et plus souvent encore les longs fléchisseurs des orteils, entrent dans un état de contracture qu'il faut promptement arrêter et vaincre, si l'on ne veut pas qu'il devienne permanent ; car alors l'emploi des machines, suffisant peut-être pour remédier à la mauvaise modification des fléchisseurs des orteils, serait sans action sur le raccourcissement des muscles du mollet, et la difformité ne pourrait plus être guérie que par la section du tendon correspondant à ces muscles. Remarquons, en passant, au reste, que la contracture des muscles doit être soigneusement distinguée de leur raccourcissement, conséquence fatale et fréquente de la contracture. Quand un côté du corps ou un membre quelconque est atteint de paralysie, il y a d'abord rétraction plutôt que raccourcissement des muscles ; car longtemps encore ils peuvent être ramenés à leur longueur normale, au moyen d'une machine à extension lente et graduée, ou même avec la seule puissance des mains.

On a vu des rétractions musculaires de ce genre se maintenir pendant plusieurs années, sans dégénérer en raccourcissement véritable. Nous rappellerons à cet égard, entre autres faits de notre observation personnelle, celui qui est relatif à Mlle de Bertrand, et pour lequel nous avons été consulté avec M. le professeur Roux. Cette jeune fille, âgée de huit ou dix ans, avait, depuis cinq ans au moins, une paralysie partielle des membres inférieurs, paralysie venue à la suite de convulsions et qui était accompagnée de la contracture des muscles fléchisseurs des orteils longs et courts, des tibiaux, des muscles du mollet, enfin des fléchisseurs de la jambe sur la cuisse. Ces diverses rétractions musculaires étaient à peu près dissimulées et empêchées par les brode-

quins que portait la malade, brodequins armés
de tuteurs latéraux qui se prolongeaient jusqu'en haut des cuisses. Venait-on à déprison-
ner les membres de ces entraves salutaires, la
jeune fille présentait aussitôt une double déviation des pieds en bas et en dedans, et deux
fausses ankyloses angulaires du genou ; mais il
était facile, avec les mains seules, de ramener
les pieds et les jambes à la rectitude normale.
M. Roux fut d'avis, ainsi que nous, que Mlle de
Bertrand devait être traitée médicalement ;
qu'il fallait l'envoyer à une eau minérale appropriée à son genre d'affection, et continuer surtout l'emploi des brodequins à tuteurs latéraux, afin de prévenir la permanence de la
rétraction musculaire, c'est-à-dire le raccourcissement des muscles.

Aujourd'hui, plus que jamais, nous pensons
que l'état paralytique auquel la jeune infirme
devait cette quadruple difformité prenait son
entretien, et sans doute aussi sa source, dans
une inflammation chronique des membranes
de la moelle épinière elle-même ; et notre pensée est conforme à celle qu'exprimait, pour des
cas analogues, M. Janson, ancien chirurgien
en chef de l'Hôtel-Dieu de Lyon, dans son
compte rendu de 1822.

Il y a des cas de contractures paralytiques
qui persistent toute la vie. Nous avons vu plu-

sieurs sujets déjà âgés de vingt, trente et même cinquante ans, offrir à cet âge avancé ces affections si gênantes et si difformes. Nous avons opéré plusieurs de ces malades, contrairement à l'avis de quelques chirurgiens, et nous avons singulièrement amélioré la position d'un grand nombre d'entre eux.

Quelquefois les contractures musculaires sont accompagnées de mouvements convulsifs, mais cette complication ne s'observe en général qu'à l'invasion de l'affection, ou bien encore lorsque l'affection passe de l'état chronique à l'état aigu. Ainsi, nous avons vu, dans deux cas de paralysie des extrémités inférieures avec contractures musculaires très-anciennes, l'état des membres se trouver fort amélioré par le renouvellement des accidents convulsifs qui avaient déterminé la paralysie. Il faut dire toutefois que ce renouvellement avait failli faire mourir les malades; mais un traitement actif ayant écarté le danger, il n'en était heureusement resté qu'un amendement musculaire qui leur permettait de se tenir sur leurs jambes beaucoup mieux qu'auparavant.

Les contractures musculaires résultant d'une lésion de l'appareil cérébro-spinal commencent presque toujours par affecter les muscles fléchisseurs. Ainsi, pour ne parler ici que des membres inférieurs, ce sont les fléchisseurs

longs et courts des orteils, et le long fléchisseur
propre du gros orteil, qu'on voit pris les premiers. Après eux la contraction s'empare des
muscles jumeaux et soléaire, puis ensuite des
tibiaux et des péroniers, selon que le pied équin
doit devenir équin-varus ou équin-valgus. Nous
avons dit, en décrivant la stréphocatopodie et la
stréphendopodie, que les tibiaux, bien plus que
les péroniers, sont exposés au raccourcissement.
Les premiers, en effet, étant plus volumineux,
plus forts, sont, par leur volume et leur force
même, sollicités, pour ainsi dire, à entrer en contraction ; et quand il arriverait que la contracture musculaire pût s'exercer simultanément sur
les péroniers et les tibiaux, les tibiaux devraient
nécessairement vaincre l'obstacle opposé par
les péroniers et entraîner le pied vers eux.
Ceci ne fait aucun doute : et, comme nous l'a-
vons déjà démontré, c'est à la puissance et à
l'action prédominantes des muscles tibiaux
comparés aux muscles péroniers qu'il faut de-
mander pourquoi la déviation en bas et en dedans est de beaucoup plus fréquente que celle
en bas et en dehors. Nous avons observé sept
cas dans lesquels la contracture musculaire n'a-
vait intéressé que les muscles du bord interne
du pied, surtout l'adducteur du gros orteil ; dans
ces cas, le bord interne du pied était très-concave et le bord externe convexe. L'éminence ou

tubérosité du cinquième métatarsien présentait une forte saillie sur le bord externe, etc. On voit aussi des cas de stréphexopodie sans raccourcissement des muscles péroniers ni du tendon d'Achille, causés simplement par la contraction permanente de l'abducteur du cinquième orteil et de la portion du long extenseur commun qui va se terminer aux deux derniers orteils.

Nous avons rencontré plusieurs fois des déformations du pied par le simple raccourcissement du court fléchisseur des orteils et de l'aponévrose plantaire, sans raccourcissement d'autres muscles. La section de ce muscle et de cette aponévrose permet au pied, dans l'espace de quelques jours, de reprendre sa forme normale. Nous avons guéri, pendant l'année 1841, deux adultes atteints de cette difformité native, existant sur les deux pieds.

En outre des deux grandes et principales causes que nous venons de développer, la mauvaise position des pieds de l'enfant dans l'utérus et la lésion de l'appareil cérébro-spinal ou de ses membranes, les déviations consécutives ou accidentelles du pied peuvent provenir de causes tout autres. On en voit qui se forment à la suite de contusions sur les muscles du mollet ou de la cuisse, ou à la suite d'abcès froids dans les jarrets, entre les muscles de la cuisse, dans les muscles mêmes de la jambe. De nombreux cas sont dus aux subinflammations du genou ou de l'articulation tibio-tarsienne; à des fractures voisines de ces articulations; à des entorses, à des luxations, même réduites, de l'articulation de la jambe avec le pied; aux fausses positions prises dans la marche afin d'atténuer la douleur causée par une plaie, par un cor, par un oignon; à la lésion d'un nerf; au maintien prolongé du pied dans l'extension, etc. Nous rappellerons à cet égard quelques observations qui nous ont paru curieuses.

En 1836, nous fûmes consulté pour une jeune fille de quinze ans, *Marie-Françoise Prière*. Cette jeune fille, qui présentait les apparences caractéristiques de la constitution nerveuse, s'était toujours bien portée jusqu'à l'âge de deux ans, où elle fut renversée par un cabriolet dont la roue lui passa sur une jambe. La violente contusion qui résulta de ce fatal accident obligea l'enfant à rester couchée pendant plus d'un mois; et lorsqu'étant guérie, Marie Prière voulut marcher, il se trouva que les muscles du mollet avaient été raccourcis par l'effet de la contusion, au point que la moitié tout au plus de la face plantaire du pied pouvait poser à terre. Le talon était déjà relevé de plus d'un pouce.

Le pied fut d'abord abandonné à lui-même, c'est-à-dire qu'on ne fit rien pour allonger les muscles du mollet. Il y avait donc douze ans

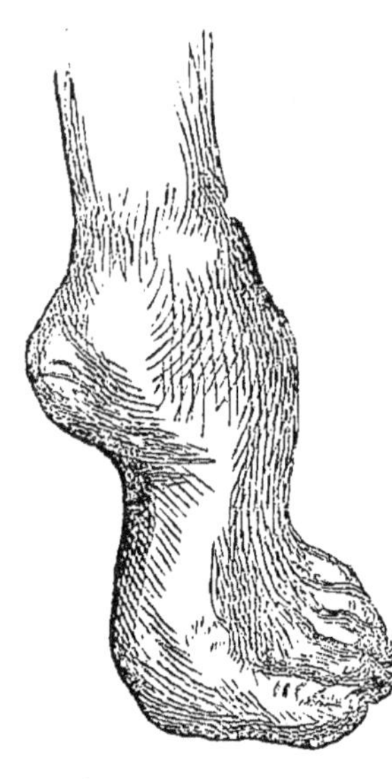

que la difformité durait, en s'accroissant toujours, lorsque Mlle Prière nous fut amenée le 26 juin 1836. Nous reconnûmes un pied équin remarquable. Étant debout, le sujet portait le talon élevé de cinq pouces au moins. La face plantaire présentait une concavité profonde de quinze lignes; la base de sustentation, formée par les orteils et les articulations métartaso-phalangiennes, avait quatre pouces de largeur. En avant du cou-de-pied apparaissait une saillie considérable formée par la tête articulaire de l'astragale. Le scaphoïde, les trois cunéiformes et les extrémités postérieures des trois premiers os métatarsiens occupaient un plan antérieur à celles de leurs extrémités dites antérieures. Tout l'avant-pied était dirigé en bas. Nous fîmes à Mlle Prière la section du tendon d'Achille, en présence de l'illustre Broussais, de MM. les docteurs Bermond, Scouttetten, Treille, de Beaumont et J. Lafond fils.

Quinze jours après, le talon était tout à fait

abaissé, le pied avait repris sa figure normale, et la malade marchait. Dans les six semaines

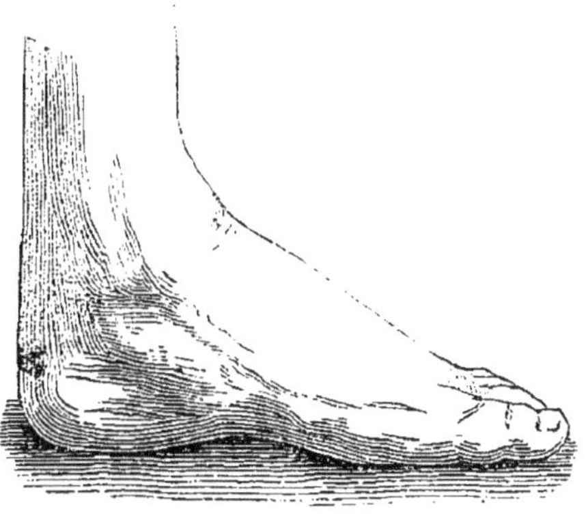

qui suivirent l'opération, la guérison fut complète.

En 1834, on nous présenta, au Bureau central d'admission dans les hôpitaux, une jeune fille de Versailles, nommée *Zoé-Valérie Duval*, âgée de dix ans, d'une constitution très-lymphatique, atteinte d'une monstrueuse déviation du pied en bas. Vers l'âge d'un an, elle était tombée malade d'une gastro-entéro-céphalite, suivie de quinze ou seize abcès froids qui pendant six ans avaient labouré toute la longueur du membre abdominal. Les muscles du mollet étaient comme disséqués par l'inflammation, et des cicatrices épaisses couvraient la jambe et la cuisse. On pouvait sans témérité ne point chercher ailleurs le principe de la production du pied bot. Enfin, les abcès se tarirent, mais la première phalange du quatrième orteil avait été détruite après une longue suppuration. La jambe gauche, siége de l'invasion des abcès, était toute couturée de cicatrices, et les muscles du mollet, quasi annihilés, raccourcis, avaient forcé le pied à se dévier en bas avec les circonstances suivantes. Quand l'enfant se tenait debout, le talon remontait de cinq pouces; le pied avait pour unique point d'appui la face inférieure des orteils et des articulations métatarso-phalangiennes; celles-ci se trouvant placées sur un plan postérieur aux tarso-métatarsiennes, lesquelles formaient, avec les os du tarse, 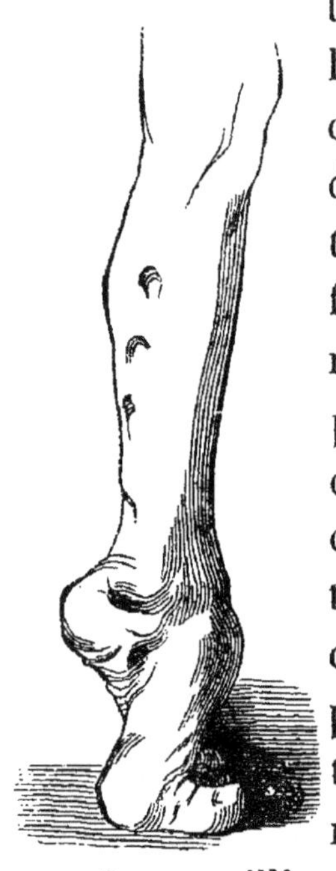 une forte saillie en avant, c'est-à-dire qu'il y avait encore ici enroulement du pied d'avant en arrière sur sa face plantaire. Tout le travail de la difformité s'était fait de haut en bas et d'avant en arrière. Quoi qu'il en soit, la déviation paraissait si monstrueuse, que deux des médecins venus pour assister à l'opération nous dirent, en examinant l'enfant, qu'un insuccès en pareil cas ne devait nullement infirmer la valeur d'un moyen curatif. L'un d'eux même nous engagea à ne point faire la section.

L'opération eut lieu cependant le 25 janvier 1836, en présence de MM. les docteurs Londe, membre de l'Académie de Médecine; Lachaise et J. Lafond fils. Elle fut moins simple qu'à l'ordinaire. Le tendon coupé, nous nous aperçûmes que deux brides très-fortes, résultat des cicatrices dont nous avons parlé, opposaient au redressement du membre une résistance inattendue. Nous reprîmes l'instrument, et ces brides furent tranchées; alors seulement la peau se laissa distendre.

Au bout de trois semaines, le pied avait repris sa condition normale, et le trente-sixième

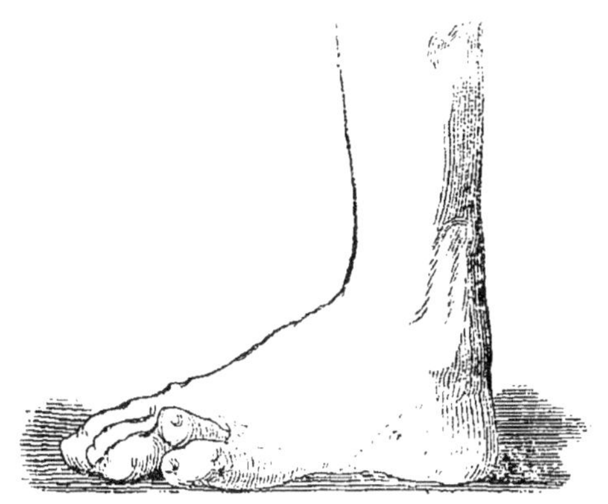

jour, le sujet marchait. Quelque temps après, nous eûmes l'honneur de le présenter guéri aux Académies des Sciences et de Médecine.

Un cas à peu près analogue nous fut présenté à l'hôpital Saint-Antoine. C'était aussi un enfant de dix ans, *Marie-Victoire Torté*, demeurant rue de Reuilly, attaquée de même d'une stréphocatopodie excessive, survenue cinq ou six ans auparavant, à la suite d'abcès froids nombreux.

M. Charles Prétavoine, de Bernay (Eure), âgé de vingt-deux ans, d'une constitution lymphatique, s'était bien porté jusqu'à l'âge de douze ans, quoiqu'il fût resté très-petit. A cette époque, il s'opéra chez lui une révolution (dans l'espace d'un an il grandit de onze pouces) pendant laquelle il devint faible, maladif, et prit la constitution que nous avons signalée. A dix-sept ans, en sautant un fossé, il éprouva une vive douleur dans les deux articulations tibio-tarsiennes qui, presque à l'instant même, devinrent fortement gonflées. Par le repos et un traitement convenable, on put guérir l'articulation tibio-tarsienne du membre droit; mais celle du gauche devint plus malade. Il se forma deux abcès, l'un sous la malléole externe, l'autre à la partie interne et inférieure du tendon d'Achille. Les parents de M. Prétavoine, voyant leur fils aller de mal en pis, le conduisirent à Paris et consultèrent MM. Marjolin et Jules Cloquet. Ces chirurgiens furent d'avis que le mal était au-dessus des forces de l'art, et que le seul moyen de sauver le malade était l'amputation de la jambe : cet avis ne fut pas partagé par la famille du malade. On consulta un troisième chirurgien , M. Lisfranc , qui regarda l'affection comme très-grave. Il conseilla pourtant, avant d'en venir à cette triste extrémité , de faire suivre au malade un traitement énergique, d'employer le muriate de baryte à l'intérieur et à l'extérieur, etc. , et de tenir le membre dans l'immobilité absolue. Dans l'espace de dix-huit mois, le gonflement subinflammatoire se dissipa ; les plaies qui avaient succédé aux abcès se cicatrisèrent , et l'articulation revint à sa dimension normale. Mais lorsque le malade voulut poser le pied à terre et essayer de marcher, il s'aperçut que son talon était relevé de plus de trois pouces ; et, quelques efforts qu'il fît, la face inférieure des articulations métatarso-phalangiennes et des orteils atteignait seule le sol. Un pied équin existait. Le sujet marcha pendant dix-huit mois avec deux béquilles , ensuite avec une seule béquille , et plus tard, avec une canne. Enfin, dans les premiers jours de février 1841, il entra dans notre établissement orthopédique. Voici ce que nous trouvâmes. Quand le malade était debout, le pied formait une ligne droite avec la jambe; le talon s'élevait de quatre pouces; les articulations métatarso-phalangiennes s'écartaient les unes des autres. On voyait encore les cicatrices des abcès sous la malléole externe et à la partie inférieure et interne du tendon d'Achille; tout le membre, surtout la jambe, était émacié.

Le 12 février, je pratiquai la section du tendon d'Achille, au-dessus de la cicatrice occupant la partie interne de ce tendon : à la fin du même mois, le pied était complétement redressé, le malade pouvait déjà marcher un peu. Le 15 mars, il quitta ma maison tout à fait guéri et n'ayant besoin d'aucun appui artificiel.

Voici maintenant une observation qui m'est tout à fait personnelle. En 1818 (j'avais vingt ans environ) pendant la convalescence très-longue d'une gastro-entéro-céphalite, il me vint aux jarrets deux énormes abcès froids qui me retinrent au lit pendant plus de trois mois, obligé, à moins d'intolérables douleurs, de tenir continuellement les jambes à demi fléchies sur les cuisses. Lorsque, débarrassé de ces deux abcès, je voulus me lever et marcher, je reconnus qu'il m'était impossible d'étendre les jambes sur les cuisses et de fléchir les pieds. J'avais les muscles demi-tendineux, demi-membraneux et biceps crural tendus et raccourcis au point de forcer mes jambes à conserver la demi-flexion où je les avais tenues durant les trois mois de mon repos obligé. Je me trouvai en même temps une contraction des muscles du mollet qui élevait mes talons de plus de deux pouces. Enfin, il se passa près de quatre mois avant que la locomotion me devînt praticable autrement qu'à l'aide de béquilles très-courtes sur lesquelles je me traînais. Après celles-là, j'en pris d'autres, et ce ne fut qu'au bout d'un an de soins continuels, de bains de vapeur, de massages, de frictions, d'extensions variées, que je parvins à remettre mes pieds à angle droit avec mes jambes, et mes jambes aux trois quarts de leur extension normale sur les cuisses. Alors je pus marcher sans soutiens artificiels, mais très-péniblement ; et j'eus besoin de deux années encore pour faire disparaître totalement cette difformité générale de mes membres inférieurs. Il est évident que si je n'eusse pas alors été élève en médecine, conséquemment éclairé sur la nature et les dangers de mon affection, je serais resté estropié pour la vie.

Au mois de juillet 1836, l'illustre Broussais nous adressa une petite fille de sept ans, affectée depuis plus d'un an d'une subinflammation de l'articulation tibio-tarsienne. Pour diminuer la douleur que cette subinflammation lui faisait éprouver, la jeune malade avait constamment tenu son pied tendu : cette posture, en relâchant les muscles du mollet, avait fini par déterminer leur raccourcissement permanent et par produire une véritable déviation en bas (*stréphocatopodie*).

Bruckner rapporte l'histoire d'un homme de soixante-quatre ans ayant contracté une déviation du pied en dedans (*stréphendopodie*) à la suite de pustules varioliques qui lui étaient venues sous la plante des pieds, de façon à ne le laisser marcher que sur le bord externe.

Il y a plusieurs années, nous fûmes consulté par un laboureur de la Picardie, à qui un morceau de verre avait autrefois blessé et fendu le talon. Le traitement de cette plaie et les souffrances qu'elle occasionnait avaient obligé pendant plus de six mois le malade à élever le talon de quelques pouces et à ne marcher que sur la partie antérieure de la face plantaire du pied : il en était résulté une très-forte déviation en bas (*stréphocatopodie*).

Delpech rapporte, comme nous l'avons dit, deux curieux exemples de stréphopodie développés l'un consécutivement à une blessure, l'autre après un abcès avec nécrose.

Pour le premier fait, il s'agissait d'un militaire atteint d'un biscaïen qui traversa la partie charnue de la cuisse droite, d'arrière en avant, en dehors et près du fémur, sans toutefois intéresser cet os. À peine frappé, le blessé perdit à l'instant même la faculté du mouvement dans la partie externe de la jambe et du pied. Les muscles péroniers, le jambier antérieur, l'extenseur commun des orteils, l'extenseur propre du gros orteil, étaient et sont restés paralysés, parce que le projectile avait coupé le nerf sciatique poplité.

La seconde observation du grand praticien de Montpellier est un pied bot survenu après un abcès avec nécrose chez une jeune personne de vingt-quatre ans. Le siége de la collection purulente était dans la partie interne et inférieure de la cuisse gauche; et les muscles de la partie postérieure de la jambe, souffrant sympathiquement, devinrent à la longue tellement contractés qu'ils déterminèrent une très-forte déviation du pied en dedans. Nous avons déjà rapporté plus au long ces deux observations de Delpech.

Enfin, le rachitis a été donné par quelques praticiens comme une source féconde de pieds bots.

Au surplus, qu'une déviation native ou consécutive du pied soit la suite d'une lésion de l'appareil cérébro-spinal, d'une position vicieuse prolongée ou d'une plaie, la cause efficiente n'en est pas moins toujours la même : inégalité dans les forces musculaires antagonistes et rétraction permanente de quelques muscles. La déviation des os du tarse s'opère en raison de cette inégalité plus ou moins prononcée ; les muscles contractés tirent à eux l'ensemble de l'appareil, et les muscles relâchés leur obéissent.

Nous rapporterons encore , aux chapitres *Pronostic* et *Traitement*, plusieurs observations de pieds bots développés à la suite de blessures ou d'inflammation du membre abdominal.

CHAPITRE X

Du Diagnostic et du Pronostic.

Il est assez facile au praticien tant soit peu
habitué à voir ou à toucher des pieds bots, de
reconnaître au premier abord la nature et l'espèce de la déviation soumise à son diagnostic ;
de dire avec certitude sous l'action fâcheuse de
quels muscles cette déviation s'est développée ,
quels changements ont éprouvés les ligaments
et les os, et s'il y a ou non ankylose entre quelques parties de l'appareil osseux du pied. Mais
il n'est pas, à beaucoup près, aussi aisé de pronostiquer sûrement les résultats du traitement
à entreprendre. Le redressement d'un pied difforme n'est pas tout pour le véritable orthopédiste ; il faut encore que celui-ci puisse déclarer
si la guérison radicale est possible, ou si le malade, quoique ayant le pied redressé. restera boiteux. C'est là que gît la difficulté : c'est là aussi
ce qui fait l'honneur d'une science et la puissance de ceux qui l'exercent. Avant de pouvoir

émettre un pronostic consciencieux et, autant
qu'il est possible d'accorder ce mot à un juge-
ment humain, *infaillible*, il faut, pour le pied
bot, comme pour toutes les affections quelcon-
ques, avoir étudié, cherché, comparé, réfléchi
longtemps et soigneusement. Il faut avoir *traité*
un grand nombre de malades ; car les théories
les plus belles ne sont guère que de la poésie, si
la pratique ne les consacre pas invinciblement.
On comprend, en effet, qu'il ne puisse pas être
indifférent pour le pronostic que le pied bot soit
natif ou consécutif, par exemple. Il est évident
que le sort de la difformité ne peut pas être le
même si le sujet est venu au monde hémiplé-
gique, paralytique, avec des contractures musculaires ; ou bien s'il est né stréphopode, mais
sans aucun signe d'accidents cérébraux antérieurs, ni de contracture ou de roideur musculaire et articulaire. Dans le premier état des
choses, le pronostic sera très-grave ; on ne
pourra promettre la guérison radicale que dans
un avenir éloigné ; le pied sera facilement, sans
doute, ramené à sa forme normale, mais il
restera de la claudication, et pour la faire disparaître, il faudra des soins bien patients et un
traitement médical bien ordonné. Tandis que,
pour la seconde espèce, quand, à l'exception de
la jambe toujours un peu plus menue du côté
difforme, le membre est resté à peu près de

la même grosseur et n'affecte aucune roideur paralytique, le chirurgien pourra promettre une guérison toujours prompte et sans claudication, surtout si le sujet est encore jeune.

Dans les cas de pied bot consécutif, le diagnostic est d'une simplicité remarquable. A moins d'être bien novice, le praticien saura distinguer à l'instant la déviation consécutive de la déviation native, surtout quand cette déviation consécutive est la suite d'une lésion de l'appareil cérébro-spinal; car, venue ainsi, la difformité revêt une apparence toute particulière. Le pied est plutôt enroulé que dévié, ce qui tient à ce que les muscles fléchisseurs ont été les premiers à subir la contraction et le raccourcissement; les os du tarse, du métatarse et les orteils sont rapprochés les uns des autres, de manière à donner au pied une figure toute rétrécie; l'enroulement du pied, sa torsion sur lui-même semblent partir de l'articulation tibio-tarsienne, ordinairement très-relâchée, très-vacillante. La saillie de la tête articulaire de l'astragale et de la tubérosité antérieure du calcanéum est, en général, moins forte que dans le pied bot natif non compliqué de paralysie post-utérine.

Si la difformité s'est développée après des abcès répandus le long du membre abdominal, après des contusions du mollet, des fractures

des blessures, toutes causes parfaitement re-
connaissables aux cicatrices qu'elles ont lais-
sées, le pied vous apparaît comme dans l'état de
difformité native sans paralysie, c'est-à-dire que
les muscles et les ligaments présentent beaucoup de rigidité; et cela s'explique par la longue extension où le malade s'est trouvé forcé
de tenir son pied, en même temps qu'il gardait
la jambe fléchie, afin d'échapper aux douleurs
de ses plaies, ou au moins de les diminuer.

Le pronostic, surtout chez les adultes, offre
souvent de grandes difficultés. Nous avons vu
des pieds bots d'une dureté extraordinaire, où
les ligaments étaient si roides qu'il y avait presque impossibilité de remettre les surfaces articulaires en rapport; le long emploi des machines à violente action entrait pour beaucoup
dans les causes de cette rigidité, poussée, chez
quelques malades, au point de rendre les ligaments hypertrophiés et presque cartilagineux.

Les cas difficiles à pronostiquer sont encore
ceux où le pied bot est équin direct jusqu'au
métatarse, où la mortaise tibio-péronienne est
solidement fixée sur la partie postérieure de
l'astragale, la poulie articulaire de cet os faisant
saillie sur le cou-de-pied, et le calcanéum ayant
conservé des rapports articulaires avec la face
inférieure de l'astragale. Dans ces cas, extrêmement rares à la vérité, la déviation en dedans

et l'enroulement du pied sur lui-même commencent au métatarse; le point d'appui pour la station et l'ambulation a lieu sur l'extrémité postérieure du cinquième métatarsien recouverte d'un durillon ou callosité énorme; l'adducteur et le long extenseur du gros orteil sont fortement tendus et raccourcis, ainsi que le tendon d'Achille; la jambe est sèche, amincie, comme dépourvue de fibres musculaires et de tissu cellulaire. Un adulte atteint d'une difformité semblable est très-difficile à guérir; quelquefois il arrive que tous les soins imaginables ne parviennent pas à faire rentrer la poulie articulaire de l'astragale dans la mortaise tibio-péronienne; alors cette mortaise embrasse la partie supérieure et postérieure du calcanéum, et les malades ont un talon qui ne dépasse pas la ligne postérieure de la jambe.

Nous avons souvent rencontré des cas de pied bot consécutifs à des lésions de l'appareil cérébro-spinal, que nous avons guéris, comme par enchantement, par la section sous-cutanée du muscle ou des muscles qui entretenaient la difformité; mais il est bon de faire observer que ces cures rapides sont à peu près exclusives aux jeunes sujets. Nous allons en consigner ici quelques observations.

Mlle *Eugénie Bournot*, âgée de huit ans, née à Paris, s'est trouvée à son retour de nourrice dans l'impossibilité de marcher autrement que sur la moitié antérieure de la face plantaire de son pied. Au rapport de ses parents, la difformité se serait développée chez elle à la suite de convulsions internes, survenues à l'âge de deux ans.

Le 19 octobre 1837, nous avons fait sur ce pied la section du tendon d'Achille; et immédiatement après, le talon, que nous avions vu distant du sol de plus de deux pouces, s'est abaissé de manière à permettre la remise du pied à angle droit avec la jambe. Le cinquième jour, nous avons obtenu l'angle aigu, c'est-à-dire une flexion assez forte du pied sur la jambe; le huitième jour, l'enfant a marché; enfin, trois semaines après l'opération, la guérison était complète.

Un cas pareil est certainement le plus simple qu'il soit possible de rencontrer; cependant les machines n'eussent pas guéri seules le pied de Mlle Bournot, à moins d'un usage indéterminé; encore n'eût-on peut-être jamais obtenu la flexion du pied sur la jambe, conséquemment une marche régulière.

Étienne Leroy, âgé de dix ans, à Paris, rue d'Hauteville, 6, s'est bien porté jusqu'à quatorze mois, temps où la sortie des deux dents canines supérieures lui causa une gastro-entérocéphalite. Des convulsions compliquèrent en-

core cette fâcheuse maladie, et les deux membres abdominaux demeurèrent paralysés. En
quelques semaines pourtant, le membre gauche
redevint libre, mais le droit ne fut point
amendé ; conséquemment une partie de l'appareil musculaire droit, les muscles du mollet,
ainsi que les fléchisseurs des orteils, eurent à
subir une contracture considérable. Trois ou
quatre mois après la maladie, on s'aperçut que
le talon du pied droit s'éloignait du sol et que
la pointe se dirigeait fortement en bas. Il en
fut ainsi pendant près de deux ans : mais, lorsque l'enfant voulut marcher, la déviation en bas
se compliqua d'une déviation en dedans, et le
côté externe du pied put seul servir de point
d'appui.

Quand nous fûmes consulté, en 1832, Étienne
Leroy présentait donc un varus très-développé
avec une forte déviation du talon en dedans et
en haut. Nous conseillâmes alors des machines
qui eurent pour résultat de produire au bout
d'un an le déroulement du pied, mais sans
pouvoir faire descendre le talon. L'usage en
fut continué, du reste, jusqu'en 1835, mais
inutilement.

Au mois de janvier 1836, sur l'avis de M. le
docteur Fournier-Deschamps, les parents du
jeune Leroy nous consultèrent de nouveau, et
nous convînmes de faire la section du tendon

d'Achille après les vacances. En effet, le 4 octobre suivant, l'opération fut pratiquée. Quinze jours après, la difformité avait disparu; et un mois plus tard, le jeune malade courait comme s'il n'avait jamais eu de pied bot.

Clovis-Léon Ballion, âgé de huit ans, à Paris, rue Saint-Honoré, 150, est d'un tempérament lymphatique : il a les yeux bleus et les cheveux châtains. Il fut présenté à notre consultation du Bureau central d'admission vers le milieu du mois de mars 1833, après avoir été infructueusement traité par un mécanicien pendant quatre ans. Nous le trouvâmes atteint d'une déviation congénitale du pied droit en bas et en dedans (équin-varus). Nous lui fîmes délivrer un appareil de déroulement, lequel, au bout d'un an à peu près, avait bien produit ce que nous espérions, mais sans avoir pu, toutefois, aucunement abaisser le talon de l'enfant, toujours élevé d'à peu près quatre pouces, avec un très-fort raccourcissement des muscles du mollet.

Le 23 juin 1836, le sujet nous fut ramené, et nous lui fîmes la section du tendon d'Achille.

L'opération fut simple comme toujours et ne dura pas plus de cinq secondes. Nous plaçâmes ensuite le membre dans un appareil construit tout exprès. Au bout de huit jours, le pied était redressé; au bout d'un mois, l'enfant marchait comme s'il n'avait jamais eu de difformité.

Alexandre Galempoix, âgé de dix ans, à Paris, avenue de Boufflers, n° 3, a toujours été malade jusqu'à l'âge de trois ans, époque où s'est faite la sortie de ses deux dernières dents molaires. C'est pendant l'évulsion difficile et douloureuse de ces dents qu'Alexandre Galempoix fut saisi d'une gastro-entéro-céphalite accompagnée de convulsions, qui jetèrent le membre abdomidal droit dans un état de paralysie partielle, avec contraction des muscles du mollet. Pendant sa convalescence, qui fut longue, l'enfant essaya de marcher; mais il ne pouvait que traîner après lui son membre paralysé, à peine posé sur les orteils et les articulations métatarso-phalangiennes. Quand il eut quatre ans, on s'adressa à un orthopédiste fameux, lequel enferma la jambe dans une machine qu'on fut obligé d'abandonner, à cause des douleurs qu'elle occasionnait. Rebutés, les parents restèrent longtemps sans rien faire pour la difformité de leur fils. Cependant, à la fin de septembre 1837, M. le docteur Tavernier, directeur d'un établissement orthopédique, fut consulté et nous adressa cet enfant. Nous jugeâmes la section du tendon d'Achille indispensable, et, les parents y ayant consenti, nous opérâmes Alexandre Galempoix le 5 octobre suivant. Le talon était alors élevé de trois pouces et demi ; la malléole interne, le premier cunéiforme et le côté interne de l'articulation métatarso-phalangienne formaient trois saillies au bord interne du pied, qui était convexe tandis que l'externe était concave; le point d'appui avait lieu sur la face inférieure des deux premiers orteils, etc.

Huit jours après l'opération, le talon avait repris son niveau. Le douzième jour, l'enfant marchait; mais la tension des péroniers tenait le pied encore un peu dévié en dehors. Le vingt-troisième jour, toute la difformité avait disparu, le pied était redevenu normal.

Auguste Neyrolles, âgé de sept ans et demi, à Paris, rue de Lille, n° 15, d'une constitution lymphatico-nerveuse, ne s'était pas mal porté jusqu'à onze mois. A cette époque de sa vie, la sortie difficile de deux dents incisives lui occasionna une gastro-entéro-céphalite, et des convulsions qui paralysèrent le membre inférieur droit. La paralysie, complète d'abord, se réduisit, en quinze mois environ à n'être plus que partielle, c'est-à-dire qu'à l'âge de deux ans ou deux ans et demi, Auguste Neyrolles put se tenir sur la jambe droite. Mais le pied ne présentait plus au sol que la moitié antérieure de la face plantaire; l'articulation tibio-tarsienne était très-lâche, très vacillante, et il eût été impossible à l'enfant de faire un pas sans un brodequin armé de tuteurs longs et forts.

Quand nous fûmes consulté la première fois pour ce jeune malade, le 29 janvier 1835, au Bureau central des hôpitaux, son pied présentait un équin direct ; mais le membre en général était très-amaigri et l'articulation tibio-tarsienne très-relâchée. Nous conseillâmes d'abord l'emploi de deux appareils mécaniques, un pour le jour, un pour la nuit. Il n'en résulta aucun avantage durable. Entièrement convaincu alors de la nécessité de la section du tendon d'Achille, nous nous décidâmes à la pratiquer le 10 avril 1837.

Quand le tendon d'Achille fut coupé, nous vîmes Auguste Neyrolles saisi d'un rire involontaire et d'un tremblement universel qui durèrent plus d'un quart d'heure. Le bout supérieur du tendon se rétracta au point d'établir avec l'autre bout un intervalle de plus de trois pouces. Pour réparer cet accident assez singulier, nous enveloppâmes les deux tiers de la jambe dans une bande un peu serrée, et le membre fut mis en demi-flexion. Deux jours après, les deux parties du tendon s'étaient rapprochées jusqu'à un pouce de distance au plus. Le redressement fut complet au bout de quinze jours ; le petit malade marcha très-facilement une semaine plus tard : enfin, trois mois après l'opération, la jambe avait regagné de la chair et de la force, et Auguste Neyrolles ne boitait plus.

Nous allons rapporter ici des observations de malades dont la cure nous a présenté de grandes difficultés, à cause de la rigidité des surfaces articulaires, etc.

M. Ernest G..., âgé de trente-huit ans, à Paris, rue de Buffault, d'une constitution éminemment nerveuse. Depuis sa naissance jusqu'à l'âge de vingt et un mois, on n'eut pas à se plaindre de sa santé; mais, cette période arrivée, il tomba malade d'une affection cérébrale, accompagnée de convulsions qui lui laissèrent le côté droit paralysé. Les parents assurent que c'est à la sortie difficile de deux grosses dents qu'il faut attribuer l'affection cérébrale et ce qui s'ensuivit. Bientôt la paralysie abandonna le bras, mais elle persista dans la jambe et dans la cuisse, avec des contractures qui, pendant près de deux ans, réduisirent d'abord M. G... à l'impossibilité de marcher seul. Des machines diverses furent alors employées sans succès. Depuis cinq ans jusqu'à quinze, M. G... a marché assez facilement, en prenant pour base du point d'appui la moitié antérieure de son mauvais pied. A quinze ou seize ans, la marche lui est devenue plus pénible : les muscles du mollet se sont raccourcis davantage, et ce raccourcissement, ainsi que la difficulté de marcher, ont toujours augmenté depuis; si bien que le malade ne pouvait presque plus se ser-

vir de son pied, lorsqu'il s'est adressé à nous
au mois de février 1838.

Nous trouvâmes la difformité à l'état de pied
équin, ou déviation du pied en bas, porté à
son plus haut degré
de développement.
Les articulations mé-
tatarso - phalangien-
nes étaient sur un
plan postérieur à la
partie postérieure de
la jambe. Tout le cou-
de-pied se jetait en
avant par une saillie
énorme ; la poulie ar-
ticulaire de l'astra-
gale n'avait plus le
moindre contact avec

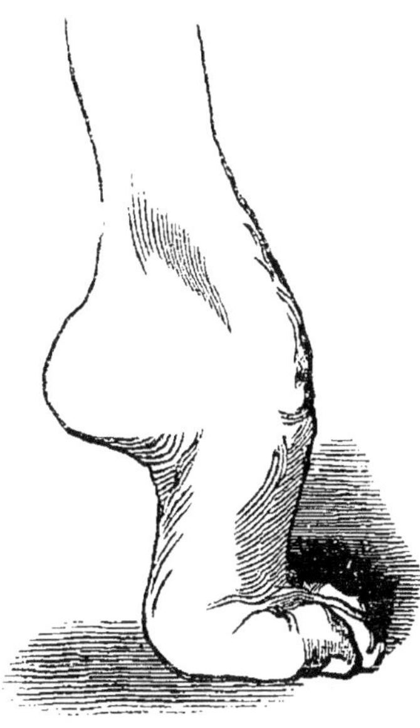

la mortaise tibio-péronienne, qui appuyait au
contraire sur la partie postérieure de cet os.
Les orteils formaient un angle rentrant avec le
métatarse, et le gros orteil était tordu sur lui-
même de manière à présenter au sol la surface
interne de l'ongle ; tandis que le cinquième,
dirigé sous le troisième et le quatrième, paraissait comme ankylosé avec le cinquième métatarsien. La base de sustentation consistait tout
simplement dans la face plantaire des orteils et
dans l'extrémité antérieure ou tête des méta-

tarsiens. Toute la face dorsale du pied était très-convexe, et la plante concave.

Nous ne nous étendrons pas davantage sur la description de ce pied, que nous opérâmes le 26 février 1858 ; la figure que nous en donnons fera suffisamment comprendre à quel point les rapports des os entre eux étaient modifiés et bouleversés. Le redressement de ce cas a été beaucoup plus long et plus douloureux qu'à l'ordinaire (1). Placé dans l'appareil, le pied n'avait que les articulations métatarso-phalangiennes pour lui servir de point d'appui ; et ces articulations, surtout la première et la cinquième, ne pouvaient, sans faire souffrir, supporter la moindre pression. Ce n'est qu'à force de coussins évidés, de tamponnements sous la plante du pied, en un mot de tout ce qui pouvait agrandir la base de sustentation, que nous avons, en cinq semaines, ramené le pied à angle droit sous la jambe. Puis il a fallu quinze jours pour le mettre à angle aigu ; il est resté de la douleur, et la marche a été très-pénible pendant quelques mois encore.

(1) Nous avons observé constamment que le pied bot équin direct était beaucoup plus difficile à guérir que le pied bot équin-varus ou équin-valgus, sans doute à cause de l'équilibre plus solide et de la fermeté des ligaments qui unissent le pied avec la jambe. Dans ces cas, chez les adultes surtout, le pied est comme ankylosé, il n'existe presque plus de mouvements entre la cavité tibio-péronienne et la poulie articulaire de l'astragale.

Cependant nous sommes venu à bout de cette cure difficile, et M. G. a fini par marcher aisément sur toute la surface plantaire et sur le talon.

M. Alexandre Chaput, avoué à Nevers, âgé de vingt-huit ans, eut à deux ans des convulsions occasionnées par la sortie difficile d'une dent molaire, et de ces convulsions résulta la complète paralysie du membre abdominal droit. Le jeune malade resta plusieurs mois sans pouvoir marcher; puis il fut conduit à Lyon, où l'on consulta M. Petit, qui conseilla des bains froids. Cette fâcheuse médication fit plus mal que de bien. Jusqu'à l'âge de sept ans, l'enfant se traîna sur son membre paralysé; le pied ne présentait pas encore de difformité : quand enfin on s'aperçut de l'exhaussement graduel du talon qui ne touchait plus le sol, ni dans la station, ni dans la progression. En deux ans la déviation fit de très-grands progrès. Elle arriva bientôt à ne permettre le point d'appui que sur la face inférieure des orteils et des articulations métatarso-phalangiennes. Voici comment le cas se présentait lorsque, M. Chaput étant venu se confier à nos sains, nous lui fîmes la section du tendon d'Achille, le 24 décembre 1838.

Le pied était enroulé sur lui-même de dehors en dedans, de façon que le bord externe se trouvait plus en dedans que l'interne, celui-

ci porté en avant et l'autre en arrière dans la
ligne du talon. Cette torsion était particulièrement sensible entre l'avant-pied et l'arrière-
pied, entre l'astragale et le scaphoïde, la
tubérosité antérieure du calcanéum et le cuboïde. Le scaphoïde et le cuboïde étaient également tordus de dehors en dedans et d'avant
en arrière sur les surfaces articulaires de l'astragale et le calcanéum, avec lesquels ils s'articulent par leur face postérieure. La jambe et
le pied formaient une concavité spacieuse dont
le centre aboutissait au-dessous de la malléole
interne. En tendant une ficelle de la partie
moyenne de la jambe à la première articulation
métatarso-phalangienne, on trouvait que le
centre de la concavité mesurait deux pouces et
demi. Les orteils étaient dirigés plutôt longitu-
dinalement que transversalement, et la station,
ainsi que la marche, s'opéraient surtout sur
les trois derniers. Quand le malade avait marché pendant quelque temps, il éprouvait des
crampes dans les orteils, et ceux-ci se fléchis-
saient violemment vers la pointe du pied. L'articulation du gros orteil avec le premier métatarsien était à peine mobile, de sorte que cet
orteil paraissait comme bridé. La poulie articulaire de l'astragale, sortie de la mortaise
des os de la jambe, se portait en avant, de
manière à ce que le point d'appui de celle-ci

était borné à la face postérieure un peu interne de celle-là. Le talon, distant du sol de cinq pouces et demi, se dirigeait fortement en dedans.

Immédiatement après la section du tendon d'Achille, M. Chaput nous dit sentir que son gros orteil venait de se débrider; il accusa en même temps, dans les quatre autres, un sentiment de souplesse qui lui causait un bien-être général. En vingt-cinq jours, nous avons déroulé le pied et nous l'avons ramené à angle droit avec la jambe; quelques jours après, nous avons pu le fléchir sur la jambe, de manière à lui faire décrire un angle rentrant de soixante-dix à soixante-quinze degrés; mais ce dernier temps du traitement a été assez douloureux. Le 25 février 1839, M. Chaput marchait presque facilement; il n'éprouvait plus qu'un peu de gêne à la racine du cou-de-pied, gêne provenant du défaut de poli de la surface articulaire sur laquelle les os de la jambe sont appuyés. Avec un peu d'exercice et de temps, cette gêne a fini par disparaître.

Mlle *Céline-Stéphanie Martin*, de Caudebec, née à Saint-Arnould-en-Caux, âgée de vingt et un ans, d'un tempérament lymphatique, assez bien constituée néanmoins.

Elle a commencé à être malade à l'âge de vingt-cinq mois. Ses parents s'aperçurent alors de la faiblesse d'une de ses jambes, sans savoir à quoi l'attribuer. Toutefois, les médecins qui virent l'enfant à cette époque, admirent, comme cause première, la présence de vers dans le tube intestinal. On peut, en effet, rattacher à cette cause les fréquentes convulsions auxquelles Mlle Martin fut en proie pendant les cinq années qui suivirent la première attaque. N'avons-nous pas déjà cité, dans notre *Aperçu sur les principales difformités du corps*, un grand nombre de faits qui établissent d'une manière irrécusable les rapports les plus évidents entre les affections gastro-intestinales, les inflammations de l'appareil cérébro-spinal et les difformités des membres, quelle que soit leur nature? Durant ces cinq années, au reste, Mlle Martin ne pouvait faire plus de cinq à six pas sans tomber. C'est de ce temps que date la difformité de son pied.

A sept ans et demi, Mlle Martin eut la rougeole, maladie qui fut suivie d'une inflammation purulente des conjonctives. Cette dernière affection, passée à l'état chronique, engagea, deux ans après, les parents de la jeune malade à envoyer leur fille à Rouen, pour la confier aux soins éclairés du chirurgien en chef de l'Hôtel-Dieu de cette ville. Mlle Martin perdit un de ses yeux, malgré le traitement actif qu'on lui fit suivre.

M. Flaubert voulut essayer ensuite de guérir le pied difforme. Le moyen qu'il employa consistait à tenir la jeune fille au lit, la jambe entourée d'attelles et de bandes. Ce traitement fut continué avec la plus grande sévérité pendant six mois, puis ensuite Mlle Martin eut la permission de se lever de temps en temps. Tout cela dura neuf mois; mais enfin les parents, ne voyant pas d'amélioration dans sa position, se décidèrent à la faire revenir chez eux.

Mlle Martin quitta alors ses appareils; elle marchait peu, et toujours avec la plus grande difficulté.

A quatorze ans, un oculiste de Paris, passant par Saint-Arnould, lui extirpa l'œil gauche, déjà perdu depuis longtemps, et qui néanmoins continuait toujours à causer de vives douleurs, lesquelles s'étendaient jusqu'à l'œil droit, affecté lui-même d'une taie. L'oculiste parisien conseilla en outre l'usage d'une pommade dont l'application répétée fit bientôt disparaître cette taie.

A quinze ans et demi, Mlle Martin éprouva une maladie de poitrine, accompagnée de convulsions réagissant sur tous les membres: le matin, à son réveil, on lui trouvait les doigts fléchis, contracturés; et l'on était obligé, pour leur rendre le mouvement, de les frictionner longtemps. Cet état a duré pendant deux ans au moins.

Ce n'est qu'à force de bains de siége qu'on est parvenu chez elle à régulariser les menstrues, et par suite à combattre les accidents nerveux.

Enfin, depuis l'âge de dix-sept ans, Mlle Martin s'est généralement bien portée, sauf néanmoins la difformité de son pied gauche, qui ne lui permettait guère de marcher, et qui avait toujours été en augmentant depuis le premier moment où l'on s'était aperçu de la faiblesse de la jambe, c'est-à-dire depuis l'âge de vingt-cinq mois.

A sept ans, la jeune infirme marchait sur la malléole externe : l'articulation tibio-tarsienne était très-lâche. A neuf ans et demi, lorsqu'elle est allée à Rouen, son pied reposait sur le bord externe, la pointe déviée en dedans. Cet état est resté à peu près le même jusqu'à l'âge de dix-sept ans ; alors, Mlle Martin marchant un peu plus, la difformité est promptement devenue ce qu'elle était lorsqu'on nous consulta à Caudebec, en octobre 1838, chez notre savant ami le docteur Lestorey. Voici la description de cette difformité.

Le pied présentait la variété que nous nommons stréphendopodie (varus). Il était enroulé sur lui-même de dehors en dedans et d'avant en arrière, de manière à se trouver très-rétréci dans toute sa longueur. Le bord externe était convexe ; et la convexité, commençant au talon, se continuait jusqu'à l'extrémité du cinquième orteil. Le cuboïde et la tête de l'astra-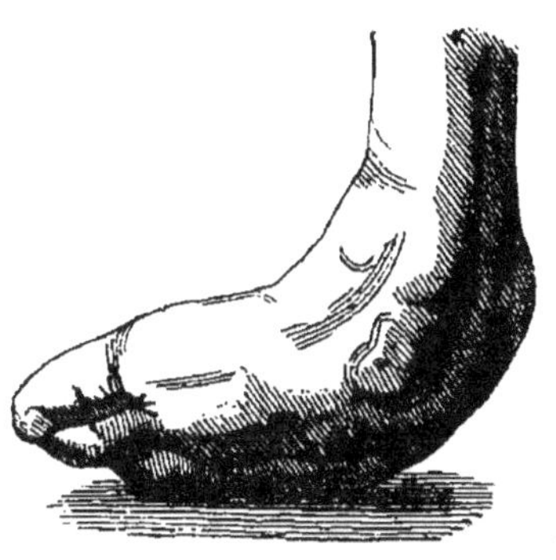gale présentaient au dos du pied deux fortes saillies. Lorsque la malade appuyait sur son pied, toute la face dorsale touchait le sol ; la tête de l'astragale semblait limiter en avant la base de sustentation. Le bord interne du pied était concave ; cette concavité commençait à un pouce au-dessus de l'endroit où l'on aurait dû sentir la malléole interne, et se prolongeait jusqu'au côté interne de l'articulation métatarso-phalangienne. La mortaise des os de la jambe n'appuyait plus que sur la face interne de l'astragale, dont presque toute la poulie articulaire se trouvait en avant et en dehors de cette cavité.

Entrée dans notre établissement le 12 octobre 1838, Mlle Martin fut opérée le 15 du même mois. Six semaines après, le pied était complétement déroulé et à angle droit avec la jambe ; quinze jours plus tard, nous avons pu le fléchir sur la jambe, par conséquent le mettre à angle rentrant ou aigu. Au bout de deux mois de traitement, notre opérée a pu commencer à marcher avec un peu de gêne dans l'articulation tibio-tarsienne, à cause, nous en sommes certain, du défaut de poli de la poulie de l'astragale.

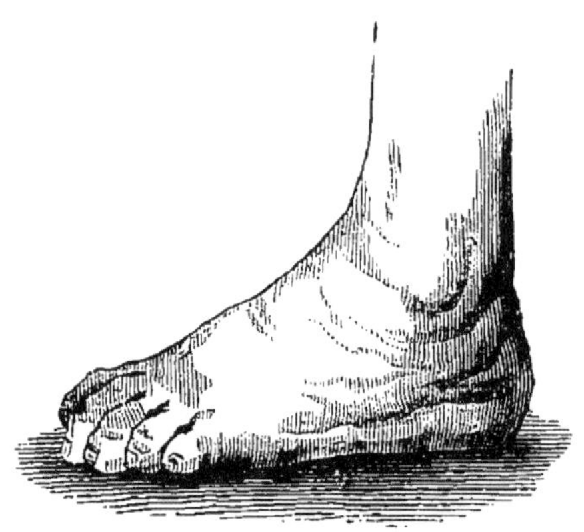

Le 20 février 1837, le sujet put marcher sans soutien artificiel. Elle était chaussée d'un brodequin ordinaire, armé toutefois d'un levier se prolongeant le long de la jambe jusqu'au-dessous du genou. La gêne de l'articulation tibio-tarsienne a disparu complétement pendant l'été.

Cette cure est une des plus difficiles que nous ayons obtenues, non-seulement à cause du haut degré de la difformité, mais encore à cause de la dureté du pied et du peu de mouvement entre ses différents os.

M. Amable-Constant Cabet, de la commune d'Arcey, arrondissement de Beaume (Doubs), d'une forte constitution, né avec une double déviation des pieds en dedans qu'on n'a jamais essayé de maintenir par les appareils mécaniques. Les pieds se sont bientôt enroulés de dehors en dedans quand le sujet a commencé à marcher seul, et la difformité est allée en augmentant jusqu'à l'âge de huit à neuf ans, époque où elle avait acquis son plus haut degré de difformité. Nous allons tâcher de la faire comprendre en la décrivant et en la montrant représentée par des figures exactes.

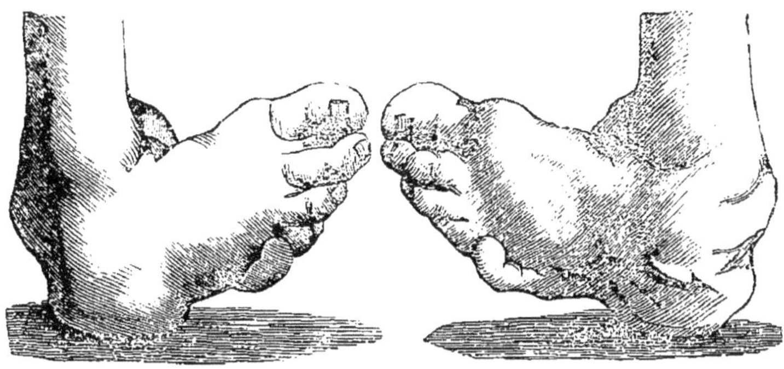

Dans la position verticale, les pieds ne touchaient plus le sol que par un énorme pseudo-talon ou durillon recouvrant la tubérosité antérieure du calcanéum, la face dorsale du cuboïde, la tête articulaire de l'astragale ; et l'avant-pied, fortement dévié en dedans et relevé vers le talon, était retenu dans cette direction par le raccourcissement des muscles jambiers, long extenseur propre du gros orteil, court fléchisseur des orteils, etc. Cette vicieuse conformation des pieds avait amené les changements que voici dans les rapports des os des pieds et de la jambe. La mortaise tibio-péronienne appuyait sur le bord interne de l'astragale et du calcanéum, dont la grosse tubérosité était fortement dirigée en dedans et en haut. L'avant-pied avait éprouvé un fort mouvement de rotation sur l'arrière-pied, dans l'endroit où Chopart voulait que l'on pratiquât l'amputation partielle du pied, c'est-à-dire dans les articulations scaphoïdo-astragalienne et cuboïdo- calcanéenne. Les faces dorsales du cuboïde et du troisième cunéiforme étaient devenues faces inférieures : il résultait de ce bouleversement articulaire une véritable luxation de l'avant-pied sur l'arrière -pied, luxation amenée consécutivement par le raccourcissement des muscles jambiers et courts fléchisseurs des orteils. Ce qui me porte à penser ainsi, c'est l'augmentation constante de la difformité : celle-ci, en effet, avait commencé par une déviation des pieds en bas et en dedans (équin-varus), et en était restée là jusqu'au moment où le jeune infirme avait voulu essayer de se tenir debout. Alors l'enroulement des pieds de dehors en dedans était allé en augmentant jusqu'à l'âge de huit à neuf ans, époque ou il était déjà porté à son terme de développement. Cette période d'enroulement avait été augmentée, favorisée par la station. L'on conçoit que le poids du corps y ait eu une grande part; que, lorsque l'enfant a com-

mencé à vouloir se tenir sur ses pieds, qui ne
touchaient alors le sol que par le tiers externe
de la moitié antérieure de la plante du pied, ces
parties se soient affaissées et dirigées en dedans,
ce qui a dû mettre d'abord dans le relâchement
les muscles tibiaux et ensuite les courts fléchisseurs, et que ces muscles aient fini ensuite par se
raccourcir d'une manière permanente. La torsion
de la poulie articulaire de l'astragale sous la
mortaise, ou extrémité inférieure articulaire des
os de la jambe de dedans en dehors, ainsi que
la torsion de l'avant-pied sur l'arrière-pied de
dehors en dedans, ont dû, par le raccourcissement successif des muscles jambiers et courts
fléchisseurs, développer et entretenir la difformité. Cependant nous devons dire que, dans
l'origine, la station verticale a dû avoir une plus
grande part à la transformation de la difformité
en déviation en dedans, de déviation en bas et
en dedans qu'elle était dans le principe ; chaque
fois que le malade se tenait sur ses pieds et
marchait, les muscles jambiers et courts fléchisseurs se trouvaient raccourcis ; et, à force
d'avoir été tenus dans cette vicieuse position,
ils ont fini par contracter un raccourcissement
permanent.

Entré dans notre établissement ortophédique
le 15 avril, M. Cabet, depuis le 16 jusqu'au 26
de ce mois, a été soumis à un repos absolu,

ayant pendant la nuit les pieds enveloppés de cataplasmes de farine de lin, afin d'amoindrir le pseudo-talon, qui était très-gonflé et douloureux. Après ces dix jours, les durillons étaient diminués d'un tiers et comme flétris à leur surface. On enleva les callosités qui les recouvraient, et qui auraient nécessairement causé de violentes douleurs au malade aussitôt qu'elles auraient été comprimées par la machine extensive ; puis, le 26, je coupai sur l'un et l'autre pied le tendon du court fléchisseur des orteils, à un demi-pouce de son insertion au calcanéum, et le tendon de l'adducteur du gros orteil ainsi que l'aponévrose plantaire. Ces diverses sections furent exécutées sous la peau dans l'espace de cinq à six secondes, presque sans douleur ni effusion de sang, une dix à douze gouttes à peu près. Aussitôt la petite piqûre pansée, les pieds furent placés dans notre appareil. Le surlendemain, nous commençâmes à reporter un peu l'avant-pied en dehors en abaissant la plante du pied vers la semelle de l'appareil. Tous les jours ce travail fut augmenté de quelques pas de vis, et au bout de dix-huit jours, le déroulement du pied était obtenu d'un bon tiers. Le 15 mai, je coupai les tendons du jambier antérieur et de l'extenseur propre du gros orteil, qui commençaient à fortement saillir au-dessous du ligament annulaire : dix-sept jours après, les pieds étaient presque complétement déroulés et présentaient la difformité que j'ai désignée sous le nom d'équin-varus ou déviation du pied en bas et en dedans. Je coupai alors les deux tendons d'Achille, et les talons se trouvèrent abaissés au point que, quinze jours après, notre malade put commencer à marcher en se servant de deux cannes ; ses pieds touchaient le sol par toute leur face plantaire et les talons. Je le laissai marcher ainsi pendant un mois, sans exercer de nouvelles tractions pour obtenir l'angle aigu, voulant auparavant que les surfaces articulaires, qui ne se connaissaient plus, s'habituassent à leur contact réciproque. Il existait pendant la marche une gêne assez forte à la racine du pied : la poulie articulaire de l'astragale, bien évidemment déformée, aplatie de dedans en dehors par la pression de la mortaise des os de la jambe, qui avait appuyé si long-temps sur son côté interne, devait se trouver mal à l'aise dans cette mortaise, qu'elle devait elle-même gêner par ses angles. Au bout d'un mois, quand nous voulûmes fléchir le pied sur la jambe, et essayer de le porter à l'angle aigu, nous éprouvâmes une grande résistance de la part du tendon d'Achille, dont la substance intermédiaire était devenue aussi résistante que le tendon lui-même. Il fallut donc faire de nouveau sa section, et la pratiquer cette fois à un pouce au-dessus de la substance intermédiaire, car plus bas on aurait obtenu peu de chose, le tendon adhérant alors aux parties environnantes. Après cette section nous obtînmes facilement la flexion des pieds sur la jambe ; les couleurs de la racine du pied se dissipèrent bien vite, et le malade put se regarder comme guéri.

Cette belle cure a été obtenue en quatre mois.

CHAPITRE XI

Anatomie pathologique.

En décrivant les diverses sortes de déviations que nous avons observées et admises, nous
avons déjà fait connaître en grande partie les
changements de figure et de rapports subis par
les os du pied et leurs surfaces articulaires,
par les ligaments, par les muscles, etc. Toutefois nous avons voulu consacrer un chapitre
spécial à l'examen de ces dispositions, de ces
modifications anormales, sur la plupart desquelles les auteurs sont loin de se trouver d'accord. Ce n'est pas que, dans cette question plutôt que dans les autres, nous ayons la préten-
tion d'émettre des opinions irréfutables; c'est
tout simplement qu'ayant eu à disséquer un
assez grand nombre de pieds difformes jeunes
et vieux, natifs et consécutifs, il nous a paru
nécessaire de rapporter ce que nous avions vu.
Nous allons le faire le moins longuement possible, en procédant, comme toujours, d'une

variété à l'autre. Nous terminerons par la description de deux pieds bots excessivement difformes, qui ont présenté des particularités vraiment remarquables.

Stréphocatopodie (pied équin). — Dans cette
espèce de pied bot, si léger que soit le cas,
l'astragale est toujours un peu luxée d'arrière
en avant; on sent toujours sous la peau, vers
la racine du cou-de-pied, qu'une partie plus ou
moins forte de la poulie articulaire de cet os
s'est échappée de dessous la mortaise tibio-
péronienne. Quelquefois, dans les cas extrêmes,
la poulie est tout à fait sortie de sa cavité qui
n'a plus pour appui que la face postérieure de
l'astragale, et la partie de la face supérieure
du calcanéum qui, dans l'état normal, se
trouve comprise entre l'astragale et le tendon
d'Achille. C'est ainsi qu'il y a luxation complète
de l'astragale en avant. Chez un adulte, quand
la difformité est ancienne et très-forte, la partie postérieure de l'astragale, puis un quart, un
tiers, quelquefois même moitié de sa poulie
articulaire, sont aplatis d'arrière en avant par
le fait de la pression de la mortaise tibio-péronienne; tandis que le reste de la poulie, n'étant
plus soumis à la pression normale ou lubréfié
par la synovie, devient inégal, rugueux, et souvent recouvert de lamelles osseuses. Presque
toujours aussi il y a enroulement du pied

d'avant en arrière; conséquemment les os du tarse sont plus ou moins écartés dans leur face dorsale. Cet écartement en avant et ce rapprochement en arrière existent de même entre les articulations postérieures des os du métatarse avec les cunéiformes et le cuboïde. De la convexité dorsale du pied il résulte des changements notables dans la longueur et dans l'épaisseur des ligaments; ainsi les ligaments dorsaux sont allongés et amincis, pendant que ceux de la plante sont raccourcis et augmentés de volume; cette dernière face du pied ayant beaucoup perdu de son étendue d'avant en arrière.

Stréphendopodie (pied varus). — Chez les enfants nouveau-nés, comme chez ceux qui n'ont pas encore beaucoup marché, il est rare que le pied bot, généralement mixte, c'est-à-dire équin-varus, soit tout d'abord très-développé. La moitié antérieure et une partie du bord externe de la poulie articulaire de l'astragale ne sont pas recouvertes par la mortaise tibio-péronienne; de cette demi-luxation en dehors, il résulte une torsion du pied de dehors en dedans. Le tendon d'Achille, les fléchisseurs et les jambiers, surtout le jambier antérieur, étant raccourcis, il arrive que le bord interne du pied est devenu supérieur, tandis que le bord externe a pris la situation inverse et sert, par sa moitié antérieure, à supporter le poids du corps. Dans cette nuance mixte de la difformité, le cuboïde et le scaphoïde sont les seuls os qui éprouvent des déplacements remarquables. La face articulaire postérieure du premier a abandonné, en très-grande partie, le sommet de la tubérosité antérieure du calcanéum, surface avec laquelle le cuboïde s'articule dans l'état normal. Le scaphoïde est également dirigé en dedans et laisse à découvert les trois quarts de la tête articulaire de l'astragale. Au reste, ces trois os, l'astragale, le cuboïde et le scaphoïde, ne sont, en définitive, qu'éloignés de leur contact mutuel et légèrement contournés sur leur petit axe de dehors en dedans. Leurs surfaces articulaires n'ont pas encore, à la rigueur, éprouvé d'altérations notables. Les autres os du pied conservent leurs rapports normaux; seulement ils ne sont plus dirigés de la même façon.

Quand la déviation en dedans est complète, et si on l'observe chez des sujets qui marchent depuis plusieurs années, on trouve que tous les os du tarse ont leurs conditions réciproques très-altérées.

La tubérosité postérieure du calcanéum est dirigée en dedans, l'antérieure l'est en dehors. Celle-ci est en outre totalement abandonnée par le cuboïde qui se montre contourné sur son petit axe, de dehors en dedans, de manière à rendre sa face dorsale inférieure, et son inférieure supérieure. Les deux métatarsiens qui s'articulent

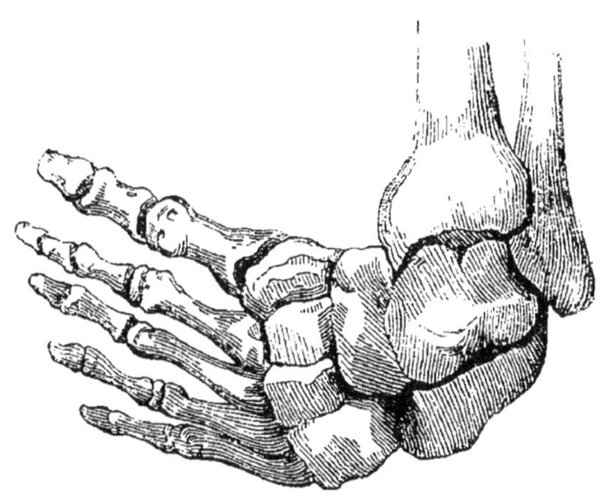

avec la face antérieure du cuboïde suivent, bien entendu, ses mouvements, et dirigent aussi en bas leur partie supérieure. Ils forment avec cet os la presque totalité du point d'appui général, surtout par leur moitié postérieure; ils sont au surplus fléchis sur la plante du pied de manière à relâcher fortement leurs articulations cuboïdiennes à l'endroit où elles concourent à composer le point d'appui. L'astragale paraît très saillant en avant des os de la jambe; cette apparence est due à la saillie réelle des trois quarts de sa poulie articulaire, qui ne sont plus recouverts par la cavité tibio-péronienne; car, en examinant attentivement l'astragale, on reconnaît bientôt, comme l'avait déjà observé Scarpa, que ses rapports avec le calcanéum sont à peine changés et que son anormalité consiste tout simplement dans la rotation en dehors de la poulie de l'astragale, et dans la rotation en dedans du scaphoïde.

Nous avons vu, en disséquant le pied très-difforme d'un enfant de huit ans, tous les os du tarse, tous ceux du métatarse et les phalanges réduits aux deux tiers de leur volume normal : les facettes cuboïdiennes du calcanéum et scaphoïdiennes de l'astragale avaient complétement perdu leurs cartilages et leur poli. Il en était de même pour les parties de la poulie articulaire de l'astragale qui ne se trouvaient plus en rapport avec la mortaise tibio-péronienne. Déjà existait le cordon fibro-ligamenteux de nouvelle formation qui ordinairement, chez les sujets difformes un peu avancés en âge, s'étend de la partie interne de la tubérosité postérieure du calcanéum à la malléole interne.

Dans les cas de stréphendopodie observés sur des enfants qui ont peu ou n'ont point marché, la rotation de la poulie articulaire de l'astragale sous l'extrémité inférieure des os de la jambe ne subit ordinairement d'autre modification qu'une légère torsion de dehors en dedans, sans déviation de la poulie en dehors. Alors la déviation de l'avant-pied en dedans s'opère par le glissement du scaphoïde sur la partie interne de la tête de l'astragale ; le cuboïde suivant le mouvement du scaphoïde et laissant à découvert une partie de la surface articulaire cuboïdienne du calcanéum. Dans de tels cas donc, la difformité est le résultat de la demi-luxation et de la torsion de dehors en dedans du scaphoïde et du cuboïde ; conditions qui changent la direction de l'avant-pied, rendent son bord interne un peu supérieur et son bord externe inférieur, et font enfin que la base de sustentation se réduit au bord externe et à la moitié correspondante de la plante du pied.

Chez les adultes qui n'ont pas eu leur difformité contenue par une chaussure convenable, les os du pied sont quelquefois tellement bouleversés qu'au premier abord on serait tenté de croire leur replacement impossible. Nous avons vu, par exemple, la poulie articulaire de l'astragale portée complétement hors de la mortaise des os de la jambe, faire saillie au dos du pied en avant et en dehors de cette cavité, laquelle ne trouvait plus de point d'appui que sur la face interne du calcanéum. Dans de semblables cas, l'astragale ne garde point ses rapports avec le calcanéum ; le ligament interosseux est allongé de façon à permettre au premier de ces os son renversement en dehors vers la tubérosité antérieure du second. Le scaphoïde est alors entraîné sous la malléole interne, tandis que le cuboïde est renversé vers la plante du pied avec les deux derniers métatarsiens qui s'articulent sur lui. Les trois cunéiformes qui ont suivi le mouvement du scaphoïde se trouvent fortement dirigés en dedans et présentent leur face supérieure en bas, le premier moins que les deux autres, toutefois. Il résulte de cet ensemble anormal que tout l'avant-pied est porté horizontalement en dedans; et la base de sustentation ne peut plus se composer que de la face supérieure de la deuxième rangée des os du tarse, combinée avec la moitié postérieure des os du métatarse : les orteils se trouvant plus ou moins fléchis vers la plante du pied par le raccourcissement de leurs fléchisseurs longs et courts, raccourcissement qui porte aussi en haut l'extrémité antérieure des métatarsiens. Quant à la plante du pied, elle est excessivement concave, à cause de l'enroulement des os du tarse sur leur petit axe.

Dans ces déviations extrêmes en dedans, les os du pied ont toujours plus ou moins perdu de leur volume normal. Du reste, les changements de rapports et la déformation des os varient selon le degré et l'ancienneté de la difformité. A la fin de ce chapitre, nous compléterons l'anatomie pathologique du pied varus par la description fidèle de deux cas tout à fait extraordinaires.

Stréphexopodie (valgus). — Les changements et déplacements qu'éprouvent les os du pied dans la déviation en dehors sont en sens inverse de ceux qui les affectent dans la déviation en dedans. Ainsi les os du tarse, au lieu d'être contournés de dehors en dedans, sont contournés de dedans en dehors, etc. Quand la difformité est très-grande, on observe toujours que le scaphoïde glisse sur la moitié externe de la tête articulaire de l'astragale. On remarque aussi un abaissement plus ou moins grand de l'astragale lui-même, de manière à ce que le quart ou le tiers de la surface articulaire de sa tête puisse être facilement senti sous la peau. Souvent il existe un triple écartement au bord interne du pied, entre la partie de la tête articulaire de l'astragale et le scaphoïde, entre le scaphoïde et le premier cunéiforme, enfin entre celui-ci et le premier métatarsien. Le cuboïde ne s'articule plus que sur la moitié externe de la tubérosité antérieure du calcanéum. Il nous est arrivé de trouver le troisième cunéiforme en contact immédiat avec la partie interne de la facette articulaire de la tubérosité du calcanéum, en même temps que le deuxième cunéiforme était aplati. Dans le cas dont il s'agit, l'astragale et le calcanéum étaient renversés de dehors en dedans, et tout le côté interne de la face inférieure de celui-ci touchait

le sol ; le bord externe de la poulie articulaire
de l'astragale se montrait aplati, évasé ; le
bord interne avait des rugosités nombreuses ;
tout l'avant-pied se dirigeait fortement en
dehors, etc. Enfin la totalité des os du pied
malade avait un volume beaucoup moindre
que celui des os du pied sain, mais les os les
plus maltraités étaient sans contredit l'astragale et le deuxième cunéiforme.

Stréphypopodie (déviation du pied en dessous).
— Ce genre de difformité étant beaucoup plus
rare que les précédents, et surtout que les deux
premiers, nous n'avons eu qu'une seule occasion de le rencontrer à l'état cadavérique, et
voici les changements dont nous avons été
frappé en l'observant. Une véritable luxation
existait entre la première et la seconde rangée
des os du tarse. La base de sustentation était
formée de la face dorsale du scaphoïde, de celle
des cunéiformes, de celle du cuboïde, des articulations métatarso-phalangiennes, d'une partie
de la tête articulaire de l'astragale et de la facette
articulaire du calcanéum, ordinairement en
rapport avec la facette correspondante du cuboïde. Ces deux dernières saillies osseuses
étaient rugueuses et recouvertes d'un gros durillon à peu près organisé comme un talon. La
poulie articulaire de l'astragale, aplatie d'arrière
en avant, se trouvait, par le fait de la difformité,

tournée en haut dans l'endroit où reposait la
cavité tibio-péronienne. Quant à la moitié antérieure de cette poulie, elle n'était plus en
contact avec l'extrémité inférieure des os de la
jambe, et formait une grande saillie raboteuse
à la racine du cou-de-pied. Si on avait pu réformer la poulie tout entière, et la ramener sous
la mortaise tibio-péronienne en même temps
qu'on eût ramené le scaphoïde sur la tête de
l'astragale et le cuboïde sur la facette cuboïdienne du calcanéum, le pied se serait tout de
suite trouvé redressé ; car les os de la seconde
rangée du tarse, ainsi que ceux du métatarse et
des phalanges, avaient conservé leurs rapports
réciproques. C'était plutôt et surtout leur
direction qui avait été complétement changée, à
cause de la flexion de l'avant-pied sous la première rangée des os du tarse.

Stréphanopodie (déviation du pied en haut). —
Nous avons peu de choses à dire sur cette cinquième variété du pied bot. Là, en effet, le
pied n'est point ou presque point difforme. La
mortaise tibio-péronienne appuie sur la partie
antérieure de la poulie articulaire de l'astragale
et le col de cet os ; on sent au toucher les trois
quarts de la poulie, vers la partie antérieure du
tendon d'Achille : la base de sustentation réside
uniquement dans le talon. Nous n'ajouterons
rien de plus au sujet de la stréphanopodie, con-

sidérée sous le rapport de l'anatomie pathologique, parce que jusqu'ici nous n'avons pas
trouvé à disséquer un seul pied atteint de cette
singulière déviation.

Nous le répétons, les os du tarse qui subissent
en général le plus de changements, sont le
scaphoïde, le cuboïde, l'astragale et le calcanéum. La tête articulaire de l'astragale est quelquefois très-rétrécie et forme une tubérosité
qui saillit au dos du pied. Il en est de même
pour la tubérosité antérieure du calcanéum,
dont la facette articulaire a perdu son poli, est
amoindrie, raboteuse, et se présente au sol pendant la station verticale. Dans la plupart des
cas de stréphendopodie très-développée, les deux
os du tarse qui forment sa première rangée sont
seuls situés sur la ligne de la jambe, tandis que
ceux de la seconde rangée occupent un plan
plus ou moins transversal avec le métatarse et
les orteils. Cette disposition des os que nous
venons de dire, produisant, comme on l'a vu
plus haut, la rotation de l'avant-pied en dedans,
il en résulte un angle très-saillant en avant. On
conçoit qu'en pareil cas les os qui ont éprouvé
le plus de modifications dans leur forme comme
dans leur placement, sont le scaphoïde, le cuboïde, l'astragale et le calcanéum.

Aussitôt que le pied bot en général, natif ou

consécutif, est développé, les muscles de la jambe commencent à s'atrophier, à devenir graisseux. Cette atrophie est bientôt partagée par les vaisseaux, par les aponévroses, par les os eux-mêmes, et quelquefois par les nerfs. Nous disons quelquefois; car le dépérissement de ces derniers est loin d'être constant, iné-vitable, et souvent nous les avons vus con-server leur volume et leurs attributs normaux. Il peut arriver, comme dans les cas de pa-ralysie si souvent mentionnés dans nos obser-vations, que l'atrophie partielle ou générale du membre abdominal et de toutes les parties qui le composent ait précédé la difformité. Chez les enfants nouveau-nés, l'atrophie est moins ap-parente que chez les sujets qui ont déjà marché, surtout les adultes : les os du pied de ces jeunes êtres, particulièrement ceux du tarse, sont encore cartilagineux, pour ainsi dire. C'est ce qui doit engager le praticien à les réformer, à les redresser le plus prompte-ment possible.

On comprend, sans qu'il soit besoin d'insister davantage à cet égard, que les ligaments doivent éprouver des modifications en rapport avec le bouleversement des os. Ces modifications, au surplus, ont trouvé place déjà dans la des-cription que nous avons faite des différentes variétés de pieds bots.

Description anatomique d'un double cas de stréphendopodie
très-développé.

M. Tireau, élève en médecine, que nous avons
eu occasion de traiter lui-même, nous a donné
les pieds d'une femme de trente à trente-cinq
ans, morte à l'hôpital. Ces deux pieds présentent une forte déviation en dedans (varus),
accompagnée de particularités assez rares, par
exemple d'ossifications par engrenure entre la
plupart des os du tarse d'abord, ensuite entre
les os du tarse et ceux du métatarse. Les articulations tibio-tarsiennes et phalangiennes sont
seules douées de mobilité; pour les premières,
toutefois, la mobilité n'est possible que dans le
sens de l'adduction, les mouvements d'abduction
étant empêchés par une forte bandelette fibreuse qui s'étend transversalement du côté
interne de la tubérosité postérieure du calcanéum à la malléole interne, à la partie interne
du col de l'astragale, et même à la grosse tubérosité du scaphoïde. Nous allons détailler.
au reste, successivement cette double et curieuse difformité.

Tout l'avant-pied est fortement dévié en dedans et en arrière, c'est-à-dire que les orteils
dépassent le niveau transversal du talon.

La base de sustentation gît dans la face supé-

rieure de l'extrémité postérieure des deux derniers os du métatarse, et dans la face antérieure

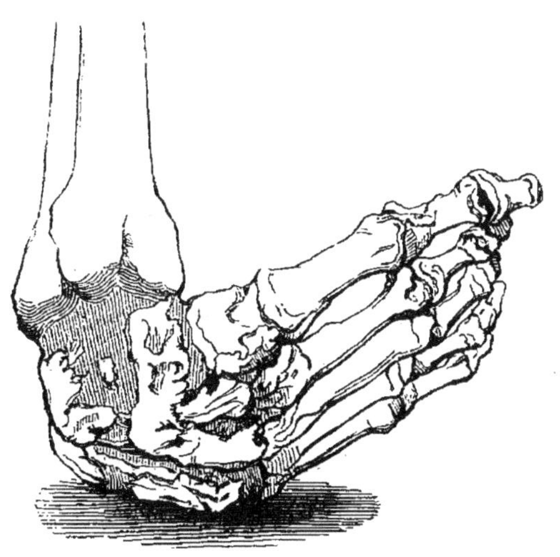

du cuboïde, éloignée de plus de 15 millimètres
des deux métatarsiens avec lesquels elle s'articule dans l'état normal. Tous les os de la seconde rangée du tarse sont fortement enroulés
sur leur petit axe, et de dehors en dedans :
c'est à cet enroulement qu'il faut attribuer la
mauvaise direction et le rétrécissement de l'a-
vant-pied.

Donnons maintenant l'état pathologique des
principaux os du pied.

L'astragale. — Cet os a perdu un grand tiers
de son volume; il est dirigé obliquement de de-

dans en dehors. Voici la condition de ses différentes faces.

La face supérieure n'a plus rien de normal.
La poulie articulaire, sur laquelle repose ordinairement la mortaise tibio-péronienne, est
aplatie d'arrière en avant. Elle est à peine
grande comme sa moitié dans l'état sain, et
forme la partie postérieure de l'os, au lieu d'en
former la partie supérieure. Tout ce qui se
trouve en avant de cette nouvelle face postérieure est revêtu de concrétions et de lamelles
osseuses. Ces concrétions recouvrent toutes les
parties communément placées en avant de la
cavité tibio-péronienne, le col et les trois quarts
de la tête articulaire de l'astragale, éminence
qui ne conserve aucun vestige de sa forme première et n'est plus qu'un mamelon raboteux
qui s'articule avec le scaphoïde. La véritable
face postérieure n'existe plus; elle est rempla-
cée par l'aplatissement d'arrière en avant de la
moitié postérieure de la poulie articulaire, surface contournée violemment en dedans et se
confondant avec la petite face interne que l'état
normal nous fait voir au côté interne de cette
même poulie.

La face interne est concave, raboteuse, très-
étroite dans le sens vertical.

La face externe, très-inégale, est couverte
de callosités et de lamelles osseuses comme nous

venons d'en voir revêtue la plus grande partie
de la face supérieure.

La face inférieure offre une rainure plutôt
longitudinale que transversale, garnie de poin-
tes osseuses, séparant la grande facette articulaire de la petite. Cette grande facette articulaire est dirigée dans le même sens que la rainure ; elle est concave dans la ligne de la longueur de l'os. La petite facette est séparée en
deux par une légère éminence longitudinale, et
reçue dans une dépression qui se trouve exister
sur la tubérosité antérieure du calcanéum.

Le calcanéum. — Il est d'un volume bien
moindre que dans l'état normal ; sa tubérosité
postérieure est plus petite que l'antérieure, condition inverse de l'ordinaire. Il est dirigé d'arrière en avant, et de haut en bas, de manière à
former un angle de quarante-cinq degrés avec
le plan horizontal. Examinons ses diverses
faces.

La face supérieure ou astragalienne présente, en avant, deux facettes articulaires ;
l'une, la postérieure et la plus considérable, est
allongée d'arrière en avant et de dehors en dedans ; une concavité la creuse dans le sens de
sa plus grande étendue. La rainure qui sépare
cette facette de l'autre est peu marquée, mais
affectée de quelques rugosités. La facette antérieure est petite et très-concave ; elle reçoit la

moitié inférieure du mamelon qui remplace la tête articulaire de l'astragale.

La face inférieure n'a de remarquable que son peu d'étendue et sa confusion avec une petite partie de la facette cuboïdienne : elle est au reste couverte d'aspérités plus nombreuses qu'on ne les observe communément dans l'état non difforme.

La face externe est singularisée par la double coulisse des péroniers latéraux, située plus en avant que d'ordinaire. Vers sa partie moyenne, on observe une petite facette oblongue, un peu concave, destinée à recevoir la partie de la facette interne et inférieure du péroné. La face interne est concave; elle offre à sa partie supérieure une éminence qui sépare en deux la gouttière destinée aux tendons des fléchisseurs et du jambier postérieur, aux nerfs, aux vaisseaux, etc.

La face antérieure est très-large. On y voit une facette articulaire en forme d'entonnoir, très-irrégulière, à bords déchiquetés et évasés se prolongeant beaucoup plus en haut et en dehors, qu'en dedans et en bas. Le bord interne de cet entonnoir est séparé en deux par une rainure qui descend jusque dans son intérieur, où se trouvent deux trous destinés sans doute aux vaisseaux de nutrition.

La tubérosité antérieure n'est plus. C'est à

son écrasement d'avant en arrière qu'est due
cette large surface articulaire qui reçoit le cuboïde.

Le scaphoïde.—D'un petit volume, il a conservé
une partie de sa forme normale. Il n'est point
situé transversalement, mais obliquement, de
façon que, de ses deux tubérosités, l'interne se
trouve en haut et l'externe en bas.. Sa face
postérieure est concave, peu étendue; elle correspond au mamelon substitué, comme nous
l'avons dit, à la tête articulaire de l'astragale. La
face antérieure, très-petite, peu déformée, est
dirigée obliquement en dedans et présente la
triple facette articulaire destinée aux trois cunéiformes. La face supérieure a de particulier
une lame osseuse de six lignes de long sur qua
tre lignes de large, qui vient par engrènement
s'unir au tissu osseux de nouvelle formation
que nous avons observé tout à l'heure sur le
côté externe de la face supérieure de l'astragale. La face inférieure, très-rétrécie, est pleine
de rugosités; la tubérosité interne porte une
petite facette articulaire qui correspond à une
semblable de la malléole interne.

Le cuboïde. — Celui-ci a conservé à peu près
son volume habituel, aussi paraît-il très-gros
en comparaison avec les autres os du tarse. On
ne dirait plus que son rôle est la continuation
de la tubérosité antérieure du calcanéum : il

est situé sur un plan inférieur et dirigé de dehors en dedans, de haut en bas et d'arrière en avant. S'il a gardé son volume, il est loin d'avoir gardé sa forme ; car c'est de tous les os du tarse celui qui a subi le plus de modifications ; il est presque méconnaissable.

La face dorsale, devenue tout à fait face inférieure, offre une lame très-épaisse de tissu osseux qui va, par engrenure, s'unir au calcanéum.

La face inférieure est interne, peu étendue en longueur ; l'os semble avoir été courbé sur elle ; la gouttière destinée au long péronier latéral est très-étroite et se continue avec la face interne.

A la face postérieure existe une facette articulaire de figure étrange : à peu près au milieu on trouve un mamelon destiné à s'emboîter dans la cavité en forme d'entonnoir que nous avons remarquée sur le calcanéum. L'espèce d'apophyse, ordinairement placée à la partie interne de la face postérieure, se montre ici à la partie supérieure de cette face ; elle est aplatie d'avant en arrière, elle est mince, tranchante à son extrémité, etc.

La face antérieure a perdu sa forme et sa direction. Elle n'est plus incrustée de cartilages ; on n'y voit plus les deux facettes articulaires où viennent aboutir ordinairement les deux derniers os du métatarse. La distance entre elle et ces os est de huit lignes au moins.

Les faces interne et externe sont défigurées par des rugosités et des aspérités très-nombreuses.

Les cunéiformes.—Ainsi que le cuboïde, ils sont bien à peu près dans les dimensions ordinaires ; ils sont même situés à côté les uns des autres : cependant, en raison de la position du scaphoïde, on ne peut pas dire qu'ils sont horizontalement placés par rapport à l'axe du membre, mais bien plutôt qu'ils le sont verticalement les uns au-dessus des autres. Il suit de là que leurs différentes faces ont toutes leur direction changée ; ainsi, la supérieure est devenue externe, l'inférieure interne, etc.

C'est principalement entre ces trois os et le scaphoïde que l'on remarque l'ossification par engrenure, comme dans la suture pariétale. Des lames osseuses apparaissent aussi dans leurs articulations avec les trois premiers os du métatarse, surtout du premier d'entre eux au premier métatarsien. Nous oublions de dire que des lames osseuses analogues existent entre le cuboïde et le calcanéum.

Quant aux os du métatarse et des phalanges, ils n'ont point changé de figure, mais seulement de direction. Ils sont aussi moins volumineux.

On pense bien que les ligaments ont dû,

comme le reste de la constitution du pied,
éprouver des modifications énormes. Ce que
nous avons dit des os suffit, nous l'espérons,
pour faire juger des ligaments. Nous terminerons donc ici ces détails d'anatomie pathologique sur lesquels peut-être nous nous sommes
un peu trop étendu. Mais le cas dont il s'agit
est si rare et si curieux, qu'il nous a semblé
mériter une large place dans un traité pratique
du pied bot.

Anatomie pathologique d'un pied bot équin-varus très-difforme,
dont la description servira beaucoup à éclairer plusieurs ques-
tions de pratique.

J'ai eu occasion de disséquer un pied bot
équin-varus très développé, sur la jambe d'un
clerc de notaire, mort à l'âge de vingt-huit
ans. Ce jeune homme, d'une constitution ra-
chitique et de petite taille, avait beaucoup
d'embonpoint, la tête grosse, les membres
courts. Il était né avec deux pieds équins-varus,
pour le redressement desquels on s'était con-
tenté dans le principe de faire porter seulement
des brodequins à doubles montants qui attei-
gnaient les genoux. Ces chaussures avaient
plutôt été construites dans l'intention de faciliter la marche que pour redresser la double
difformité. L'un des pieds, cependant, s'était
amélioré, grâce à cette mauvaise chaussure; car

lorsque ce jeune homme me consulta au mois de juillet 1842, son pied droit n'était plus que légèrement varus, c'est-à-dire que le point d'appui, pendant la station verticale et la marche, avait lieu sur la moitié antérieure du bord externe du pied et la moitié externe correspondante de la plante. L'avant-pied était dévié en dedans, et présentait avec l'arrière-pied un angle rentrant de vingt-cinq à trente degrés seulement. Le talon n'était distant du sol que de deux centimètres. Il existait sur le côté externe du pied trois callosités situées sur la malléole externe, la tête articulaire de l'astragale et la face dorsale du cuboïde. Ces callosités étaient dues, bien évidemment, à la pression de la chaussure. Tout le pied était gros, court et garni d'une épaisse couche de tissu cellulaire graisseux sous-cutané. La jambe était aussi beaucoup plus forte que celle du côté opposé.

Mais la difformité du côté gauche était excessivement développée. La jambe était amaigrie, atrophiée; le relief du mollet avait totalement disparu, de sorte qu'on voyait le membre aussi gros en bas qu'en haut. Les muscles semblaient avoir passé à l'état graisseux. Le pied était gros, court et recouvert de callosités. La station n'avait plus lieu depuis longtemps que sur un gros durillon faisant office du talon; ce durillon, ou pseudo-talon, était situé sur la face dorsale du cuboïde, du troisième cunéiforme, et sur l'extrémité postérieure des deux derniers os du métatarse. Tout l'avant-pied était fortement dévié et enroulé en dedans, au point de former avec l'arrière-pied et la jambe un angle rentrant de plus de cent degrés. L'avant-pied était en outre à demi luxé sur l'arrière-pied ; c'est pourquoi la tête articulaire de l'astragale et la tubérosité antérieure du calcanéum étaient presque complétement abandonnées par le scaphoïde et le cuboïde. Il existait en même temps une torsion énorme de dehors en dedans, de l'avant-pied sur l'arrière-pied ; torsion à la suite de laquelle la face dorsale du pied se trouvait portée en bas, et la face plantaire en haut. Le talon, dirigé en dedans, était distant du sol de sept centimètres. Les orteils s'entre-croisaient ët étaient pelotonnés sur la plante du pied. Ce pied présentait à peu près la figure du pied de M. Boudot, dont nous donnerons, au chapitre *Traitement*, la description détaillée, avec quel-

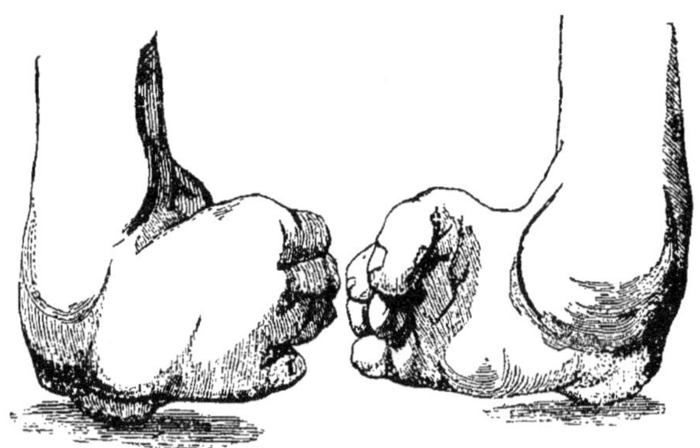

ques remarques pratiques suggérées par l'état pathologique du premier pied que nous décrirons.

Le 15 juillet 1842, j'ai pratiqué sur ce pauvre jeune homme la section du tendon du court fléchisseur des orteils, de l'aponévrose plantaire et du tendon du jambier antérieur, afin d'étendre la plante du pied et de rétablir l'avant-pied sous l'axe de la jambe, c'est-à-dire de ramener le pied à l'état de pied équin. Ce déroulement eut lieu presque sans douleur, dans l'espace de trois semaines. Alors, je n'eus plus affaire qu'à un pied équin que je croyais guérir en quinze jours. Pour cela, je coupai le tendon d'Achille ; et bientôt j'obtins un abaissement du talon de plus de trois centimètres. Mais une roideur insolite se montra dans l'articulation tibio-tarsienne ; des douleurs fort vives se firent sentir dans son pourtour, et furent accompagnées d'un peu de gonflement. Ces accidents nous mirent dans la nécessité de suspendre l'usage de la machine. Cependant, les douleurs et le gonflement de l'articulation se dissipèrent dans l'espace de deux ou trois jours ; mais notre opéré, qui était atteint d'une affection vénérienne fort grave, devint sérieusement malade ; son corps se couvrit de syphilides, de pustules ; des exostoses se développèrent sur le crâne ; les glandes du cou s'engorgèrent et

s'abcédèrent rapidement. Le traitement orthopédique fut suspendu pendant plus de deux
mois, à cause des accidents syphilitiques et de
l'état névropathique dans lequel notre malade
était tombé. L'état premier de la difformité ne
tarda pas à reparaître. Au bout de deux mois,
sous l'influence d'un traitement approprié aux
accidents vénériens, M. M*** nous parut en
état de pouvoir recommencer le traitement
pour lequel il s'était confié à nos soins. Je coupai
de nouveau le court fléchisseur des orteils et le
tendon d'Achille, et en un mois le pied se
trouva reporté sous l'axe de la jambe, et le talon abaissé au point que le pied formait un angle
droit avec la jambe. Mais il nous fut impossible de fléchir le pied sur la jambe : un obstacle invincible se montrait dans l'articulation
tibio-tarsienne, et quand on voulait forcer l'action de la machine, des douleurs très-vives se
faisaient sentir autour des malléoles et dans la
partie postérieure du pied, douleurs que le
malade rapportait à l'effet des sections. Quand
on maintenait le pied dans la machine à angle
droit avec la jambe, le malade pouvait toutefois marcher assez facilement dans sa chambre.
Il resta pendant un mois en cet état, espérant
quitter Paris avec un bon pied, disait-il : puis
un matin je le trouvai se plaignant beaucoup
d'un engourdissement de tout le membre infé-

rieur droit et de la région lombaire de ce côté. Ce membre, que nous avions redressé en huit jours en pratiquant seulement la section du tendon d'Achille, ne pouvait plus le porter. Deux ou trois jours après, le membre thoracique éprouva les mêmes phénomènes, et le malade ne pouvait plus se servir de sa main : elle était paralysée! Malgré un traitement antiphlogistique énergique que nous lui fîmes suivre, M. Biechy et moi, la maladie de la moelle épinière ne diminua pas : au contraire, elle se propagea jusqu'au cerveau; il survint du délire, de la difficulté dans la prononciation et dans la déglutition, et au bout du quatrième jour de l'apparition de ces nouveaux accidents, le sujet mourut avec tous les symptômes de l'apoplexie. Voici maintenant le détail de la difformité, et la cause de l'obstacle que nous avions rencontré pour fléchir le pied sur la jambe.

État général. — Tout le membre inférieur est atrophié : cette atrophie se remarque surtout dans la jambe, et celle-ci est aussi grosse en bas qu'en haut. La peau est couverte de poils très-épais et garnie d'une couche de tissu cellulaire graisseux et jaunâtre, de plus de 15 millimètres d'épaisseur. Tous les muscles sont considérablement atrophiés et d'un rose jaunâtre; leurs tendons ont envahi la plus grande partie de leur longueur ; enfin le tissu cellulaire intermusculaire n'est plus qu'un composé de lames fibreuses très-denses. Ces feuillets fibreux se trouvent surtout en abondance dans le pied.

Muscles de la face antérieure et interne de la jambe et du pied. — Les jambiers antérieur et postérieur, l'extenseur commun des orteils et le pédieux sont fortement rétractés, sans doute mécaniquement, à cause du mode de déformation du pied. Cette disposition rend compte de la rétraction consécutive des orteils, qui sont dans un état d'extension exagérée.

Muscles de la face postérieure de la jambe et plantaire du pied. — Le tendon d'Achille est très-rétracté. Ce tendon, qui a été sectionné deux fois, est plus développé, plus fibreux et plus résistant dans les points correspondant à la cicatrice inodulaire. Au dessus et au-dessous de cette cicatrice il est moins gros, mais il est graisseux dans son intérieur. Le long fléchisseur du gros orteil et le long fléchisseur commun sont peu raccourcis en comparaison des autres muscles de cette région ; ce sont surtout le court fléchisseur des orteils et l'adducteur du gros orteil qui sont considérablement rétractés et qui semblent jouer le rôle fondamental dans l'entretien de l'adduction du pied en dedans. Les fibres musculaires de ces deux muscles sont presque entièrement transformés en tendons et en tissus fibreux. L'aponévrose plantaire, fortement raccourcie, oppose une très-grande résistance à la réduction plantaire du pied. La chaire carrée est très-épaisse et entourée d'une couche fibreuse résistante.

Muscles de la face externe de la jambe et du pied. —Les péroniers sont allongés et décrivent une courbe sur le bord externe du calcanéum. Ces muscles, surtout les deux péroniers latéraux, présentent la singularité que, quoique allongés, en considérant le pied dans son état de difformité, lorsqu'on a coupé le tendon d'Achille, les tibiaux, le court fléchisseur des orteils, l'adducteur du gros orteil, enfin tous les tendons des muscles les plus raccourcis, ainsi que l'aponévrose plantaire, si l'on ramène le pied sous l'axe de la jambe le relevant en avant, ces muscles, disons-nous, deviennent excessivement tendus. En forçant un peu la manœuvre, on les rompt plutôt que de les étendre et de les allonger. Ce fait nous a donné la solution d'un problème que nous cherchions depuis longtemps : à savoir pourquoi les malades atteints de pieds bots très-difformes souffraient tant au-dessous et en avant de la malléole externe quand nous voulions forcer l'adduction du pied et sa flexion sur la jambe.

Parties ligamenteuses et fibreuses. — Quand on a fait la section de tous les tendons des muscles raccourcis qui entourent le bas de la jambe et

le pied, la plupart des chirurgiens pensent que
la difformité doit céder très-facilement, que le
pied doit se dérouler, se fléchir sur la jambe
sans le moindre effort. Mais il n'en est point
ainsi; il y a d'autres parties qui se sont rétrac-
tées. Ces parties sont les ligaments, les capsules
fibreuses, etc. Nous avons trouvé sur la difformité que nous examinons maintenant les deux
ligaments latéraux et les deux ligaments postérieurs de l'articulation tibio-tarsienne très-rac-
courcis et très-durs, raccourcissement dû au
glissement de la poulie articulaire de l'astragale en avant de la mortaise tibio-péronienne.
Il était résulté, de cette subluxation du pied sous
la jambe, le rapprochement des extrémités de
ces ligaments et leur rétraction ou raccourcissement consécutif; ce qui se conçoit très-facilement pour le ligament latéral interne et postérieur interne, surtout en considérant la nature
de la difformité. Mais pour les ligaments latéral
externe et postérieur externe, c'est plus difficile à concevoir : ces ligaments s'insérant, le
premier au sommet de la malléole externe et
au côté externe du calcanéum, le second derrière la malléole externe et à la face postérieure de l'astragale, se trouvent l'un et l'autre
raccourcis par le fait du glissement de la mortaise tibio-péronienne sur la partie postérieure
de l'astragale. Ces deux derniers ligaments se-

raient allongés au lieu d'être raccourcis si le
pied avait été simplement varus, c'est-à-dire
qu'alors la poulie articulaire de l'astragale aurait été contournée de dedans en dehors sous
la mortaise des os de la jambe sans presque
de glissement de celle-ci (la mortaise tibio-
péronienne) sur la face postérieure de l'astragale. Les ligaments de l'articulation tibio-
tarsienne sont recouverts par une espèce de
membrane fibreuse formée par le tissu cellulaire qui enveloppe ordinairement cette articulation, et qui s'est condensé en une membrane
très-résistante.

C'est dans le raccourcissement permanent
des ligaments que nous venons de nommer et
dans cette membrane fibreuse que réside le
plus grand obstacle au redressement du pied.
Dans la pièce que nous avons sous les yeux,
après avoir coupé tous les tendons des muscles susmentionnés, quand nous avons voulu
redresser le pied en le portant en dehors sous
l'axe de la jambe et le fléchissant sur la
jambe, nous avons éprouvé un très-grand obstacle que nous avons fini par vaincre, mais en
déchirant les ligaments postérieurs et les ligaments latéraux avec les points des malléoles
auxquels ils s'attachent, une portion de la surface osseuse de l'astragale et du rebord postérieur de la mortaise du tibia, ainsi que cette

espèce de membrane fibreuse, solide, que nous avons vue recouvrir les ligaments et la membrane synoviale dans la moitié postérieure de l'articulation tibio-tarsienne, etc. L'intérieur de l'articulation tibio-tarsienne était rempli de brides fibreuses très-résistantes, rouges, phlogosées, et dont une partie s'est déchirée en fléchissant le pied sur la jambe. L'intérieur de cette articulation n'était plus lisse ; elle était inégale et présentait des aspérités osseuses, etc.

Aussitôt que les obstacles sont vaincus par les déchirures, la poulie articulaire de l'astragale se trouve en partie recouverte par la mortaise tibio-péronienne, ce qui indique que le pied était un équin-varus et non un varus. Les ligaments antérieurs et la capsule sont alors très-relâchés, et se plissent transversalement de manière à s'enfoncer dans l'articulation.

Nous ne décrirons point les altérations des os du tarse et du métatarse ; cette observation est déjà trop longue. Nous nous bornerons à dire que l'astragale et le calcanéum ont éprouvé peu de changements quant à leur position. Ce sont les deux os qui lient l'avant-pied avec l'arrière-pied qui ont abandonné presque complétement les surfaces articulaires avec lesquels ils sont en rapport dans l'état normal. Le scaphoïde et le cuboïde, par leur déviation en dedans et leur rotation de dedans en dehors, ne se trouvent plus en rapport, le premier, qu'avec la face interne et inférieure de la tête articulaire de l'astragale ; le second, qu'avec le tiers interne de la face articulaire de la tubérosité antérieure du calcanéum. Quand l'avant-pied est ramené dans la position normale avec l'arrière-pied, les ligaments dorsaux du pied sont très-relâchés, surtout le ligament calcanéo-cuboïdien supérieur, etc., etc.

Nous parlerons, au chapitre *Traitement*, de ce que nous avons remarqué relativement à la substance intermédiaire du tendon d'Achille et des conséquences pratiques que cette intéressante constatation nous a fait tirer. Cette dissection nous a donné l'explication de plusieurs difficultés rencontrées par nous dans la pratique.

CHAPITRE XII

Traitement

De tout temps, on a cherché à guérir les pieds
bots. Mais jusqu'ici, nous sommes las de le répéter, les moyens mis en œuvre étaient si défec-
tueux; les bandages, les massages, les attelles,
les appareils de toute sorte faisaient arriver
la pratique à des résultats tellement insigni-
fiants, qu'à peine dix cas de difformité sur cent
pouvaient-ils en recevoir une modification notable. Et, en vérité, sans la machine de Venel,
très-rationnellement simplifiée par M. d'Yvernois, qu'ont incessamment copié depuis tous
les orthopédistes contemporains, nous ne sau-
rions pas aujourd'hui si les arts mécaniques
valent bien la peine qu'on leur attribue une efficacité quelconque, en ce qui touche le redressement, durable ou non, des pieds bots. Ajou-
tons, comme nous l'avons déjà dit dans le premier chapitre de cet ouvrage, que l'ignorance
à peu près complète où se trouvaient les méde-

cins sur les causes et la nature positives de la stréphopodie, et l'insouciance qui les faisait en abandonner le traitement à la routine grossière du premier mécanicien venu, sont pour une très-grande part dans la rareté comme dans le mauvais destin des cures. Tout cela, au reste, nous importe peu maintenant. Nous n'entrerons donc dans aucun détail descriptif des divers procédés mécaniques que les anciens ou les modernes ont pu croire bons et ont donnés comme tels. La solution de la question n'était pas là. Il fallait en arriver, avec les Allemands, avec Delpech et nous, à la section des tendons des muscles qui, par leur raccourcissement, s'opposent à la restitution de la forme normale du pied. Quant à ce que la science des machinistes peut aujourd'hui fournir de véritables secours à l'emploi de ce moyen opératoire, nous renvoyons ceux qui seraient curieux de connaître la machine de Venel, corrigée par d'Yvernois, à l'intéressant mémoire de celui-ci, et au manuel d'orthopédie de M. Mellet, nous réservant de décrire, en temps et lieu, les appareils que le besoin de contenir et de diriger le pied après l'opération nous a fait inventer. Notre livre étant d'ailleurs un ouvrage pratique, composé pour démontrer les avantages de la ténotomie appliquée à la guérison des pieds bots, et non pour traiter de la cure de ces infir-

mités par des appareils mécaniques, nous avons
hâte, conséquemment, d'arriver au fait essentiel de ce travail.

DE LA SECTION DU TENDON D'ACHILLE.

Comme nous l'avons dit au chapitre premier, ce fut le médecin saxon Thilenius qui,
en 1782, imagina de faire couper le tendon
d'Achille pour guérir un pied équin. La peau
fut coupée en même temps que le tendon, et le
traitement dura six semaines. Ce médecin n'eut
point, à ce qu'il paraît, l'occasion de répéter
plus tard son expérience. En 1812, Sartorius
guérit un pied équin par la section pure et simple, telle que l'avait indiquée le médecin saxon,
c'est-à-dire en coupant la [peau et le tendon.
En 1809, Michaëlis, chirurgien de Marbourg,
s'empara, mais à demi, de l'idée de Thilenius,
et traita plusieurs pieds bots en incisant seulement une partie du tendon d'Achille, tandis
qu'il allongeait et peut-être *déchirait* le reste par
l'extension pendant le traitement consécutif.
En 1816, Delpech, de Montpellier, à qui nous
devons les données les plus saines sur la nature
des pieds bots, renouvela la même tentative à
l'égard d'un pied équin très-difforme. Quinze
ans plus tard, un praticien de Hanovre, Stromeyer, qui avait lu Delpech et l'avait compris,

fit comme lui et réussit très-heureusement.
En 1834 ou 1835, un habile médecin orthopédiste de Strasbourg, M. Stoes, imita Delpech et
Stromeyer, et fut aussi heureux que ce dernier.
Malgré tout, en dépit de tentatives la plupart si
bien récompensées, il est pénible mais juste de
dire que la section du tendon d'Achille, appliquée au redressement des pieds bots, n'avait
guère rencontré, chez nous, que dérision et
incrédulité. On sait comment toutefois, enhardi
par le succès de devanciers qu'on s'obstinait tout
simplement à déclarer téméraires ou insensés,
éclairé surtout par nos nombreuses expériences sur les animaux vivants, nous nous sommes
décidé à pratiquer, le premier à Paris, le 23 octobre 1835, une opération jugée si irrationnelle :
on sait aussi combien fut heureux le résultat
que nous obtînmes et que plus de deux mille
guérisons ont aujourd'hui si brillamment con-
firmé.

Après ces quelques mots sur l'historique de
la section du tendon d'Achille en général, il
convient maintenant que je fasse connaître les
procédés opératoires de Delpech et de Stromeyer. Ces deux chirurgiens sont les seuls
parmi nos prédécesseurs qui aient émis des opinions vraiment raisonnables touchant l'emploi
de ce moyen de guérison des pieds bots ; le premier en l'établissant sur des données anatomi-

ques et physiologiques aussi solides que possible, le second en lui faisant subir d'importantes et salutaires modifications. Ensuite nous parlerons de notre manière d'exécuter l'opération dont il s'agit : le lecteur jugera si nous sommes à notre tour digne de quelque estime, ou si nous n'avons fait que nous traîner servilement à la suite des deux savants que nous venons de nommer. Quant aux praticiens qui ont répété cette opération depuis, ils ont imité bien ou mal les procédés de Delpech et de Stromeyer et les nôtres, souvent en les compliquant de manière à les rendre sinon inapplicables, au moins toujours longs et douloureux.

Procédé de Delpech pour la section du tendon d'Achille.

Rapportons la description que ce savant chirurgien a fait lui-même de son unique opération. Il s'agissait, comme nous l'avons dit tout à l'heure, d'un cas de pied équin (stréphocatopodie) : « Le malade situé horizontalement, couché sur le ventre, de manière à présenter au grand jour la région du tendon d'Achille, nous plongeâmes la lame d'un bistouri droit en avant de ce tendon, et nous la fîmes passer d'outre en outre, du côté interne au côté externe de la jambe, de manière à diviser la peau sur les deux côtés, dans une étendue d'un pouce dans le sens de la longueur, et avec elle le tissu cellulaire en avant du tendon. Cet instrument fut aussitôt retiré et remplacé par un bistouri très-convexe à son extrémité, dont le tranchant fut dirigé d'avant en arrière contre le tendon, lequel en fut divisé transversalement dans la totalité sans altérer la peau qui le recouvrait. »

Voilà le procédé de Delpech ; il ne nous paraît pas exempt d'inconvénients. Ainsi, par exemple, les incisions parallèles à la longueur du tendon sont évidemment trop prolongées et peuvent exposer le tendon à l'exfoliation, accident qui se manifesta précisément chez le sujet opéré. A la suite de cette exfoliation survint une suppuration si abondante que le chirurgien fut obligé d'attendre *vingt-huit jours* avant de commencer l'extension. Alors les extrémités du tendon coupé, qu'il avait tenues le plus rapprochées possible, étaient, ainsi que les faces latérales, devenues adhérentes à la peau ; on juge, en conséquence, combien l'extension fut difficile et par quelles douleurs le malade dut acheter sa guérison.

Procédé de Stromeyer.

Ce chirurgien fait asseoir le sujet sur une table, latéralement à lui, de façon à n'avoir sous la main que le membre qui doit être opéré. Un aide s'empare du genou et le fixe fortement ; un autre saisit le pied et le fléchit en telle sorte que le tendon est aussi tendu que possible. Alors M. Stromeyer s'arme d'un bistouri pointu, très-étroit et recourbé en ce sens que le tranchant offre une convexité vers son tiers inférieur ; il l'enfonce à plat, à trois pouces au-dessus de l'insertion du tendon, entre celui-ci et le tibia. Le dos du bistouri étant ensuite tourné vers l'os et son tranchant vers le tendon, le chirurgien lui fait exécuter, par la partie convexe du tranchant, des petits mouvements de scie sur le tendon lui-même, lequel se trouve presque aussitôt coupé par une brusque séparation des extrémités, accompagné d'un craquement très-perceptible à l'ouïe.

On voit que le procédé opératoire de Stromeyer est une heureuse modification de celui de Delpech, et que, si le chirurgien de Hanovre fait, comme le maître de Montpellier, une double incision de la peau de la partie interne à la partie externe, il n'a pas autant que lui à craindre la suppuration des plaies, puisque celles-ci n'ont que la largeur de la lame du bistouri.

Section des tendons (ténotomie) selon notre procédé (1).

Quant à ce qui nous regarde, comme nous n'appliquons point seulement la ténotomie au pied équin, mais à tous les pieds bots, on comprendra facilement que notre procédé doit varier plus ou moins, selon l'indication, selon l'espèce de pied bot, selon la saillie et la déviation du tendon, etc. Ordinairement, toutefois, nous faisons, comme Delpech, coucher le malade sur le ventre; ensuite, saisissant le pied gauche avec la main gauche, ou le pied droit avec la main droite, selon que la difformité est à droite ou à gauche, nous portons l'instrument que nous appelons *ténotome* et que nous décrirons plus bas, directement à la partie antérieure du tendon d'Achille, à un pouce ou deux de son insertion au calcanéum. Nous imprimons au ténotome deux ou trois petits mouve-

(1) Notre procédé opératoire a été décrit dans les observations que nous avons adressées aux Académies des Sciences et de Médecine, les 9 et 11 janvier 1836; dans le Bulletin de l'Académie royale de Médecine du 15 mars 1837 ; dans la thèse de M. Pivain, de Pont-Audemer, sur la *section des tendons pour guérir les pieds bots*, thèse soutenue à la Faculté de Médecine de Paris, le 14 juillet 1837, etc.

ments de va-et-vient, et tout aussitôt le tendon se trouve divisé transversalement d'avant en arrière, c'est-à-dire des os de la jambe à la peau. Nous avons toujours soin, et ceci n'est point sans quelque difficulté, que la peau, l'aponévrose jambière et les lames membraneuses du tissu cellulaire sous-cutané, qui forment une espèce de gaîne au tendon, restent parfaitement intactes. Dès que le tendon est coupé, un craquement sensible se fait entendre, le bout supérieur de la division se rétracte, et l'affaissement de la peau témoigne du vide pratiqué entre les deux tronçons; il est dès lors évident que la section est complète. Cette opération doit durer de trois à cinq secondes, et l'unique incision faite par le ténotome, plus petite certainement qu'une piqûre de lancette, laisse à peine échapper deux ou trois gouttes de sang. Chez la plupart des sujets, la douleur est nulle ; chez les plus irritables, le sentiment d'une piqûre ou d'un pincement se fait percevoir, mais pour disparaître à l'instant.

Nous ferons remarquer qu'il est essentiel de toujours introduire le ténotome à la partie interne du tendon d'Achille. De cette manière on est sûr de le couper en totalité, tandis, que si l'on porte l'instrument de dehors en dedans, il peut arriver que la partie externe du tendon soit seule coupée, ou bien que le petit tendon du

plantaire grêle, situé le long du bord interne
du tendon d'Achille, échappe au tranchant du
ténotome, lorsque par exemple la déviation en
dedans de la tubérosité postérieure du calcanéum dirige fortement en ce sens le tendon
d'Achille lui-même. Le cas se présentant, il
faudrait réintroduire l'instrument, ce qui n'aurait pas lieu sans causer quelques douleurs au
malade. Un autre inconvénient. Si, pour faire
la section du tendon sur un jeune sujet atteint
de varus, on pratique l'incision de dehors en
dedans, il devient presque impossible à l'opérateur d'atteindre la partie interne du tendon ;
celui-ci, chez les enfants qui n'ont pas encore
beaucoup marché, se trouvant très-large com-
parativement, comme membraneux et presque
appliqué aux os de la jambe. C'est pourquoi il
nous est arrivé, dans des cas de ce genre, d'employer un autre procédé. Après avoir ouvert à
la peau, vers le bord interne du tendon d'A-
chille, et parallèlement à sa longueur, une
petite incision de quatre à six lignes, nous in-
troduisions dans cette plaie les branches d'une
paire de ciseaux droits et mousses, assez ou-
vertes pour saisir le tendon transversalement,
l'une à sa partie antérieure, l'autre sous la
peau, et rapprochant ensuite les anneaux, nous
coupions le tendon d'un seul coup.

Quoique, avec ce procédé, très-prompt et

très-facile, on soit toujours sûr de diviser totalement le tendon, il est juste cependant de
lui reconnaître quelques défectuosités. Ainsi,
celle des deux branches des ciseaux que l'on
introduit sous la peau, coupe les lames membraneuses du tissu cellulaire, l'aponévrose
jambière, etc., en même temps qu'elle coupe
le tendon d'Achille. Malgré tout, pour opérer
sur les petits enfants, nous préférerions cette
méthode à celle de la section d'arrière en
avant, parce qu'en la pratiquant, nous le répétons, on ne risque point de laisser une portion
du tendon non coupée. On ne risque pas non
plus, pendant un mouvement que pourrait faire
le patient, de couper quelqu'une des artères
de la partie postérieure de la jambe, la tibiale
postérieure ou la péronière, par exemple; ces
deux artères, la première surtout, se trouvant
si près du tendon d'Achille chez les tout jeunes
sujets.

Nous n'avons employé que trois fois les ciseaux pour couper le tendon d'Achille, et toujours sur de petits enfants, chez qui le tendon
ne faisait presque point de saillie sous la peau,
et était tout à fait dévié en dedans. Chez l'un
de ces enfants, nous avons, après le tendon
d'Achille, coupé le tendon du jambier antérieur par le même procédé. Mais depuis longtemps déjà nous n'employons plus les ciseaux

pour couper le tendon d'Achille; l'habitude que nous avons de notre ténotome nous dispense, dans tous les cas, d'avoir recours à un autre instrument.

Nous allons maintenant parler des procédés opératoires de MM. Scoutetten, Dieffenbach et de celui de quelques orthopédistes de Paris. Nous plaçons ces procédés après le nôtre, parce que les praticiens qui les emploient ont opéré après nous.

Procédé de M. Scoutetten.

« Lorsque je pratique la section du tendon chez de jeunes enfants, dit l'habile chirurgien de Strasbourg, je les fais coucher sur le ventre et soutenir sur les genoux d'un aide intelligent. Quand j'opère des adultes, je leur donne la même position en les couchant sur un lit. Un aide maintient solidement le bas de la jambe, pendant qu'un second aide saisit le pied et le fait fléchir dans le but de tendre et de faire saillir le tendon d'Achille. Si l'opéré est très-jeune, je saisis moi-même le pied et lui imprime le mouvement que je viens d'indiquer. Armant alors ma main du ténotome, j'applique la pointe de l'instrument contre le tendon pendant que les doigts libres de la main gauche tendent la peau en la faisant glisser un peu en dedans. Dans le premier temps de l'opération, j'enfonce mon instrument dans les tissus en le glissant le plus près possible du tendon, que je contourne d'arrière en avant et de dedans en dehors. Lorsque, à l'enfoncement de la lame, et quelquefois à la petite saillie externe de la peau, je reconnais que mon instrument a dépassé l'épaisseur du tendon, j'exécute le second temps de l'opération : le manche du ténotome est abaissé, et, par suite, le tranchant de la lame est fortement appliqué contre les tissus qui sont à diviser; j'imprime à l'instrument de très-petits mouvements de va-et-vient : une sorte de cri m'annonce la division des fibres tendineuses, et tout à coup un craquement sourd et brusque me fait connaître que le tendon est tout à fait divisé. »

Tel est le procédé opératoire de M. Scoutetten, ainsi que ce savant praticien l'a décrit lui-même dans son *Mémoire sur la cure du pied bot*, publié au mois de septembre ou octobre 1838. Ce procédé a beaucoup de rapport avec le nôtre. Comme nous, le chirurgien de Strasbourg conseille de faire la section avec un seul instrument, le *ténotome*, instrument imité, ainsi qu'il l'avoue très-loyalement, de celui qu'il nous a vu employer, en 1836, à notre établissement orthopédique, dans une opération faite devant Broussais et lui.

Toutefois nous sommes loin de partager la
manière de voir de M. le docteur Scoutetten,
relativement à l'intervalle à laisser entre l'opération et l'application de la machine. La section faite, il conseille d'attendre quatre ou cinq
jours avant de placer le pied dans l'appareil
extensif; afin, dit-il, de ne point déterminer
des tiraillements qui, s'ajoutant à l'irritation
produite par la section du tendon, pourraient
amener des accidents inflammatoires. Tandis
que nous, au contraire, nous plaçons le pied
dans la machine immédiatement après la section, pour le maintenir dans l'état où il se
trouve par l'effet de la section elle-même, c'est-
à-dire pour profiter de l'écartement que la rétraction des muscles du mollet vient de déterminer entre les deux fragments du tendon
coupé, écartement, comme nous l'avons dit,
qui varie ordinairement de six à dix lignes.
Nous agissons ainsi, parce que le maintien de
cette position non forcée aide puissamment la
nature à faire son travail réparateur; parce
que nous arrivons par là, quarante-huit ou
soixante douze heures après l'opération, à
voir la substance intermédiaire formée entre
les deux bouts du tendon être assez développée déjà pour nous permettre de commencer la distension générale, et conséquemment la flexion du pied sur la jambe. Nous

insistons fortement là-dessus, parce que, trois
ou quatre fois dans notre pratique, il nous est
arrivé involontairement de faire attendre pendant deux ou trois jours le sujet opéré après
une machine inachevée ou mal construite, et
que toujours nous avons vu nos malades accuser une violente douleur et une sensation de
déchirement dans la région du tendon, en même
temps que nous y remarquions de l'ecchymose.
Chez l'un d'eux même, les douleurs furent si
vives, qu'elles nous firent un moment craindre
pour le succès de la cure.

*Procédé employé à Paris par quelques
chirurgiens.*

Ces praticiens, après avoir fait coucher leurs
malades sur le ventre et donné le membre à
tenir à un aide qui porte le pied dans le sens
de la flexion, pratiquent alors, avec la pointe
d'une lancette ou d'un bistouri, une légère piqûre sur le côté du tendon, vis-à-vis de l'endroit où il présente le plus de saillie. C'est par
cette piqûre qu'ils introduisent ensuite un bistouri à lame étroite, à pointe mousse, qui passe
entre la peau et le tendon, et coupe celui-ci de
sa face cutanée à sa face profonde, sans léser
les téguments du côté opposé.

Ce dernier procédé, qui paraît fort simple

de prime abord, a, selon nous, de graves inconvénients. Nous nous bornerons à les indiquer, car notre critique ne veut rien avoir de
malveillant.

1° En coupant le tendon d'Achille d'arrière
en avant avec un bistouri à pointe mousse, on
ne peut se dispenser, lors de l'introduction de
l'instrument, de déchirer le tissu cellulaire in-
terposé entre la peau et l'aponévrose jambière,
et c'est à ce déchirement inévitable qu'il faut
rapporter l'ecchymose produite après la section
dans l'intervalle qui sépare les deux bouts du
tendon coupé. 2° Par cette méthode, avant d'arriver au tendon, l'opérateur coupe nécessairement l'aponévrose jambière et les lames mem-
braniformes du tissu cellulaire qui constituent
ce que l'on pourrait appeler la gaîne de ce tendon. 3° Si, lorsque le chirurgien va couper
les fibres profondes les plus rapprochées des
os de la jambe, le patient vient à faire un mouvement comme cela peut arriver chez un sujet
d'un tempérament très-nerveux ; ou seulement
si la rétraction du fragment supérieur du tendon est brusque et instantanée, il est à craindre que le tranchant de l'instrument ne vienne
à porter sur une des artères de la partie postérieure de la jambe, la tibiale postérieure, par
exemple, ou même la péronière ; alors l'opérateur serait obligé de lier l'artère qu'il aurait

endommagée ou de comprimer la partie inférieure de la jambe, ce qui serait bien autrement grave pour le patient et bien plus douloureux que ne peut jamais l'être notre section
du tendon d'Achille, laquelle détermine chez la
plupart des personnes une sensation tout au
plus semblable à celle que fait éprouver la simple saignée au bras. 4° Enfin, il est bon de remarquer que, chez les enfants en bas âge et
même chez quelques adultes, le tendon d'A-
chille ne forme point de relief sous la peau et
semble être collé aux os de la jambe; on conçoit combien, dans des cas semblables, le malade risquerait, par le procédé dont nous parlons, de se voir couper une des artères dési-
gnées tout à l'heure. Nous sommes pleinement
convaincu que, toutes les fois qu'on s'est servi
de ce procédé, les circonstances ci-dessus dé-
crites étant données, on a dû laisser entières les
fibres profondes du tendon, et que si l'opération a réussi malgré cette section incomplète,
c'est grâce à la force de la machine qui a produit toute seule l'allongement ou la rupture des
fibres non coupées. Nous laissons à penser combien peuvent être vives et constantes les douleurs résultant de ce dernier travail.

Procédé de M. Dieffenbach.

« M. Dieffenbach fait mettre le malade à genoux sur une chaise ; un aide tient la jambe d'une main, et de l'autre cherche à ramener le pied dans sa position naturelle, afin de tendre davantage le tendon d'Achille. Il introduit un petit canif sous la peau, et, après en avoir senti la pointe du côté opposé, sans traverser la peau une seconde fois, il tourne le tranchant de l'instrument vers le tendon, et, en agissant avec la pointe, il le coupe en travers. On entend un bruit de claquement, le pied fait un mouvement brusque, et, en pressant avec le doigt, on fait sortir quelques gouttes de sang. » (Philipps, *De la section sous-cutanée.*)

M. le docteur Philipps opère par le procédé de M. Dieffenbach, qu'il nous a fait connaître. M. Valin, de Nantes, emploie notre procédé, c'est-à-dire qu'il coupe le tendon des parties profondes aux parties superficielles, et de sa partie antérieure à sa partie postérieure, etc.

Ainsi donc, la section du tendon d'Achille et des autres tendons des muscles qui entretiennent les déviations des pieds, se fait d'après deux méthodes différentes. La première consiste à couper les tendons de leur partie profonde à la peau : c'est notre méthode, celle de Delpech, de Stromeyer, de Scoutetten, de Valin, etc. Dans la seconde méthode, on coupe les tendons de leur face superficielle à leur face profonde : c'est la méthode de MM. D'effenbach, Philipps et plusieurs autres. Cette dernière manière d'agir a des inconvénients que nous avons signalés plus haut. Cependant, nous devons le dire avec franchise, dans la plupart des cas, il est à peu près indifférent de couper un tendon d'arrière en avant, ou d'avant en arrière, comme aussi ces sections peuvent se faire aussi facilement avec un bistouri ordinaire qu'avec un ténotome recourbé ou droit, mousse ou pointu, etc. Les véritables chirurgiens sont ceux qui pratiquent une opération simple avec l'instrument le plus usuel; et nous n'avons jamais eu grande estime pour ces inventeurs d'instruments, vrais couteliers de la chirurgie, chez qui chaque opération a son arsenal spécial. Ceci nous a toujours frappé assez désagréablement, comme l'indice d'un esprit étroit, ou la manie d'hommes qui veulent se *poser*.

Au surplus, la section du tendon d'Achille ne suffit pas toujours pour ramener un pied difforme à sa rectitude normale. Ainsi, pour redresser un varus de grand développement, il est souvent nécessaire de couper, outre le tendon d'Achille, le tendon du muscle jambier antérieur et le court fléchisseur des orteils, parce

que le raccourcissement extrême de ces derniers muscles empêcherait irrésistiblement
l'avant-pied de se porter en dehors, et son bord
interne de s'abaisser. Toutes les fois, du reste,
qu'il nous a fallu en venir à cette section supplémentaire, nous l'avons faite avec le plus
grand succès, en la pratiquant sous la peau,
absolument comme pour le tendon d'Achille.
De même, dans beaucoup de cas de pied équin
valgus, le chirurgien peut se voir obligé de
couper le tendon du long péronier latéral, avant
d'avoir coupé le tendon d'Achille, parce qu'autrement le pied se porterait en dehors, et tom-
berait appuyé sur son bord interne, la malléole
de ce côté étant fortement saillante. Cette section se fait sous la peau comme les autres.
Quelquefois aussi, quand le gros orteil est renversé sur le métatarse, il faut couper le tendon
de son extenseur propre. Il nous est arrivé,
dans plusieurs cas de stréphanopodie (déviation
du pied en haut), de couper à la fois le tendon
du jambier antérieur, du long extenseur du
gros orteil, et du long extenseur commun des
orteils (voyez les *Observations* Rapilly-Rossignol
et Gallienne, pages 70 et 90). La section de tous
ces tendons n'avait été pratiquée par personne
avant nous, et cela par la raison bien simple
qu'ayant été le premier à étendre la section du
tendon d'Achille à tous les pieds bots autres

que le pied équin, nous avons été aussi le premier à reconnaître la nécessité de hâter la cure par des opérations servant, pour ainsi dire, d'appendice à la première.

Nous avons maintenant quelques mots à dire sur la manière de couper ces divers tendons, sur le point de division que nous avons choisi et que nous croyons le plus convenable.

Ainsi qu'on vient de le voir, nous pratiquons toutes les sections uniformément, c'est-à-dire sous la peau, et de la face profonde à la face cutanée. Le point que nous adoptons de préférence, pour couper le tendon du jambier antérieur, est celui de son plus grand relief, ordinairement à quelques lignes au-dessous du ligament annulaire. Notre choix est encore le même quand c'est le tendon du long extenseur propre du gros orteil qu'il s'agit de couper. Il peut arriver qu'on soit obligé de faire la section de ce dernier tendon simultanément avec celle du tendon du jambier antérieur, dans les cas, par exemple, de grande déviation du pied en dedans ou en haut : alors il convient que les deux sections soient pratiquées du même coup. Il faut surtout avoir bien soin de ne faire qu'une piqûre, d'introduire le ténotome de dehors en dedans, le dos de la lame tourné vers les os ; de cette façon on évite sûrement de toucher à l'artère pédieuse, qui au surplus, a la bonne habitude de rester appliquée aux os du pied, et de ne pas suivre le mouvement des tendons, quand leur tension ou leur rétraction les fait s'écarter des os. Nous devons faire observer cependant, et cette exception n'en est pas une, que, dans les cas de simple renversement du gros orteil sur le métatarse, il est préférable d'attaquer le tendon de l'extenseur propre de ce doigt vers la première articulation métatarso-phalangienne, car c'est là qu'en pareille difformité il présente le relief le plus fort. Plusieurs fois, comme nous l'avons déjà dit, nous avons eu occasion, dans le cas de stréphanopodie énorme, de couper tous les tendons des muscles longs extenseurs des orteils, ainsi que ceux du jambier et du péronier antérieur. Nous avons commencé cette curieuse série opératoire sur le même pied, par faire, selon les règles établies plus haut, la section du tendon de l'extenseur du gros orteil et celle du tendon du tibial antérieur; puis, ayant introduit de nouveau le ténotome vers le bord externe du péronier antérieur à trois ou quatre lignes au-dessous de la première incision, nous l'avons fait glisser derrière le tendon de ce muscle et les quatre de l'extenseur commun, et tous les cinq se sont trouvés coupés ensemble par le simple mouvement de va-et-vient imprimé deux ou trois fois à l'instrument. Il ne nous a fallu que dix ou douze secondes pour faire ainsi la section de sept cordes tendineuses, au moyen de deux piqûres grandes à peu près comme celle de la saignée du bras.

Quant aux tendons des péroniers latéraux, nous les divisons ordinairement à un pouce ou un pouce et demi au-dessus de la malléole externe, et toujours par le même procédé. Enfin, nous n'avons qu'une manière d'opérer la section des tendons de tous les muscles dont l'état anormal entretient une difformité quelconque. Ainsi ceux du biceps crural, du demi-tendineux et du demi-membraneux pour les flexions de la jambe sur la cuisse; ainsi celui du biceps brachial pour les flexions de l'avant-bras sur le bras; ainsi même ceux du sterno-mastoïdien dans les cas de torticolis, etc., etc.

Quand le bas de la jambe est très-gros chez le sujet difforme, quand le tendon d'Achille paraît enveloppé d'une grande quantité de tissu cellulaire graisseux et comme œdémateux, il est utile, en faisant la section, de percer la peau de part en part, au lieu de se borner, comme à l'ordinaire, à une seule piqûre. C'est un moyen assuré de prévenir l'ecchymose, ainsi que les douleurs ultérieures qui pourraient tourmenter l'opéré. Deux de nos malades qui se trouvaient dans les conditions que nous venons de mentionner, et que nous avions opérés par simple piqûre, ont eu des ecchymoses assez étendues, suivies, chez l'un, d'un érésipèle de la partie postérieure du pied et de toute la moitié inférieure de la jambe; chez l'autre, d'un petit abcès du côté du tendon opposé à la piqûre. Tout cela n'amena point de conséquences fâcheuses, si ce n'est un retard de guérison : résultat toujours très-grave selon nous, et qui nous porte à éviter soigneusement ces ecchymoses, parce qu'elles ont pour effet d'endolorir les environs du tendon coupé, ainsi que le reste du pied, souvent même la jambe tout entière, et d'y produire un gonflement œdémateux qui peut aller jusqu'à forcer le sujet de suspendre pour quelques jours l'usage des machines de contention. Or rien n'est plus difficile que de faire reprendre aux malades les machines qu'un accident survenu dans le commencement du traitement leur a fait abandonner.

Avant de parler des appareils mécaniques qu'il est convenable d'employer après la section des tendons, disons un mot de notre *ténotome*, instrument que nous avons substitué à ceux de Delpech et de Stromeyer. Le ténotome est une espèce de scalpel dont le tranchant est convexe et regarde le plat du manche. Le tranchant est long d'à peu près quinze lignes sur

deux lignes et demie de largeur dans sa plus
grande convexité. Le manche de l'instrument,
ainsi disposé en sens inverse de la lame, a
l'avantage de pouvoir être saisi facilement et
solidement, tandis que, monté comme les scal-
pels ordinaires, il pourrait tourner entre les
doigts, surtout quand le tendon à couper se
trouve être dur et comme cartilagineux.

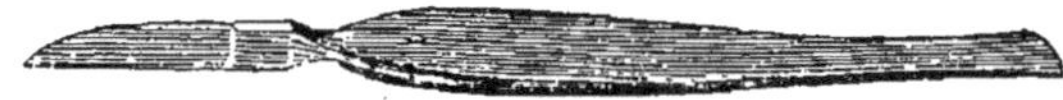

Depuis quelque temps nous avons imaginé,
au lieu d'un ténotome qui ressemble à un scalpel, un autre ténotome qui ressemble à un bistouri; sa lame a la forme et les dimensions de
celle du premier, mais le talon de cette lame,
beaucoup plus long que dans les bistouris ordinaires, est aplati transversalement, au lieu de
l'être parallèlement au tranchant : de cette manière, il peut être tenu aussi fermement que
l'autre (1).

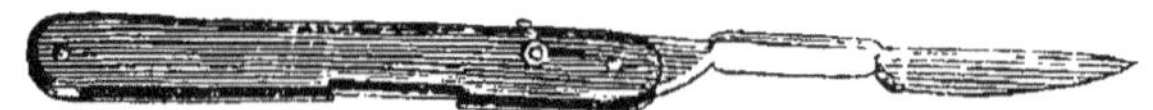

(1) Si nous préférons ce dernier instrument, ce n'est point parce
qu'il est plus commode que le premier, mais parce qu'il peut entrer
dans une trousse comme un bistouri ordinaire.

La convexité de la lame du ténotome rend
la section du tendon plus sûre et plus prompte.
Grâce à cette disposition, il peut suffire d'un
seul mouvement de va-et-vient pour diviser un
tendon énorme; au lieu qu'avec un instrument
à lame droite, il faut appuyer fortement sur le
tendon et le soumettre à un sciage prolongé
qui n'est certainement pas sans douleur. D'ailleurs c'est une vérité vulgaire, en pratique
comme en physique, qu'un instrument coupe
d'autant mieux que son tranchant est plus convexe. On a prétendu qu'un bistouri à lame
droite et étroite avait l'avantage de ne faire
qu'une piqûre au lieu d'une incision, et de la
faire moins douloureuse que notre ténotome ;
c'est là une objection à la puérilité de laquelle
ceux qui l'ont imaginée n'ont certainement pas
songé.

Dès que le tendon est coupé, et après en
avoir écarté le plus possible les deux bouts,
on panse la petite piqûre ou incision en y ap-
pliquant un morceau de sparadrap de diachylon
gommé, ou tout simplement en la recouvrant
d'une légère compresse de linge fin imbibée
d'eau froide, assujettie par une bande dont on
enveloppe le bas de la jambe et une partie du
pied. Ensuite on met le pied dans un appareil
mécanique dont l'action doit être de ramener,
de replacer les surfaces articulaires des os dans

leurs rapports normaux, d'aider au développement de la substance intermédiaire qui va se former entre les extrémités du tendon coupé , enfin d'allonger les muscles raccourcis dont les tendons n'ont pas été soumis à la section. Toutefois, avant de faire agir cette puissance de replacement et d'allongement, il faut attendre que la substance intermédiaire fabriquée par la nature soit assez formée pour permettre son extension, état que l'on reconnaît, quarante-huit ou soixante-douze heures après la section, à une apparence de continuité du tendon , ou bien à un bourrelet existant entre les deux segments. C'est seulement alors qu'il convient de commencer à ramener le pied dans la flexion sur la jambe, en même temps qu'on exerce une compression sur ses parties saillantes. Puis chaque jour on augmente la flexion en relevant la semelle de la machine jusqu'à ce que le pied forme un angle droit ou même un angle rentrant avec la jambe. Ce travail réformateur doit être accompli en huit, quinze ou vingt-cinq jours, s'il s'agit de pieds équins; en un mois ou cinq semaines, s'il s'agit de pied bot varus très-développé.

Pour opérer convenablement sur un pied bot varus, il est nécessaire que la machine réunisse cinq actions différentes, qui doivent pouvoir, au besoin, se faire sentir simultanément ou sé-

parément. Il faut une action pour allonger la
substance intermédiaire et les muscles profonds
de la face postérieure de la jambe. Il en faut
une autre pour agir par la compression sur la
moitié postérieure du bord externe du pied, et
une troisième pour reporter l'avant-pied en
dehors, en opérant sur la moitié antérieure de
son bord interne. La quatrième doit ramener
la plante du pied en dessous, et la cinquième
repousser en dehors la tubérosité postérieure
du calcanéum ou talon.

Les machines que nous avons inventées et
que nous employons déjà depuis longtemps,
réunissent ces cinq puissances; mais on comprend qu'étant applicables à tous les genres de
pieds bots, il n'est pas toujours indispensable
qu'elles les fassent agir de concert. Par exemple, dans le pied équin simple, direct, on n'a
besoin que de la première action ; dans le pied
bot en dehors, il convient de les modifier :
il faut que la platine qui porte le levier soit
placée sur le bord interne de la semelle de
bois, au lieu de l'être, comme pour les autres
variétés du pied bot, sur la face externe de
cette semelle. Voici, au reste, la composition et
la figure de l'une de nos machines :

Une planchette ou semelle en bois à peu près
quadrangulaire, à pans coupés, est divisée en
deux moitiés inégales AA, l'antérieure plus

longue que la postérieure. Les deux moitiés de
cette semelle s'articulent ensemble par un axe
vertical B, qui ne leur permet que des mouvements latéraux.

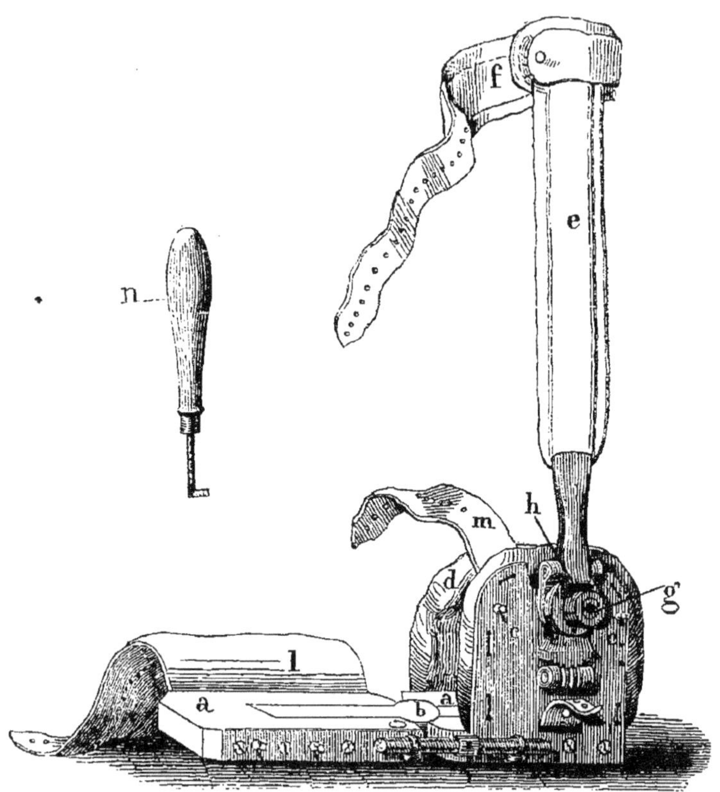

La moitié antérieure, destinée à supporter tout l'avant-pied malade, reçoit l'im-
pression qui détermine ses mouvements d'une
vis de rappel sans fin, laquelle tourne dans
deux pitons mobiles, fixés l'un sur le bord
externe de cette moitié, l'autre sur la même

face de la moitié postérieure. Au milieu de la vis de rappel est une interruption en renflement, percée d'un trou carré I, dans lequel entre la clef N, servant à faire marcher la vis et conséquemment à porter la partie antérieure de la semelle de dehors en dedans ou de dedans en dehors, selon que la difformité tient du varus ou du valgus. Au bord interne de la moitié antérieure est clouée une large bande de cuir L, dont l'extrémité flottante se divise en deux ou trois chefs destinés à être fixés sur le bord opposé par des boutons placés à cet effet en avant de la vis de rappel. C'est cette bande de cuir L, convenablement matelassée ou garnie de coussins, qui sert à maintenir l'avant-pied sur la planchette. Une platine en tôle d'acier CC, de trois à quatre pouces de haut sur une largeur un peu moindre, s'élève du bord externe de la partie postérieure de la planchette ; cette platine, solidement fixée à sa base, est percée dans tout le reste de sa circonférence de petits trous servant à coudre sur elle le coussin matelassé qui recouvre sa surface interne. A sa partie inférieure est une ouverture horizontale, longue d'un pouce, par laquelle passe le bout d'une courroie qui vient s'agrafer à un bouton situé un peu plus haut ; cette courroie M embrasse le cou-de-pied. maintient le talon sur la moitié postérieure de

la planchette, et vient aboutir par son extrémité à un autre bouton fixé sur la platine
opposée K. Quant à la platine extérieure CC,
c'est elle qui supporte la plus grande partie du
mécanisme général de la machine, ainsi que le
levier E et ses engrenages.

Le levier E doit être de la longueur de la
jambe. Il se termine à sa partie supérieure par
une large courroie matelassée F, qui fait l'office
de jarretière, et se ferme, après avoir entouré
la jambe, au moyen d'un bouton, comme les
autres. Dans toute sa partie supérieure, à peu
près les trois quarts de sa longueur totale, le
levier est garni en laine et recouvert de peau ;
vers son quart inférieur, il se brise par un
nœud de charnière, et cette dernière partie de
la longueur appuie tout entière sur la face
externe de la platine CC déjà décrite. Ici le mécanisme présente une assez grande complication. Au-dessous du nœud de charnière, le
levier se découpe en quart de cercle, denté
verticalement, et s'engrène ainsi sur les pas
d'une vis sans fin horizontalement enfermée
dans une boîte percée d'un trou carré G et
solidement rivée sur la platine. Cette seconde
vis a pour mission de faire exécuter au levier
des mouvements latéraux, c'est-à-dire de le
porter en dedans ou en dehors, mouvements
qui sont aussitôt imprimés en sens inverse au

reste de la machine. Par exemple, le levier étant solidement appliqué sur la jambe au moyen de la courroie-jarretière dont nous avons parlé, si, plaçant la clef N dans le trou G, on vient à ramener le levier en dehors, la platine comprime tellement le côté externe du tarse, qui, dans les cas de déviation du pied en dedans, est ordinairement la face vers laquelle la plupart des os de cette partie du membre ont été repoussés; tellement, disons-nous, que, si l'on ne craignait de causer au malade une trop vive douleur et aux os un déplacement trop brusque, le tarse pourrait à l'instant même reprendre sa figure et son habitude normales. Si l'on imprime au levier le mouvement contraire, c'est-à-dire celui de dedans en dehors, on voit la machine s'incliner de dedans en dehors et former une concavité capable de loger la plus forte saillie possible d'un pied varus. Alors, que la difformité vienne à être placée dans la machine ainsi inclinée et élargie par le rapprochement du levier contre la face externe et supérieure de la jambe, si, au moyen de la vis indiquée, nous rappelons le levier en dehors, nous comprimons les parties saillantes du pied à volonté, aussi légèrement comme aussi puissamment que nous le jugeons convenable.

L'extrémité tout à fait inférieure du levier se termine aussi en un quart de cercle denté, mordant sur les pas d'une troisième vis sans fin, percée d'un trou carré comme les deux autres. C'est au moyen de ce dernier engrenage que le levier peut être porté en arrière ou en avant. Par exemple, dans le cas de stréphocatopodie (équin) très-prononcée, quand le pied forme une ligne droite avec la jambe, il est nécessaire de renverser le levier en arrière, de manière à ce que la planchette décrive avec lui la même ligne que le pied avec la jambe; autrement le talon ne toucherait jamais la semelle. Mais le membre ainsi placé par rapport à la planchette et au levier, si l'on rappelle tout doucement celui-ci en avant en faisant tourner la clef N dans le trou de la dernière vis, on allonge nécessairement d'autant les muscles de la partie postérieure de la jambe.

Au bord interne de la moitié postérieure de la planchette s'élève, comme nous l'avons dit, une seconde platine en tôle d'acier un peu moins grande que celle qui supporte le levier. Le bord antérieur de cette seconde platine est articulé à charnière avec une autre plaque de même matière matelassée à sa face interne D. Cette plaque matelassée sert à reporter le talon en dehors quand il est dévié en dedans; deux vis à bouton traversant la platine interne suffisent pour opérer le mouvement nécessaire. Quand le talon est fortement repoussé en dehors, un vide se forme entre la platine et la plaque matelassée.

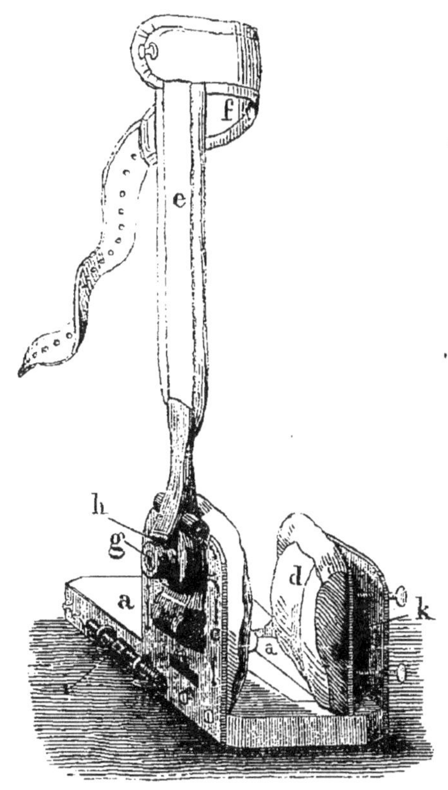

C'est dans la modification et l'application de l'appareil réformateur que gît toute la difficulté de la guérison du pied bot par la section des tendons. Pour qu'une cure soit heureuse et radicale dans les cas de varus très-développé, il faut obtenir le déroulement du pied en même temps que l'abaissement du talon, et cela dans un bref délai. Si le traitement se prolongeait,

soit à cause de froissements, de pressions trop
fortes, de contusions, ou même d'escarres, résultat d'un mauvais gouvernement de l'appareil, qui viennent tout à coup, après trois,
cinq, huit jours, quinze jours, trois semaines
de soins, mettre obstacle au redressement du
pied, il faudrait absolument l'interrompre pour
quelque temps, et, après la disparition des accidents, recommencer l'application de la machine.
Aussi, nous le répétons, est-il nécessaire d'a-
voir une très-grande habitude et des difformités
en elles-mêmes et des appareils à employer,
pour entreprendre avec certitude de réussite la
guérison d'un pied bot par la ténotomie, surtout chez un adulte (1).

L'expérience nous a appris que, pour les cas
de pieds bots excessivement difformes, entre
autres ceux de stréphendopodie (déviation du
pied en dedans, *varus*), chez les adultes, il vaut
mieux, avant de procéder à la section du tendon d'Achille, commencer par dérouler le pied,
c'est-à-dire par le reporter sous l'axe de la
jambe, sans s'occuper d'abord de l'allongement des muscles du mollet, de manière enfin

______

(1) C'est à la connaissance imparfaite de la nature de la difformité,
lorsqu'elle est très-développée, et surtout au défaut d'habitude dans
le maniement des machines extensives, qu'il faut attribuer les insuccès si nombreux des chirurgiens ordinaires, lorsqu'ils entreprennent
de traiter des pieds bots. Il en est de cela comme de la lithrotripsie:
il faut avoir beaucoup pratiqué pour obtenir de bons résultats.

à donner au pied la figure sinon d'un pied équin,
au moins celle d'un pied équin-varus. Très-

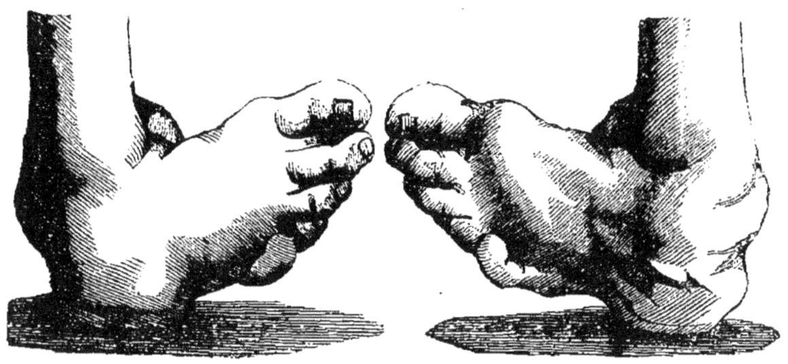

souvent, pour arriver à cette transformation de
la difformité, il faut couper le tendon du muscle jambier antérieur, le court fléchisseur des
orteils, l'aponévrose plantaire et quelquefois
l'adducteur du gros orteil. Quinze jours, un
mois, quelquefois deux, suffisent généralement
pour dérouler une déviation énorme du pied
en dedans : on pratique ensuite la section du
tendon d'Achille, et moins d'un mois après, le
pied est complétement redressé.

Nous allons rapporter quelques observations
de pieds bots excessivement difformes que nous
avons guéris ainsi, en déroulant le pied avant
d'abaisser le talon.

M. Samuel-Williams Ruysenaers, âgé de vingt-
quatre ans, né en Hollande, maintenant résidant à Alexandrie (Égypte), où il est consul
de sa nation. Ce sujet, d'une constitution grêle

et néanmoins forte, est né avec un pied bot
équin-varus du côté droit. Depuis l'âge d'un an
jusqu'à douze ans, il fut soumis à différents
traitements, par des machines de toute espèce,
et sans résultat. Les parents, voyant qu'il re-
tombait toujours dans la même position aussitôt
qu'on débarrassait le pied de ses entraves, per-
dirent alors tout espoir de le guérir, et le firent
tout simplement chausser par un cordonnier
réputé pour les bottines à pied bot. La difformité avait donc été abandonnée à elle-même
pendant douze ans, au moment où M. Ruysenaers
est venu à Paris réclamer nos soins. C'était au
mois de mai 1839. Voici dans quel état je trouvai la difformité.

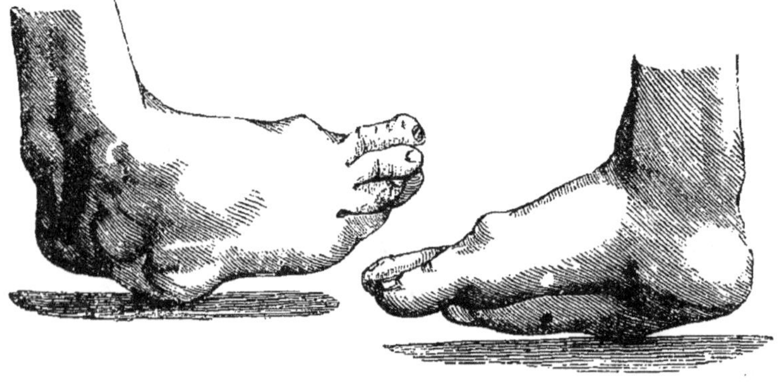

L'avant-pied était dirigé transversalement en
dedans. Il existait une quasi-luxation de l'avant-
pied sur l'arrière-pied, entre le scaphoïde et la
tête articulaire de l'astragale, le cuboïde et la

tubérosité antérieure du calcanéum. Le pied
était renversé de dedans en dehors, et la mortaise des os de la jambe n'appuyait plus que sur
le bord interne de l'astragale et la portion correspondante du calcanéum. Il résultait de cette
disposition des os de la jambe sur ceux du pied,
la situation verticale de la plante, et l'impossibilité pour le pied de toucher le sol autrement
que par la face dorsale des deux derniers métatarsiens et des deux orteils correspondants.

Ces orteils et les os du métatarse étaient
comme repliés les uns sur les autres, ainsi que
la plante du pied, qui se trouvait très-rétrécie et
séparée en deux parties, dans le sens de la longueur, par un profond sillon. La tubérosité postérieure du calcanéum était fortement déviée
en dedans, et la tubérosité antérieure en dehors. Le pied, vu en avant, offrait dans sa
moitié postérieure et externe cinq saillies, répondant à la malléole externe, au bord externe
de la poulie articulaire de l'astragale, à la tête articulaire de cet os abandonnée par le scaphoïde,
à la tubérosité antérieure du calcanéum distante du cuboïde, à la face dorsale du cuboïde
recouverte par un gros durillon, etc. La figure
que nous donnons de cette difformité la fera
mieux comprendre, au reste, que notre description.

Le 5 mai, nous commençâmes le traitement

par la section du tendon du court fléchisseur des orteils et de l'aponévrose plantaire. Cette section, pratiquée comme toujours au moyen d'une simple piqûre sous-cutanée, nous permit bientôt d'étendre la plante du pied. Douze jours plus tard, nous fîmes la section des tendons des muscles tibial antérieur et long extenseur du gros orteil. Grâce à ces deux sections, l'avant-pied put être assez facilement ramené en dehors. Dix jours après la seconde, nous attaquâmes le tendon d'Achille, et quinze autres jours nous donnèrent le déroulement complet du pied. Notre sujet a pu marcher alors avec un pied normal, qui pourtant avait de la tendance à se diriger en dedans à cause du raccourcissement de l'adducteur du gros orteil, que nous avons fini par couper, à la sollicitation du malade lui-même, et le plus près possible de son attache postérieure. Enfin, après deux mois de traitement, M. Ruysenaers nous a quitté complétement guéri d'une hideuse difformité, qui faisait le malheur et le tourment de sa vie. Il ne lui restait plus qu'un peu de gêne à la racine du pied, vers la poulie articulaire de l'astragale, déformée nécessairement par la pression insolite de la mortaise des os de la jambe.

Cette cure, presque aussi difficile que celle de M. Cabet (page 157), a été obtenue sous les

yeux de nos savants confrères, MM. Aubert et
Lachaise, qui avaient connu cet intéressant
jeune homme en Égypte. A son retour dans
cette contrée, M. Ruysenaers fut remarqué par
le pacha, qui le complimenta beaucoup sur sa
guérison.

Les personnes qui ont lu la première édition
de ce *Traité*, verront que nous avons modifié
notre manière d'agir dans certains cas très-difformes. Nous avions conseillé d'abord ce que
nous faisions alors nous-même, de commencer
par couper le tendon du jambier antérieur, et
ensuite de reporter l'avant-pied dans la direction de la face antérieure de la jambe, c'est-à-
dire faire d'un *varus* un *equinus*, etc. Mais, comme
nous avons eu occasion de nous en convaincre
plus de cent fois depuis : dans les cas extrêmes,
les tendons des jambiers, malgré l'extension
que l'on cherche à imprimer au pied, ne peuvent pas être sentis d'abord. L'enroulement
de dehors en dedans et d'avant en arrière du
pied sur la plante semble, dans ces cas, dépendre en grande partie du raccourcissement
considérable du court fléchisseur des orteils et
de l'aponévrose plantaire : et en effet, aussitôt
la section de ce muscle et de cette aponévrose
opérée, le déroulement du pied s'obtient d'une
façon presque complète. Ensuite, les tendons
des tibiaux, surtout de l'antérieur, deviennent

saillants par le report de l'avant-pied en dehors.
La section du seul tendon du tibial antérieur
suffit presque toujours pour finir le déroulement : on a affaire alors à un pied équin simple
ou à un équin-varus, facilement guérissable
par la section du tendon d'Achille.

Dans l'observation que nous venons de rapporter, et que nous avons choisie à cause du
haut degré de la difformité et des difficultés du
traitement, les muscles jambiers ne faisaient
d'abord aucune saillie. Il a fallu agir comme
nous l'avons fait pour surmonter de tels obstacles, car jamais on n'aurait pu dérouler le
pied si l'on n'eût point *débridé* la face plantaire au début du traitement. Dans un cas à peu
près semblable, nous avons été obligé de couper une bande ligamenteuse qui s'étendait du
bord interne de la tubérosité postérieure du
calcanéum à la malléole interne, et empêchait
que le talon ne fût reporté en dehors. Cette partie fibreuse existe presque toujours dans les
pieds en dedans très-difformes.

Les modifications que nous avons fait subir à
notre traitement ne s'appliquent pas seulement
au varus, mais aussi au pied équin, au valgus,
au pied en dessous, et même au pied plat. Presque toujours maintenant nous faisons la section
sous-cutanée du court fléchisseur des orteils et
de l'aponévrose plantaire dans les cas de dévia-

tion des pieds en bas très-prononcée, avant de couper le tendon d'Achille; par exemple lorsque le pied affecte la forme que voici :

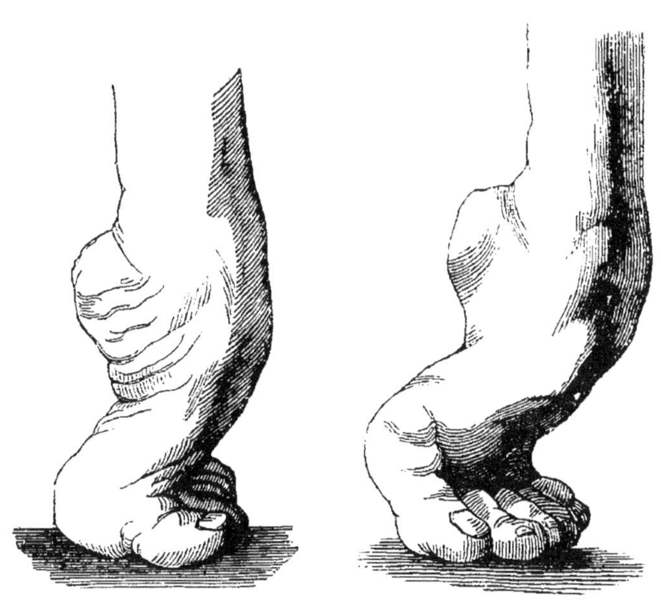

Cette section préliminaire évite beaucoup de douleurs aux malades et facilite l'allongement rapide de la plante du pied. La section du tendon d'Achille, qui vient ensuite, nous permet en quelques jours de ramener le pied à angle droit et même à angle très-aigu avec la jambe; la poulie articulaire de l'astragale s'emboîte alors beaucoup plus facilement dans la mortaise des os de la jambe. Nous agissons de même dans les cas de stréphypopodie analogues à ceux-ci :

Après la section du court fléchisseur des orteils et de l'aponévrose plantaire, et la trans-

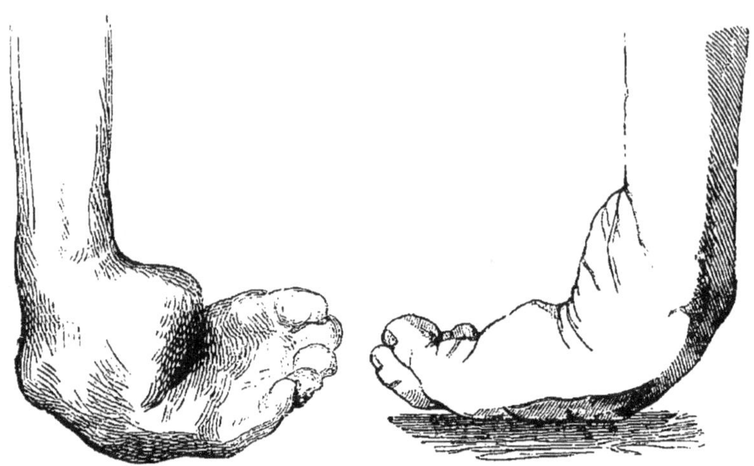

formation de la difformité en un pied équin
simple, la section du tendon d'Achille devient
alors beaucoup plus avantageuse que si l'on eût
commencé par elle ; car on n'est plus exposé à
voir la mortaise des os de la jambe se placer
derrière l'astragale, sur la partie du calcanéum
comprise entre cet os et l'insertion du tendon
d'Achille. Dans les déviations du pied en de-

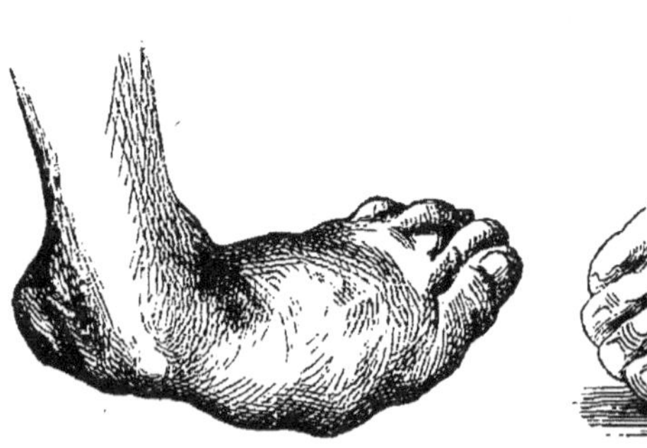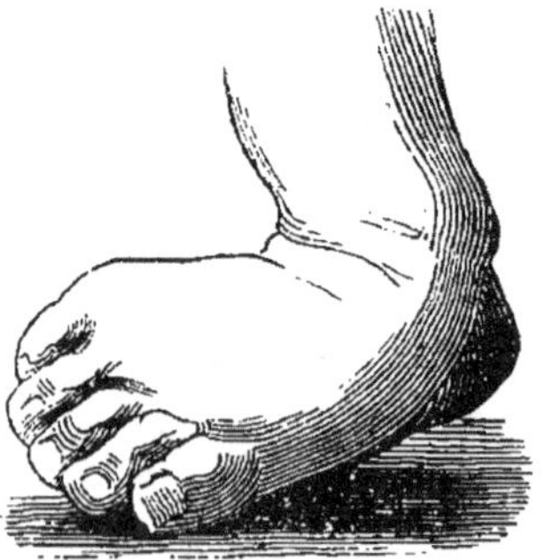

hors et les pieds plats, commencez par la section des tendons du long péronier latéral, du
péronier antérieur, quelquefois des deux ou
trois derniers tendons du long extenseur commun; et quand le pied est ramené dans la direction de la face antérieure de la jambe, faites
la section du tendon d'Achille. En procédant
ainsi, on arrive sûrement à un bon résultat,
sans douleurs notables.

Il y a des cas extrêmes de déviation du pied
en dedans, où, malgré tous les soins possibles,
on ne parvient jamais à ramener la poulie articulaire de l'astragale sous la mortaise des os de
la jambe; quand, par exemple, cet os se trouve
chassé en avant sur les cunéiformes, en dehors
de la malléole externe, sur la tubérosité antérieure du calcanéum, quand enfin la cavité tibio-
péronienne appuie directement sur le calcanéum, tout près de sa tubérosité postérieure.

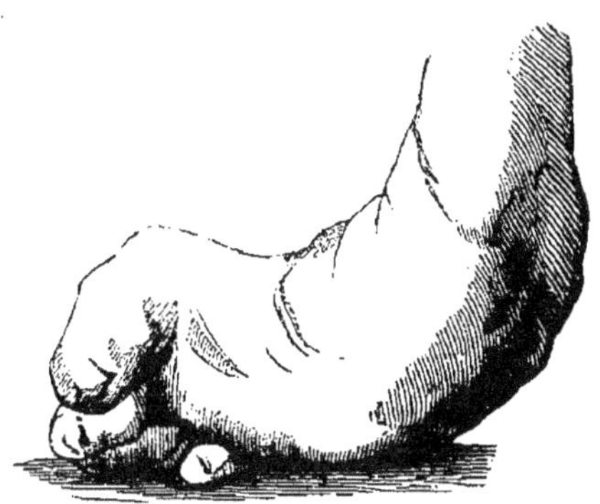

Le talon, alors, est très-court, et en ligne directe

avec le tendon d'Achille, qui est presque appliqué contre les os de la jambe. Nous avons traité une jeune personne de vingt-deux ans, Mlle *Aglaé Mouix*, du faubourg Saint-Antoine, atteinte d'un pied bot congénital en dedans très-difforme. Il nous fut impossible chez elle de faire rentrer la partie antérieure de la poulie articulaire de l'astragale sous la mortaise des os de la jambe, ni d'obtenir plus que l'angle droit avec celle-ci. Cependant la malade a pu commencer à marcher au bout de cinq semaines de traitement, à condition de ne point fléchir le pied sur la jambe. Il était du reste parfaitement redressé, et présentait au sol toute la face plantaire. Nous perdîmes cette opérée de vue pendant près d'un an, et lorsque nous eûmes l'occasion de la revoir, elle marchait très-facilement, sans claudication, faisant même exécuter à son pied des mouvements de flexion assez étendus. Après un examen attentif, il nous parut que ces mouvements n'avaient pas lieu dans l'articulation tibio-tarsienne, mais bien entre le scaphoïde et la tête articulaire de l'astragale, le cuboïde et la tubérosité antérieure du calcanéum, et entre la première et la seconde rangées des os du tarse, dans l'articulation de Chopart. Nous avons rencontré, depuis, trois cas tout à fait semblables où de même il nous avait été impossible de passer l'angle droit, quoiqu'il s'agît dans deux de ces cas d'un pied équin direct, où néanmoins la flexion avait fini, comme chez Mlle Mouix, par s'établir dans les articulations cuboïdo-calcanéenne et scaphoïdo-astragalienne, c'est-à-dire entre l'avant et l'arrière-pied. Nous pensons que, dans ces cas très-curieux, la poulie articulaire de l'astragale avait été aplatie de dedans en dehors ou d'arrière en avant par la pression de la cavité tibio-péronienne; pression qui, en diminuant son étendue de dedans en dehors ou d'arrière en avant, l'avait rendue trop difforme et trop inégale pour rentrer sous les os de la jambe. Une autre cause, bien plus puissante que la déformation de la poulie articulaire de l'astragale, c'est, comme nous l'avons montré au chapitre de l'*Anatomie pathologiqne*, le raccourcissement des ligaments latéraux et postérieurs de l'articulation tibio-tarsienne, et la formation de la capsule fibreuse qui occupe la partie postérieure de cette articulation.

Malgré la déformation de l'astragale, son déjettement en dehors ou en avant de la mortaise tibio-péronienne, et le raccourcissement des ligaments latéraux et postérieurs, à force de soins dans l'application de la machine pendant le traitement et après les sections tendineuses nécessaires, tous les malades finissent, au bout d'un, deux ou trois mois, par marcher assez facilement, et leur pied cesse d'être difforme. C'est déjà certainement plus qu'ils n'avaient dû espérer.

On comprend que, dans ce résultat, l'articulation du pied avec la jambe doive être peu mobile dans les premiers temps de la cure, et qu'il faille beaucoup de soins pour faire exécuter au pied des mouvements étendus, même de flexion sur la jambe.

Nous avons déjà rapporté un certain nombre d'observations qui montrent combien la ténotomie, aidée de bonnes machines, peut produire de beaux résultats : nous en rapporterons encore quelques-unes qui nous semblent présenter un grand intérêt sous plusieurs rapports.

M. Boudot (Jean-Jacques), de l'île de Ré, âgé de vingt-deux ans, portait depuis sa naissance une énorme déviation du pied droit en dedans. A un an, ses parents le soumirent au traitement par les machines. Après six mois de ce traitement, ne voyant pas qu'il produisît aucun résultat, on prit le parti d'abandonner la difformité à elle-même ; et personne n'y avait touché depuis, qnand M. Boudot entra dans notre établissement au mois de mai 1836. Nous allons décrire ce cas extraordinaire comme nous le trouvâmes le 17 mai, au moment d'en faire l'opération en présence de MM. les docteurs Ch. Londe, membre de l'Académie de Médecine, Philippart et J. Lafond père et fils.

Tout l'avant-pied était dévié horizontalement
en dedans et situé perpendiculairement quant

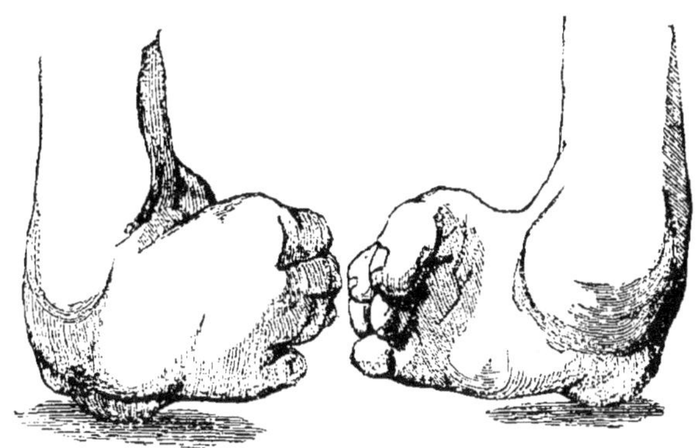

au sol, c'est-à-dire que le cinquième métatarsien et le cinquième orteil occupaient la base
·ou face inférieure, et que le bord interne du
pied était supérieur. De cette manière, la face
dorsale du pied était devenue face antérieure,
et la face plantaire face postérieure. La plante
avait à peine deux pouces de longueur, et les
orteils étaient repliés sur elle : une distance de
dix-huit lignes seulement séparait le gros orteil
du talon. Le seul point par lequel le pied pût
toucher à terre se composait d'un durillon considérable recouvrant le cuboïde et la tubérosité
antérieure du calcanéum. A la moindre course
que faisait M. Boudot, ce durillon devenait douloureux, s'*échauffait* (comme disait le malade),
et alors, c'étaient pendant plusieurs jours des
bains de pieds, des cataplasmes, un repos absolu, etc. La mortaise tibio-péronienne n'em-

brassait plus l'astragale, qui formait une forte saillie au-dessous et en dehors d'elle. Cette mortaise reposait sur la face supérieure du calcanéum immédiatement devant le tendon d'Achille, qui se trouvait par conséquent comme appliqué aux os de la jambe. Le scaphoïde, porté sous la malléole interne, avait complétement abandonné la tête articulaire de l'astragale, et s'en trouvait distant de plus d'un pouce. Le cuboïde avait suivi le mouvement du scaphoïde; il s'était de même dirigé en dedans et contourné sur son petit axe, de façon à ne plus toucher la surface articulaire située au sommet de la tubérosité antérieure du calcanéum. Le pied était, pour nous servir de l'expression du malade, *cassé en deux*, ayant toute sa partie antérieure portée en dedans. On conçoit que les cunéiformes avaient dû, comme le cuboïde, suivre la direction du scaphoïde, dont la tubérosité interne se trouvait être supérieure et l'externe inférieure; il en résultait que le premier de ces os se portait en haut, au lieu de se porter en dedans, etc. Le bord externe du pied, dirigé beaucoup plus en arrière que le bord interne, était convexe; tandis que l'interne était concave, et offrait un angle rentrant ayant le sommet creusé par un sillon profond, qui se prolongeait en dehors en décrivant une ligne courbe autour du talon. Quant à celui-ci, il était distant du sol de trois pouces au moins; le cinquième métatarsien et le cinquième orteil s'élevaient aussi d'un pouce et demi environ au-dessus de la base naturelle. Tous les os du tarse enfin étaient tellement déplacés, tellement culbutés, qu'il devenait très-difficile de les reconnaître au toucher.

Cinq ou six jours après la section du tendon d'Achille, le gros durillon à substance élastique, que nous avons signalé comme faisant l'office d'un faux talon, se trouva, par la pression de la machine, frappé d'une escarre qui nous obligea de suspendre l'action de celle-ci pendant près de deux mois. Nous dûmes alors regarder le redressement du pied comme manqué. Cependant, après la fonte entière de ce durillon et sa cicatrisation complète, nous pûmes replacer le pied dans l'appareil, en ayant soin de modérer extrêmement l'action mécanique; et ce fut ainsi que, après un mois de reprise de la machine, nous pûmes obtenir de ramener l'avant-pied dans la direction de la face antérieure de la jambe, la plante dans sa direction normale, et mettre le talon d'aplomb sur la planchette de l'appareil à angle droit avec la jambe. C'était un beau et grand résultat, après un pareil désordre; toutefois, le pied était court, le cuboïde formait une saillie sur le cou-de-pied, particulièrement à la face externe de cette partie. Il paraissait comme luxé, et se portait en arrière au-dessus de la tubérosité antérieure du calcanéum, en avant au-dessous de l'extrémité postérieure des deux derniers métatarsiens, avec lesquels cet os s'articule. Les ligaments articulaires du cuboïde étaient conséquemment très-relâchés et fortement allongés ; les trois autres os du métatarse se trouvaient encore placés sur un plan inférieur au scaphoïde ; l'astragale, d'un volume beaucoup moindre que nature, n'était pas rentré sous la mortaise des os de la jambe ; on sentait sa poulie articulaire à la racine du cou-de-pied, sous la peau ; sa tête avait à peu près

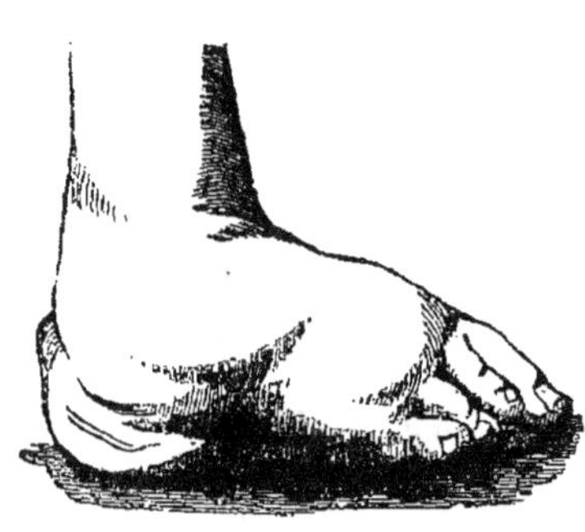

disparu. Malgré le défaut de replacement total des os, le pied avait repris une apparence presque normale, comme le prouve la figure que nous en donnons ici, et on pouvait lui faire exécuter des mouvements de flexion et d'extension, assez bornés, il est vrai.

Pour bien apprécier de semblables changements de position des os, il est nécessaire de ramener l'avant-pied à sa direction normale ; autrement on ne saurait guère porter un diagnostic bien positif. Quand la difformité est de naissance, les os du métatarse et les phalanges sont moins développés que dans les autres cas. Heureusement, les faits de cette nature sont extrèmement rares ; on n'en rencontre pas deux sur cent. Du reste, si nous avions à redresser aujourd'hui le pied de M. Boudot, nous procéderions autrement que nous ne l'avons fait, et nous n'aurions plus à craindre l'accident qui est venu tout à coup entraver les progrès de la cure. Nous agirions comme nous l'avons fait depuis dans plusieurs cas à peu près analogues, entre autres dans le cas de M. Cabet : nous commencerions par faire la section du tendon des muscles jambier antérieur, et celle du court fléchisseur des orteils et de l'apovrose plantaire.

M. Honoré Durozey, de Toucques (Calvados), contrôleur aux soudes à Lescure, près Rouen, âgé de trente-quatre ans, d'un tempérament bilioso-nerveux, est né avec une double stréphendopodie, c'est-à-dire avec une déviation en dedans (varus) des deux pieds. Celle du pied gauche, assez légère, avait fini par céder à l'usage des brodequins à tuteurs latéraux. Celle du pied droit, beaucoup plus forte, fut aussi plus rebelle, et les chaussures spéciales, au moyen desquelles on essaya de la combattre, ne firent que la rendre plus grave et plus compliquée.

M. Durozey entra dans notre établissement orthopédique le 28 novembre 1837. Nous allons dire quel était à cette époque l'ensemble anormal de son pied droit.

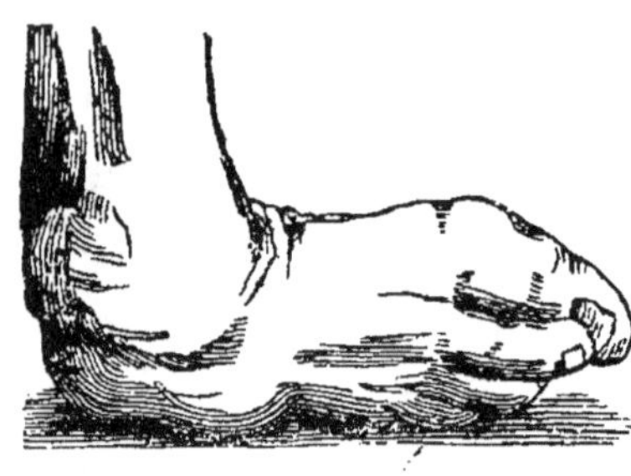

Le pied, horizontalement dirigé en dedans, prenait son point d'appui sur un durillon énorme recouvrant la face dorsale du cuboïde, et la tubérosité antérieure du calcanéum abandonnée par le cuboïde. Ce durillon, épais d'un pouce, large de deux, long de trois, présentait au toucher la consistance pulpeuse d'un véritable talon, comme on l'observe communément en pareil cas : ces pseudo-talons ayant presque toujours la structure de la partie du pied dont ils remplacent l'usage. Tous les os du pied étaient déplacés et fortement enroulés sur leur petit axe. L'extrémité inférieure des os de la jambe, ou mortaise tibio-péronienne, n'appuyait plus que sur la face interne du calcanéum, devenue supérieure. La poulie articulaire de l'astragale, rugueuse au lieu d'être lisse, apparaissait en avant et en dehors de la malléole externe. Sous la malléole interne se trouvait le scaphoïde, qui avait cessé d'être en rapport avec la tête de l'astragale. La base principale du pied était dans les faces supérieures du cuboïde et des extrémités postérieures des deux derniers os du métatarse. Tous les os du métatarse, au reste, ainsi que les orteils, étaient très-rapprochés les uns des autres, ce qui rendait l'extrémité digitée excessivement rétrécie. Le gros orteil était le seul qui fût développé convenablement; il l'était même plus qu'à l'ordinaire. Le talon, exhaussé de deux pouces et demi à peu près, se montrait tout à fait dévié en dedans.

Deux jours après l'entrée de M. Durozey dans notre établissement, nous avons attaqué la difformité par la section du tendon d'Achille. Aussitôt le talon s'est un peu abaissé; mais nous avons eu des peines infinies à placer le pied sur la semelle de l'appareil, quoique nous eussions disposé celle-ci presque verticalement: toujours il se dérangeait, toujours il venait toucher cette semelle par son bord externe et par le gros durillon recouvrant en si grande partie sa face dorsale. Cette saillie anormale ne tardait pas à s'échauffer alors; et bientôt il en résultait des douleurs qui obligeaient le malade à quitter fréquemment son appareil. Nous fîmes donc construire une machine munie de leviers élastiques auxquels venaient se fixer des courroies matelassées et échancrées; puis nous nous servîmes de ces courroies pour éta-

blir des points tout spéciaux de compression
sur les parties saillantes de ce pied vraiment
extraordinaire. Nous sommes ainsi parvenu, au
bout d'un mois, à dérouler la moitié de l'avant-
pied et à ramener les deux tiers environ de la
plante sur la semelle de notre nouvelle machine,
située alors horizontalement. Ce premier avantage obtenu, nous avons coupé le tendon du
muscle jambier antérieur, dont la tension oppo-
sait à nos efforts ultérieurs une résistance nécessairement insurmontable; après quoi, nous
avons pu achever le déroulement du pied. Mais,
tandis que nous nous occupions de ramener ce
pied si rétif sous l'axe de la jambe, il arriva que
la substance intermédiaire, formée entre les
deux bouts coupés du tendon d'Achille, avait
acquis une telle consistance, une solidité si
énergique , que la machine n'avait plus sur lui
aucune action !

Il fallût reprendre le ténotome et faire une
nouvelle section du tendon d'Achille, pour chercher ensuite, à l'aide de la puissance mécanique, à remettre la jambe et le pied à angle droit,
puis à angle aigu : victoire que nous avons fini
par conquérir, non sans de grandes difficultés,
car la poulie articulaire de l'astragale, placée depuis si longtemps en dehors de la mortaise tibio-
péronienne, était devenue rugueuse et déformée.

On comprend ce qu'il a fallu de travail mécanique et chirurgical pour ramener l'astragale sous la jambe et pour remettre les différentes surfaces articulaires des os du tarse en
rapport les unes avec les autres; on se figure
la gêne que le malade a dû éprouver pendant
les premiers mois, quand il a voulu marcher.
Quoi qu'il en soit, ce pied, un des plus difficiles
à traiter et à guérir que nous ayons jamais ren-
contrés, a enfin repris ses conditions normales,
et M. Durozey a fini par marcher librement. Les
douleurs qu'il ressentait à la racine du pied, causées par les rugosités de la poulie articulaire

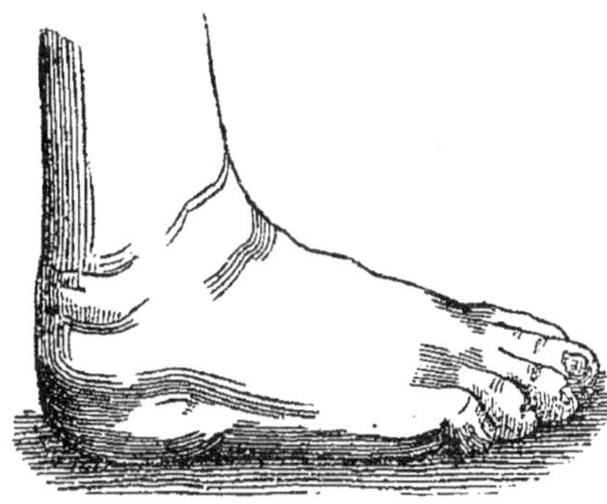

de l'astragale et
la déformation de
cette poulie, ont
peu à peu disparu
avec le temps et
la marche. Voici
la figure qu'avait
son pied quand il

quitta notre maison.

Aujourd'hui, pour un cas semblable, nous
commencerions par dérouler le pied au point
d'en faire un équin varus ou un équin simple;
la section du tendon d'Achille ne viendrait
qu'après. De cette façon, nous abrégerions sensiblement la durée du traitement, et nous sau-
verions au malade de vives et longues douleurs.

Pierre-Hippolyte Vincent, âgé de sept ans, demeurant à Paris, rue de la Verrerie, n° 52, est venu au monde avec une stréphendopodie (varus) très-développée. Ses parents négligèrent sa difformité pendant trois ans; puis ils vinrent nous consulter au Bureau central. Nous leur fîmes alors délivrer une machine à peu près semblable à celle de Venel, modifiée par M. d'Yvernois. Le petit Vincent porta la machine pendant deux ans, presque sans aucun résultat; ce que voyant, ses parents renoncèrent à cet attirail inefficace et donnèrent à leur fils, pour toute chaussure, un informe brodequin qu'il porta jusqu'en 1836.

Alors, ayant entendu parler de notre nouveau procédé (la section du tendon d'Achille), le père et la mère du jeune Vincent vinrent de nouveau nous consulter; et le 17 mars 1836, nous pratiquâmes sur l'enfant la section du tendon d'Achille, en présence de M. le docteur Horteloup, médecin des hôpitaux. Voici la description de son cas :

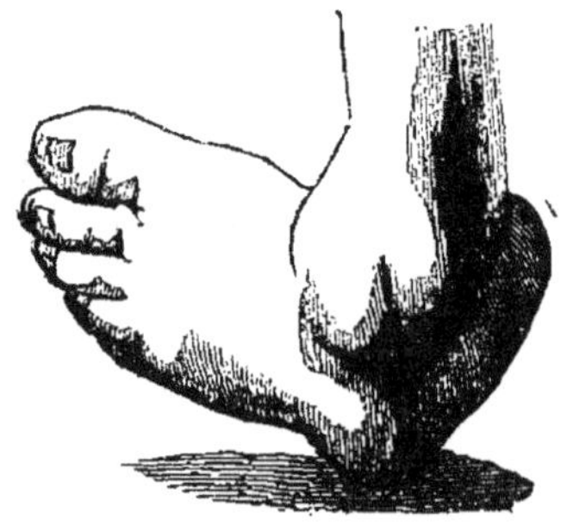

Tout l'avant-pied présentait une difformité en dedans, un peu en arrière et en haut, de sorte que le scaphoïde et le cuboïde étaient comme luxés; c'est-à-dire qu'ils avaient en partie abandonné les os avec lesquels ils sont articulés dans l'état normal : l'astragale et le calcanéum. Il existait un écartement de plus d'un pouce entre la tubérosité antérieure du calcanéum et le cuboïde ; sur cet espace on voyait un durillon composé de substance à peu près semblable à la pulpe du talon, de la grosseur d'une moitié d'œuf de poule : ce durillon servait seul de point d'appui pendant la station et la marche. L'avant-pied, comme nous l'avons dit, dirigé horizontalement en dedans, était situé perpendiculairement à la base, c'est-à-dire que le bord externe du cinquième os du métatarse et celui du cinquième orteil regardaient le sol, tandis que le bord interne du premier métatarsien et celui du premier orteil se montraient dirigés en haut. Le bord externe du pied, par conséquent, se trouvait tout à fait inférieur, quand l'interne était supérieur et formait avec la jambe un angle rentrant de quarante degrés à peu près. La malléole externe, la tête articulaire de l'astragale et le durillon dont nous avons parlé, offraient trois fortes saillies recouvertes de callosités. Le talon, fortement dévié en dedans, s'éloignait du sol de trois pouces. La mortaise tibio-péronienne n'embrassait plus que le bord interne de la poulie articulaire de l'astragale.

Deux mois après la section du tendon d'Achille, le petit malade put marcher en appuyant sur le talon et sur toute la face plantaire de son pied complétement déroulé.

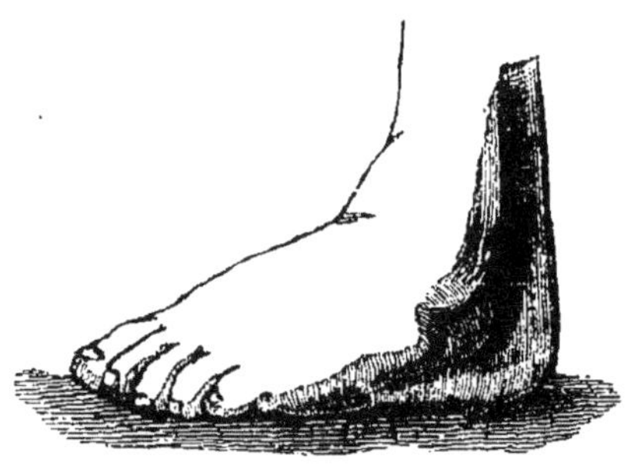

La guérison eût été plus prompte, s'il n'était survenu une escarre, occasionnée par la pression de la machine, accident qui fit suspendre le traitement pendant près de trois semaines; et encore si nous avions d'abord coupé les tendons des muscles jambier antérieur et court fléchisseur des orteils.

M. François-Marie Issac, de Pézenas (Hérault), âgé de vingt-huit ans, d'une constitution forte, sanguine, né bien portant, eut à trois ou quatre mois une *indisposition fébrile* (ce sont ses propres paroles), probablement suivie de convulsions qui déterminèrent sans doute un état paraly-

tique du membre inférieur gauche, puis un
commencement de déviation du pied. Toujours
est-il que cette déviation ne tarda point à faire
des progrès sensibles, puisque l'enfant, à peine
âgé de sept mois, fut présenté à un médecin de
Montpellier, M. le docteur Bourguenot. Ce médecin, après s'être assuré que le pied était
pourvu de tous ses os, que l'affection résidait
dans les parties molles, dans les muscles ab-
ducteurs qui paraissaient frappés de paralysie, conseilla des toniques extérieurs et
intérieurs; ordonnance qui fut peu exécutée,
à cause de la répugnance de l'enfant pour les
amers, et aussi parce que les parents de
M. Issac espéraient beaucoup de la générosité
du temps.

Lorsque le jeune infirme eut huit ou neuf
ans, on le confia aux soins de Delpech, qui lui
fit subir divers traitements mécaniques, sans
autre succès qu'une sorte de métamorphose de
la difformité. Ces traitements furent bientôt
abandonnés.

Au mois d'octobre 1838, M. le docteur Aurias, de Pézenas, nous demanda une consultation sur l'état de M. Issac, pour savoir si la
difformité était curable par notre procédé, la
section du tendon d'Achille. Sur notre réponse
affirmative, M. Issac est venu dans notre établissement, encouragé par MM. les docteurs Aurias

et Cauvière, de Marseille. Voici l'état du membre dévié :

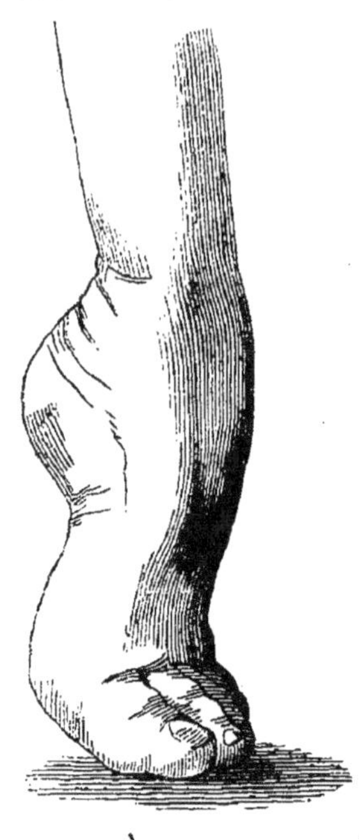

La cuisse gauche est ferme, mais d'un volume inférieur de moitié à celui de la cuisse droite qui est fortement musclée. La jambe, presque atrophiée, laisse à peine apercevoir le relief du mollet. La face dorsale du pied forme une ligne droite avec la jambe; cette ligne s'arrête au métatarse dont l'extrémité phalangienne est portée plus en arrière encore, d'à peu près un pouce. La poulie articulaire de l'astragale fait saillie à l'origine du cou-de-pied; la mortaise tibio-péronienne l'a aux deux tiers abandonnée et la laisse en rapport avec les tendons des muscles des longs extenseurs des orteils, avec la peau, etc. L'avant-pied est un peu dévié en dedans ; malgré cela, le malade prend principalement son point d'appui sur la face plantaire des trois premiers orteils, parce qu'en touchant le sol, il écarte l'extrémité malade. Le pied peut se mouvoir en sens inverse de sa flexion naturelle, c'est-à-dire être fléchi, non pas sur la face antérieure de la jambe, mais vers sa face postérieure. Les mouvements latéraux sont très-limités; le talon est à plus de cinq pouces éloigné du sol.

On comprend combien la marche devait être difficile au sujet porteur d'une difformité pareille. Ainsi, dans son enfance, M. Issac marchait en sautillant sans se servir de tuteurs artificiels, mais à la condition de tomber très-souvent. Devenu plus âgé, il a été obligé de prendre une béquille dont il s'aidait incessamment, non pour marcher, mais pour sauter le pas, en s'appuyant fortement sur elle et point ou presque point sur l'extrémité malade.

Le 25 novembre 1838, nous fîmes à M. Issac la section du tendon d'Achille en présence de MM. Louis et Charles Blanc, Duclerc, Tardieu de Marseille, et de MM. Carrière et Bonnafous, amis du malade. En vingt-quatre jours, le pied fut

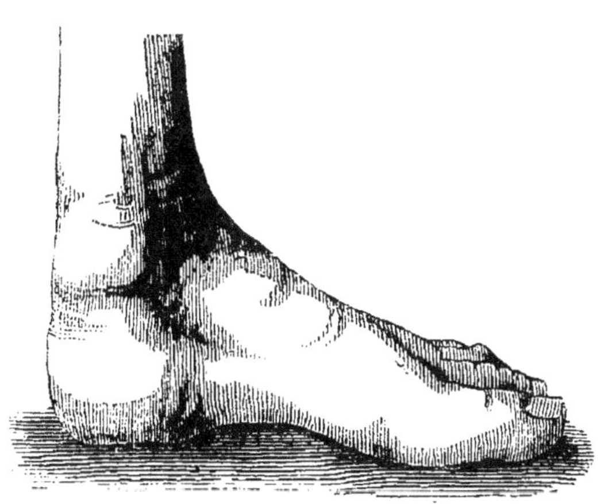

mis à angle droit, et trois jours après à angle aigu. Le mois n'était pas fini que le malade marchait, en éprouvant toutefois une assez forte gêne dans la partie antérieure de l'articulation tibio-tarsienne, due à la rentrée de la poulie articulaire de l'astragale sous la mortaise des os de la jambe.

M. Boucherez, juge d'instruction à Senlis, âgé de quarante et un ans, d'une forte constitution, est né à sept mois, ayant les deux membres inférieurs paralysés et les deux pieds déviés, l'un en bas, l'autre en haut. Très-chétif pendant les premiers mois de son existence, M. Boucherez a néanmoins fini par se développer comme les autres enfants, même comme les mieux constitués. A quatre ans, il a commencé à marcher seul sur la pointe du pied gauche et sur le talon du pied droit, tout l'avant-pied de ce côté dirigé vers la partie antérieure et externe de la jambe. Les déviations dépendaient, la gauche du raccourcissement des muscles du mollet; et la droite, de celui des muscles extenseurs des orteils, du tibial et du péronier antérieur. Le pied gauche, après que M. Boucherez eut marché quelques mois seul, commença à s'enrouler un peu en dedans, à cause du poids du corps qu'il avait à soutenir presque tout entier, comme on va le voir; et puis aussi à cause de la laxité des ligaments de l'articulation tibio-tarsienne. Le

pied droit, au contraire, fut à peu près ramené
à sa direction naturelle au moyen d'un brodequin disposé à cet effet.

Mais la paralysie avait persisté dans le membre droit, qui a toujours été moins long et moins
gros que le gauche : de sorte que celui-ci, bien
qu'il fût le siége d'un énorme équin-varus, n'en
était pas moins obligé de supporter la plus grande
partie du poids du corps pendant la station et
la marche. M. Boucherez a porté des machines
depuis l'âge de deux ans jusqu'à celui de quarante et un ; sans ces tuteurs artificiels, aidés
encore d'une béquille et d'un béquillon, il lui
aurait été impossible de faire un seul pas, et
même de se tenir debout. Voici, du reste, quel
était l'état de ses pieds lorsque nous avons pratiqué sur lui la section du tendon d'Achille, le
20 mai 1837, en présence de MM. les docteurs
Cayol, médecin du malade, et J. Lafond fils.

Le pied gauche présentait la difformité mixte
connue sous le nom d'équin-varus, ou déviation du pied en bas et en dedans. Le point
d'appui ne consistait plus que dans les trois
derniers orteils et les articulations métatarso-
phalangiennes correspondantes. Le cuboïde
était éloigné de près d'un pouce de la tubérosité
antérieure du calcanéum avec laquelle il s'articule. Le scaphoïde avait en partie abandonné
la tête articulaire de l'astragale. La poulie ar-

ticulaire de l'astragale se trouvait en avant de
la mortaise tibio-péronienne, qui la recouvre

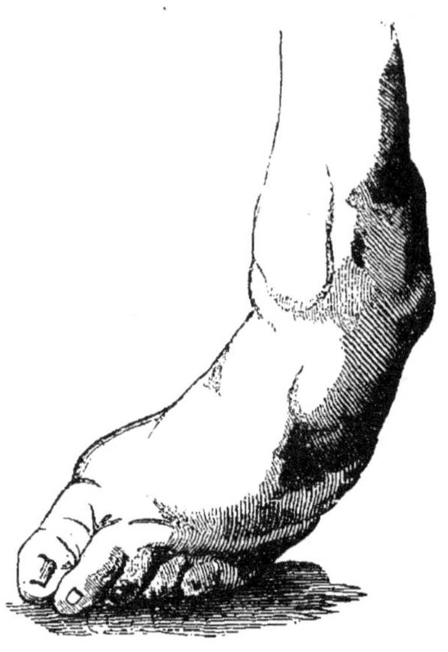

dans l'état normal. En considérant les déplacements existants entre le cuboïde et la tubérosité antérieure du calcanéum, entre le scaphoïde et la tête de l'astragale, on aurait pu
penser que l'avant-pied était en partie luxé en
dedans sur l'arrière-pied, entre la première et
la seconde rangée des os du tarse. La pointe
du pied était dirigée en dedans, le talon élevé
au-dessus du sol de plus de cinq pouces. Le
bord interne du pied était concave, et l'externe
convexe. Quant au pied droit, il avait encore
une grande tendance à ne s'appuyer que sur
le talon; l'avant-pied était aussi un peu relevé;
enfin l'amaigrissement considérable, joint à

l'état toujours paralytique de tout le membre abdominal droit, ôtait à ce membre la faculté de soutenir sans aide sa part du poids général du corps.

Dix-sept jours après la section du tendon d'Achille sur le pied gauche, ce pied était ramené à angle droit avec la jambe, et le malade pouvait déjà faire quelques pas dans la chambre en appuyant sur le talon et sur la face plantaire du pied opéré. Quelques jours plus tard, il marcha assez bien pour n'avoir plus besoin de supports artificiels.

Mlle Elisabeth Ravenel, âgée de vingt-neuf ans, d'une constitution lymphatique, très-brune, demeurant à Paris, place Saint-Nicolas-des-Champs, n° 2, a éprouvé de fortes convulsions à l'âge de huit mois, à l'époque de l'évulsion de ses deux premières dents. Depuis lors, le membre abdominal gauche est resté paralysé jusqu'à trois ans : l'autre jambe est aussi devenue très-faible. Ce n'est même qu'à cet âge que le sujet a commencé à marcher, toujours sans pouvoir se tenir sur le pied paralysé, dont le tarse formait une ligne droite avec la jambe. De plus l'avant-pied était complétement enroulé sur lui-même, en sorte que la face plantaire se montrait tout à fait dirigée en dedans et un peu en haut, et la face dorsale en dehors et en avant.

Cet état dura jusqu'à l'âge de huit ans, époque où l'on confia Mlle Ravenel aux soins de M. d'Yvernois. Le résultat du traitement, assez long, que ce praticien lui fit subir, ne fut pas des plus heureux pour la malade; car elle ne cessa pas de marcher sur ce qu'elle appelle *sa cheville*, c'est-à-dire sur la partie externe de la face dorsale du pied. Toutefois, elle trouva un peu d'amélioration quant à la conformité du membre, puisqu'elle pouvait s'appuyer en même temps sur les deux dernières articulations métatarso-phalangiennes. Cette amélioration néanmoins ne persista pas longtemps; et lorsque Mlle Ravenel vint nous consulter, en janvier 1838, son pied présentait, au premier aspect, toute l'apparence d'une luxation complète sur la jambe.

Voici, à cette époque, l'état de la difformité :

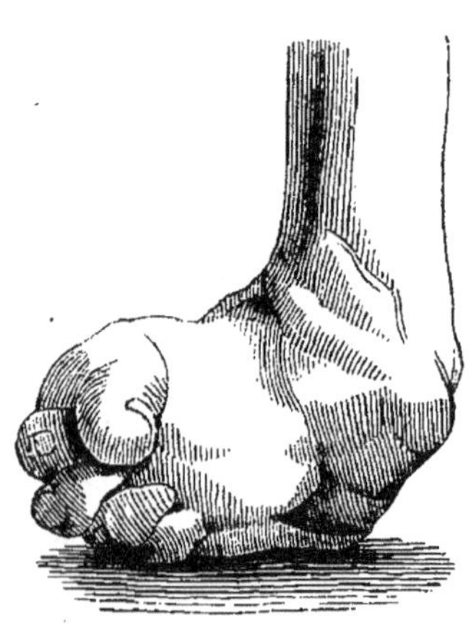

Le pied, dirigé horizontalement en dedans, était couvert de saillies et très-rétréci. L'arrangement des orteils était fort irrégulier; ainsi le premier, ou gros orteil, chevauchait sur le suivant et le troisième. La malléole externe, la tête de l'astragale et la tubérosité antérieure du calcanéum, formaient trois fortes saillies couvertes de callosités : ces trois saillies touchaient le sol pendant la station et la marche. La plante du pied était rétrécie et comme partagée en deux par un sillon longitudinal. La mortaise des os de la jambe n'avait d'appui que sur la face interne et postérieure de l'astragale, dont la poulie articulaire était sensible en avant et en dehors d'elle. Enfin, c'était une difformité vraiment monstrueuse.

Nous avons pratiqué la section du tendon d'Achille, le 1ᵉʳ février 1838, en présence de M. le docteur Isid. Bourdon. Malgré l'étendue de la difformité, l'opération fut aussi simple que d'habitude. Nous plaçâmes ensuite le pied dans un appareil dont nous surveillâmes l'application tous les jours. Au bout de quinze jours, le pied était à angle droit avec la jambe, sans que la malade eût éprouvé un seul instant de douleur. Au bout de six semaines, la guérison était complète ; c'est-à-dire que Mˡˡᵉ Ravenel pouvait faire, à l'aide seulement d'un fort brodequin, de très-longues courses sans gêne et sans fatigue.

Le 15 février, le pied était complétement normal. Toutefois, il est un peu plus court et un peu plus grêle que l'autre. Le gros orteil est revenu de lui-même à sa place.

En un mot, cette cure est une des plus belles
qu'on puisse imaginer. Le résultat est magnifi-

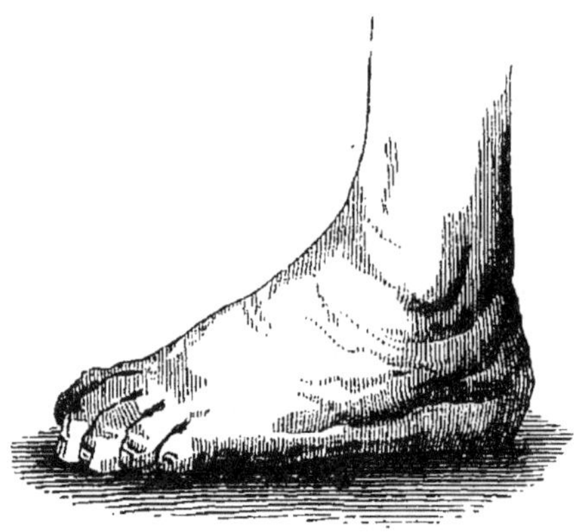

que quand on songe à l'horrible difformité décrite et montrée plus haut, et au peu de temps
que la guérison a demandé.

Mlle Joséphine Soubitez, de Boulogne-sur-Mer,
âgée de vingt-quatre ans, d'une constitution
sanguine, est née bien portante et paraissant
bien conformée. Quand elle eut six ans, on s'a-
perçut un jour, en la mettant debout, que son
pied droit se renversait en dehors, et portait
son talon plus élevé que l'autre ; cela sans que
l'enfant eût jamais éprouvé le moindre malaise.
Dans l'intention de corriger cette difformité
alors très-légère, on enferma le membre dans
un brodequin à double montant, se prolongeant jusqu'au genou, lequel eut pour effet de
maintenir le pied, mais sans réussir à faire
descendre le talon, qui, par la suite, se trouva

distant du sol de près de cinq pouces. En Angleterre, où Mlle Soubitez fut mise en pension pendant quelques années, on essaya de lui redresser le pied au moyen d'appareils, fort bien faits d'ailleurs, mais qui ne produisirent guère de résultats meilleurs que ceux employés auparavant.

Voici comment se présentait la difformité lorsque Mlle Soubitez entra dans notre établissement, au mois de juillet 1838. Le pied, lors-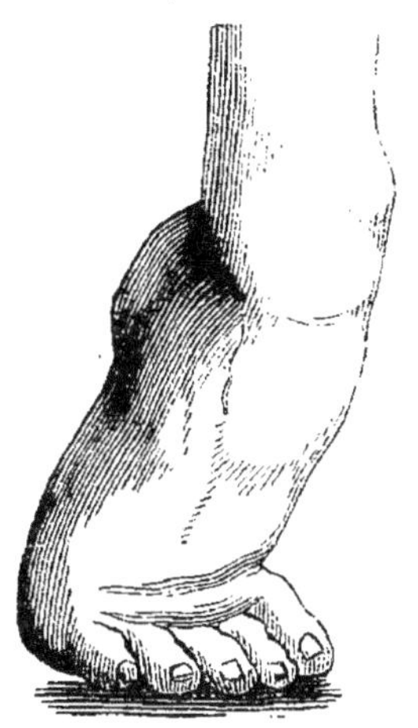que la malade était assise, affectait une simple déviation en bas, *pes equinus*; mais si le sujet se tenait debout ou marchait, on voyait l'avant-pied se diriger en dehors, et la malléole interne devenir beaucoup plus saillante que l'externe. Le point d'appui avait lieu sur la face inférieure de la première articulation métatarso-phalangienne, où existait une callosité ordinairement douloureuse pendant la marche. Toutes les articulations métatarso – phalangiennes étaient écartées les unes des autres, de manière à faire paraître l'extrémité du pied d'une largeur démesurée. Le cou-de-pied était saillant, la plante très-concave.

Le 20 juillet 1838, nous avons pratiqué la

section du tendon d'Achille; dix jours après,
le pied était redressé.

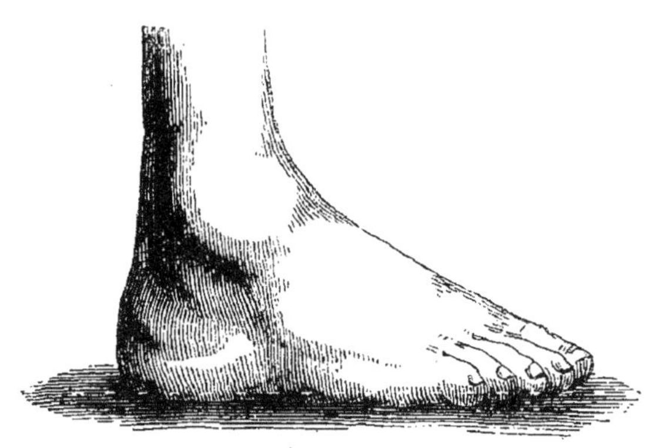

Un petit accident a signalé la période du redressement : la pression de la machine ayant
causé une contusion sur la callosité sus-indi-
quée de la première articulation métatarso-
phalangienne, pendant plus d'un mois, la
marche fut pénible et douloureuse. Mais cet
inconvénient s'est dissipé, et Mlle Soubitez a
quitté notre maison, complétement guérie,
deux mois après y être entrée.

Mme la comtesse de C..., âgée de cinquante-trois
ans, d'une constitution forte et sanguine, jouissait d'une santé excellente, quand, à l'âge de
trois ans, après des jeux et des exercices exa-
gérés dans le jardin de l'Infante, au Louvre,
où demeurait alors le comte de Capellis, son

père, elle éprouva tout à coup une vive douleur dans le ventre, pour laquelle Vicq-d'Azyr
et Desessarts, célèbres médecins du temps, furent aussitôt appelés (1789). A cette première
sensation, bientôt dissipée, succédèrent un état
de roideur des membres et une violente douleur
dans la région lombaire, qui firent dire aux
médecins que la maladie était une sorte de tétanos, et que si la mâchoire venait à se prendre,
l'enfant était perdu. Alors les parents de Mme de
C... imaginèrent de la suspendre couchée au-
dessus d'une baignoire remplie d'eau bouillante
et de plantes aromatiques. Ce bain de vapeur
ramena la souplesse dans les membres de l'enfant, en même temps qu'il eut pour effet d'en-
lever les douleurs et la roideur de l'épine
dorsale. Au bout de quelques jours donc,
tout accident semblait avoir disparu, et la
petite malade allait pouvoir retourner à ses
promenades et à ses jeux, quand on remarqua
qu'elle ne pouvait plus se tenir sur la jambe
droite et que, dès qu'elle voulait marcher, elle
tombait. Les médecins, rappelés, ne voyant
rien dans le membre, attribuèrent son incapa-
cité à la faiblesse; ils conseillèrent les frictions,
les bains, les douches. Mlle de Capellis fut conséquemment conduite à Montpellier, à Aix-la-
Chapelle; on lui fit en même temps porter des
machines de toute sorte, et cependant elle boi-

tait toujours. Quand elle eut quinze ans, on lui
donna un maître de danse; elle parut s'en trouver un peu mieux. Enfin elle se maria, eut plusieurs enfants, prit beaucoup d'embonpoint; et
la difformité, qui n'était d'abord qu'un pied
équin, finit par devenir un pied équin-varus,
développé au point de rendre la nécessité des
béquilles tout à fait imminente. Dans cette triste
perspective, Mme la comtesse de C..., en 1820,
s'adressa à M. d'Yvernois; et le célèbre orthopédiste, après l'avoir soignée pendant quatre
mois par les manipulations et le sabot de Venel
modifié, parvint à ramener son pied à l'état
de simple déviation en bas. C'était beaucoup,
sans doute; et l'orthopédie, bornée à la mécanique, ne pouvait pas davantage, ainsi que
M. d'Yvernois le dit lui-même à la malade, en
l'engageant à continuer l'emploi du sabot pendant la nuit; et, le jour, à tenir son pied dans un
brodequin à tuteur externe, se prolongeant jusqu'au-dessous du genou, sous peine de voir
aussitôt sa difformité reprendre le double caractère dont à grand'peine on avait pu la débarrasser.

Mme la comtesse de C... en était là au mois
de mai 1838, lorsqu'elle vint nous consulter.
Elle marchait avec une difficulté extrême sur
la seule moitié antérieure du bord externe et
le tiers externe de la plante de son mauvais

pied. La tête articulaire de l'astragale, la tubérosité antérieure du calcanéum et la malléole externe enfin, formaient trois saillies assez développées pour rendre très-gênant l'emploi du brodequin à tuteur. Le talon était éloigné du sol de deux pouces et demi.

Nous conseillâmes à Mme la comtesse de C... la section du tendon d'Achille, comme le seul moyen d'en finir. Après avoir pris l'avis de M. le professeur Breschet, qui fut tout à fait conforme au nôtre, Mme de C... consentit, et nous l'opérâmes le 26 mai, en présence de M. Lelorgne d'Ideville, député de l'Allier, et de M. Sansot, élève en médecine. Au bout de quinze jours, le pied était redressé, et Mme de C... commençait déjà à faire quelques pas dans sa chambre. Un mois après l'opération, elle était guérie.

M. Alphonse Rémi, âgé de vingt-huit ans, bijoutier, né à Boulogne-sur-mer, d'une constitution éminemment nerveuse, jouissait d'une bonne santé, quand, à l'âge de deux ans, il éprouva une gastro-entéro-céphalite qui compromit gravement ses jours. Pendant le cours de cette maladie, qui dura près d'un mois et fut excessivement intense, le côté droit du corps devint paralysé. Puis, la gastro-entéro-céphalite disparut; mais l'hémiphlégie persista jusqu'à l'âge de sept ans avec des contractures dans les

muscles du mollet et dans les péroniers. Ces
contractures déterminèrent bientôt un pied bot
équin-valgus. Cela fait, la paralysie abandonna
la partie supérieure de son domaine, le membre abdominal seul resta paralytique. La difformité fut aperçue trois ou quatre mois après
l'affection fébrile qui avait amené l'hémiplégie ;
alors on vit que le pied se déviait en dehors et
que le talon ne touchait plus lorsqu'on posait le
pied sur une surface plane. Le jeune malade
fut confié à différents orthopédistes ; des machines de toute espèce furent portées pendant
beaucoup d'années, mais sans produire aucun
résultat, sans même empêcher le pied de continuer à se dévier davantage. Voici, au reste,
comment nous trouvâmes la difformité lorsque
M. Rémi entra dans notre établissement, le
1er avril 1837, pour y être traité par notre
procédé.

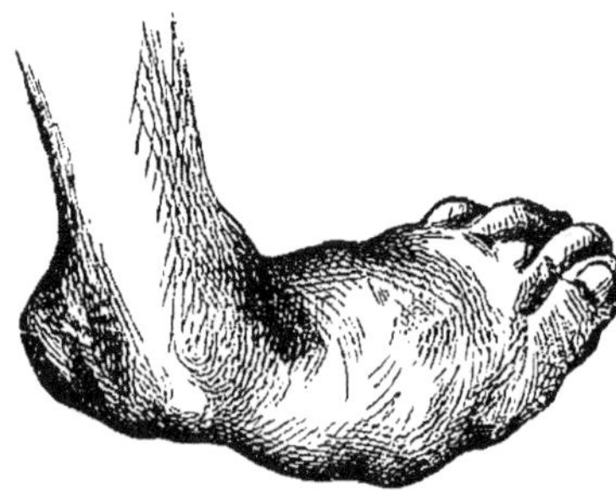

Tout le pied était
fortement dévié en
dehors, ayant la mal-
léole interne très-
saillante et l'externe
peu apparente. La
face inférieure des
deux premières articulations métatarso-phalangiennes et le gros orteil servaient seuls de
point d'appui pendant la station et la progres-

sion. La plante du pied, légèrement concave, était dirigée de dedans en dehors. Le bord interne du pied était convexe et semblait partir du sommet du talon. Il présentait quatre saillies : la première formée par la malléole interne ; la seconde formée par le scaphoïde et la tête articulaire de l'astragale ; la troisième, par le premier cunéiforme et l'extrémité postérieure du premier os du métatarse ; enfin la quatrième, par la face interne de la première articulation métatarso-phalangienne. On sentait un intervalle au milieu de chacune de ces trois dernières saillies : c'est-à-dire qu'il existait un écartement entre la tête articulaire de l'astragale et le scaphoïde, qui ne recouvrait plus que la moitié externe de celle-ci ; entre le premier cunéiforme et l'extrémité postérieure articulaire du premier métatarsien, etc. On remarquait une espèce de gouttière au côté interne de la partie inférieure de la jambe, se prolongeant, après avoir passé sous la malléole interne, jusqu'au milieu de la plante du pied. Le bord externe du pied était concave, principalement vers l'articulation calcanéo-cuboïdienne. Si l'on tendait un fil de la tête du péroné au bord externe de la cinquième articulation métatarsophalangienne, on trouvait qu'à la hauteur de la malléole externe, ce fil était distant de celle-ci de deux pouces dix lignes. Le talon était forte-

ment dévié en dehors et éloigné du sol de près
de trois pouces. La mortaise tibio-péronienne
n'embrassait plus que le bord externe de la
poulie articulaire de l'astragale. Les orteils
étaient mal rangés et dirigés de dedans en dehors, chevauchant les uns sur les autres. Tout
le membre abdominal, principalement la jambe,
avait un volume beaucoup moindre que celui du
côté opposé; il était aussi un peu moins long.

Le 1er avril 1837, nous avons pratiqué la
section du tendon d'Achille, en présence de
M. le comte France d'Houdetot, aide de camp
du roi, et de MM. les docteurs Krauss (de Ber-
lin) et Weiss (de Copenhague). Trois semaines
après notre opération, le pied était ramené sous
l'axe de la jambe, et le talon abaissé de manière
à ce que le pied formât un angle droit avec la
jambe.

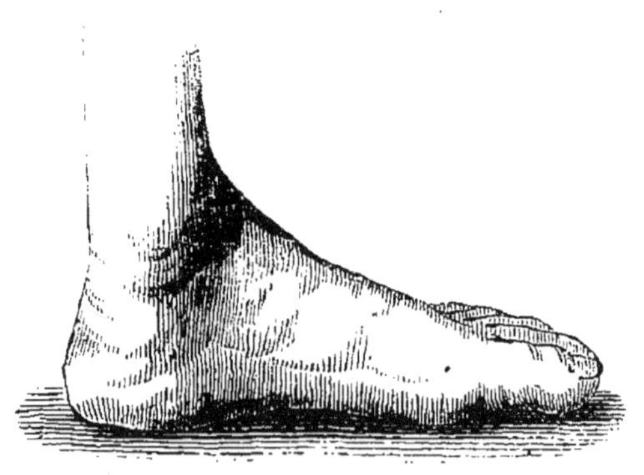

Le vingt-cinquième jour, il formait un angle rentrant ; au bout d'un mois, notre malade marchait déjà facilement avec un pied normal.

Enfin, après deux mois de séjour dans notre établissement, M. Rémi en est parti complétement guéri, n'éprouvant plus qu'un peu d'hésitation dans la marche, hésitation due au moindre volume du membre et à son inégalité de longueur comparative.

Victor Meunier, âgé de sept ans et demi, à Paris, rue Amelot, n° 18. Cet enfant, d'un tempérament sanguin, est venu au monde affligé d'une forte déviation du pied en dedans. Ses parents songèrent à l'en faire traiter lorsqu'il eut quatre ans à peu près. Au commencement de l'année 1832, ils nous présentèrent leur fils à l'hôpital Saint-Antoine. Nous conseillâmes un appareil orthopédique, le meilleur que nous pûmes choisir, mais qui, porté pendant un an, ne produisit absolument aucun résultat. Voyant l'inutilité de cette machine, les parents de Meunier renoncèrent à en faire usage ; puis, au bout de trois ou quatre ans, ayant entendu parler de notre procédé opératoire et du grand nombre d'enfants que nous avions guéris, ils vinrent de nouveau nous consulter.

Le 23 juillet 1836, nous fîmes au petit Meunier la section du tendon d'Achille, en présence de MM. les docteurs Duchesne-Duparc, Forget,

Parent, Bouillet. La difformité avait cet aspect :

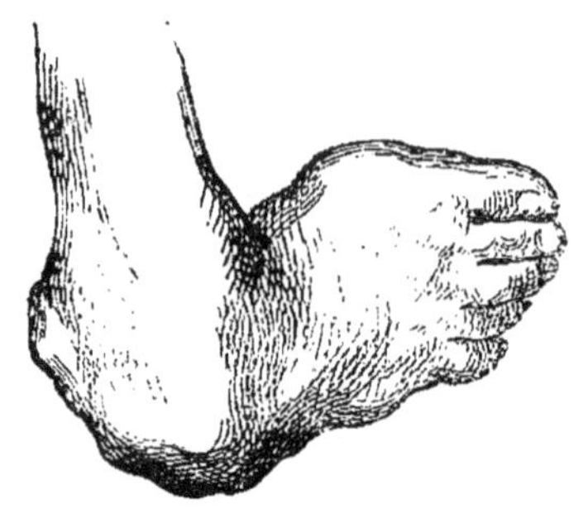

Tout le membre abdominal était amaigri. Le pied, fortement enroulé en dedans, avait sa pointe portée horizontalement dans le même sens. Le bord externe, très-arrondi, était presque devenu interne; le bord interne proprement dit formait un angle rentrant très-prononcé. La face dorsale du tarse était saillante, et trois durillons s'y étaient développés pendant la marche, à force de compression. Le premier de ces durillons gisait sur la tubérosité antérieure du calcanéum; le second sur la face supérieure du cuboïde : celui-ci, plus volumineux que les deux autres, était la base centrale de la sustentation. Le troisième durillon enfin recouvrait la tête articulaire de l'astragale, avec laquelle le scaphoïde n'était plus en rapport. L'articulation calcanéo-cuboïdienne avait subi un tel relâchement qu'il devenait fa-

cile de coucher le doigt entre les deux surfaces
articulaires. Le talon quittait le sol de plus de
deux pouces : la plante était dirigée en haut et
en arrière, etc.

Quatre jours après l'opération, il survint,
aux environs de la piqûre, un petit abcès qui fut
ouvert et guéri en peu de temps, sans avoir, du
reste, retardé notablement la cure du pied ; car,
au bout de quinze jours, l'enfant marchait sur
la plante et le talon.

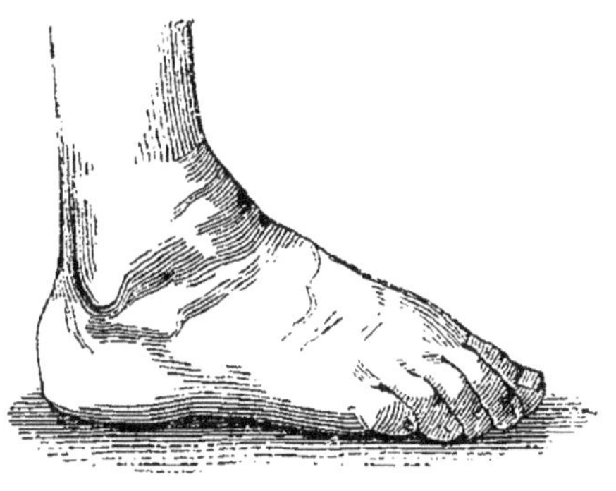

Le 25 août, trente-troisième jour de la section, on n'eût pas dit que Meunier avait jamais
eu un pied bot.

Dans les observations que nous venons de
rapporter, le traitement a été plus ou moins
difficile ; voici maintenant des cas dont la cure,
quoique la déformation fût assez grande, a été
obtenue dans un espace de temps fort court.
On verra que l'âge déjà avancé de quelques-

uns de nos malades n'a pas été un obstacle à leur prompte guérison.

M. Sébastien Bourdon, âgé de quarante-six ans, d'Elbeuf, lameur chez MM. Goudchaud et Picard, d'un tempérament lymphatico-sanguin, né bien constitué, a joui d'une bonne santé jusqu'à l'âge de deux ans. Il eut alors une maladie cérébrale et des convulsions qui laissèrent le membre abdominal gauche dans un état de paralysie. La fièvre cérébrale guérit, mais la paralysie persista, et pendant quatre ou cinq mois, la faiblesse du membre empêcha l'enfant de marcher. Aussitôt qu'il eut repris un peu de force, on s'aperçut que le talon ne touchait plus à terre. Il était relevé de près de six centimètres, et la base de sustentation n'avait plus lieu que sur la moitié antérieure de la plante du pied. Pendant une dizaine d'années, la difformité est restée à peu près stationnaire ; mais, vers l'âge de quatorze à quinze ans, l'avant-pied a commencé à se dévier en dedans, et le pied, d'équin simple qu'il était, est devenu équin-varus ; transformation très-gênante, et qui fit des progrès sensibles d'année en année, au point que, lorsque M. Bourdon vint me consulter en mars 1840, il ne pouvait presque plus marcher. Son pied avait absolument la forme de celui de M. J. Lamer (voy. page 77). Nous le fîmes entrer à l'Hôtel-Dieu, dans le service de M. Breschet, et, le 14 mars, je lui coupai le tendon d'Achille, en présence de M. le docteur Robert, qui remplaçait alors M. Breschet, de MM. les docteurs Pravaz, propriétaire de l'Institut orthopédique de Lyon, Blondeau, médecin à Saint-Saëns, etc. Aussitôt après la section du tendon d'Achille, le pied parut reprendre sa vraie forme, et *quatre jours* après, il était tout à fait droit. Le dixième jour, l'opéré marchait sans tuteur artificiel.

Cette cure est une des plus promptes que nous ayons obtenues.

M. Charles-Gustave de Bourdeille, âgé de seize ans, fils de M. le marquis de Bourdeille, rue du Bac, nº 40, à Paris, est venu au monde avec le pied gauche assez fortement dévié en dedans. Bien conformé d'ailleurs, d'une constitution belle et robuste, il fut d'abord soumis à divers traitements orthopédiques, qui n'amenèrent aucun résultat. La difformité restait rebelle et menaçait d'un développement effrayant, quand, au bout de quelques années, on conduisit le jeune malade en Suisse, pour le confier aux soins de M. d'Yvernois. Ce voyage ne fut pas inutile, et, après un séjour assez prolongé dans le pays du célèbre praticien, M. de Bourdeille eut la satisfaction de voir enfin le pied de son fils se dérouler d'une façon remarquable. Toutefois, la difformité n'était pas totalement vaincue : il restait de la convexité dans le bord externe dn pied et de la concavité dans son bord interne. Le talon touchait bien le sol quand le sujet se tenait debout et tendait fortement le jarret; mais lorsqu'il était assis, la jambe posée verticalement, on voyait le talon se relever d'un pouce. Conséquemment, il semblait, dans sa marche, avoir le pied ankylosé avec la jambe, et ne pouvait point fléchir l'un sur l'autre.

M. de Bourdeille vint nous consulter au mois d'août 1838, et nous demanda si la section du tendon d'Achille, seul moyen à employer, selon nous, pouvait avoir des inconvénients. Sur notre réponse négative, il nous pria d'achever ainsi l'œuvre de M. d'Yvernois; et le 19 septembre, devant M. Laborie, médecin de la famille, nous coupâmes le tendon d'Achille. Au bout de huit jours, le pied se fléchissait sur la jambe, au point de former avec elle un angle rentrant des plus prononcés. Au bout d'un mois, le jeune homme marchait comme s'il n'avait jamais eu de pied bot.

Emmanuel Houard, âgé de dix-sept ans et demi, à Châtillon-sur-Loire, d'un tempérament lymphatique, est né avec la paralysie de tout le membre abdominal droit, compliquée d'un pied équin assez fort. Jusqu'à l'âge de sept ans, il resta chétif, fut souvent malade, et ne commença que fort tard à marcher; encore lui fallait-il traîner

péniblement son membre difforme. A sept ou
huit ans, quand sa santé fut devenue meilleure,
il eut une entorse qui le fit beaucoup souffrir;
à partir de cet accident, la déviation prit un
développement très-rapide. On voulut alors redresser le pied à l'aide de machines extensives
et de brodequins qui arrêtèrent peu à peu la
difformité et rendirent la marche un peu plus
facile.

Mais lorsque le jeune Houard eut quinze ans,
cette influence favorable du traitement mécanique cessa, toute faible qu'elle était, et le jour
où nous fûmes consulté au Bureau central d'admission dans les hôpitaux, 21 novembre 1838,
le malade ne marchait qu'à l'aide d'un béquillon. Le pied formait une ligne droite avec la
jambe, l'avant-pied dirigé un peu en dedans, de
façon à rendre le bord interne concave et le
bord externe convexe. La station et la marche
prenaient leur point d'appui sur la face inférieure des quatre derniers orteils et des articulations métatarso-phalangiennes correspondantes. La tête articulaire de l'astragale, à demi
délaissée par le scaphoïde, formait une saillie
au cou-de-pied; le talon était distant du sol de
plus de quatre pouces. Le volume et le développement du membre abdominal étaient d'une
complète infériorité.

Le malade entra à l'Hôtel-Dieu, dans le service

de M. le professeur Breschet, et, le 20 novembre, nous lui fîmes la section du tendon d'Achille. Le 15 décembre, il avait le pied à angle droit avec la jambe. Trois jours après, il atteignit l'angle aigu ou rentrant de soixante-dix degrés; et, le 7 janvier 1839, le sujet sortit de l'hôpital, chaussé d'un brodequin convenable et le pied parfaitement redressé.

M. Mutel, âgé de quarante-deux ans, né à Beaumont-le-Roger (Eure), maintenant notaire à Bordeaux, est venu au monde bien portant et bien conformé. Ses souvenirs font remonter sa difformité à l'âge de quatre ou cinq ans, et lui donnent pour origine une *fraîcheur* qui lui aurait affaibli le membre et rétracté les muscles du mollet. Quand il eut sept ans, on le conduisit à Evreux pour lui faire subir un premier traitement, qui fut bientôt abandonné à cause des douleurs qu'il causait. Puis, quoique sa difformité augmentât, d'une manière peu sensible, à la vérité, M. Mutel n'eut pas davantage recours à l'orthopédie, et au moyen de chaussures adroitement exhaussées, il put marcher assez facilement jusqu'à l'âge de trente ans. Mais à cette époque, la marche lui devint pénible et douloureuse, et toujours de plus en plus : au point qu'ayant entendu parler de notre procédé, il se décida enfin à venir nous consulter dans les premiers jours de novembre 1838.

Le pied de notre malade présentait alors un cas simple de stréphocatopodie avec un peu d'enroulement en dedans. Le dos du pied était très-saillant; les orteils fléchis et comme retirés vers la plante; une substance pulpeuse qui se prolongeait de la face inférieure des articulations métatarso-phalangiennes sous les orteils, en recouvrait presque toute la face inférieure, et c'était sur cette substance que M. Mutel appuyait en marchant. Le talon était distant du sol de six centimètres environ.

Le 15 novembre, nous fîmes la section du tendon d'Achille. Au bout de huit jours, nous avions ramené le pied à l'angle droit, et bientôt après à l'angle aigu. La seconde semaine n'était pas écoulée que M. Mutel marchait déjà sur toute la face plantaire, et, le dimanche 7 décembre, vingt-troisième jour de l'opération, il a pu quitter notre établissement.

M. Jacques Foa, âgé de trente et un ans, négociant, né à Marseille, résidant à Tunis, d'une taille élevée (cinq pieds onze pouces), d'une bonne constitution. Il nous fut adressé par feu M. le docteur Cauvière, médecin en chef de l'Hôtel-Dieu de Marseille, l'un des praticiens les plus distingués de notre époque.

A l'âge de deux ans et demi, M. Foa fit une chute; à la suite de cette chute, il eut des convulsions très-violentes. Sans doute une autre

affection vint compliquer son état, car il se sou-
vient, et nous nous servons ici de ses propres
expressions, *que son épiderme se détacha tout entier.* Quoi qu'il en soit, lorsque l'enfant voulut se
lever, on trouva qu'il avait les deux talons rétractés en haut. Ce qu'on fit alors, M. Foa ne se
le rappelle pas; mais plus tard, il eut à subir
plusieurs applications de machines orthopédiques, à l'âge de sept ans d'abord, puis à treize,
puis enfin à vingt-trois ans. Les deux premiers
traitements durèrent peu, les vives douleurs
qu'ils causaient ne permettant pas de les continuer. Quant au troisième, dirigé par M. M....
jeune, il fut suivi pendant vingt-trois mois, et
eut pour résultat d'allonger le tendon d'Achille
de deux ou trois travers de doigt, sur le pied
droit seulement. Cette amélioration disparut
depuis, au reste, ainsi qu'il arrive de tous les
allongements musculaires produits par la seule
application des machines, dès qu'on vient à cesser de soumettre le membre à cette application.

Voici dans quel état se trouvaient les pieds de
notre malade à son entrée dans notre établissement, le 8 novembre 1838.

Lorsque M. Foa se tenait debout et appuyé
sur le pied droit, le talon paraissait distant de
six centimètres à peu près; mais si le sujet
s'asseyait et plaçait la jambe perpendiculaire-

ment, l'intervalle augmentait d'un centimètre. L'avant-pied était un peu enroulé en dedans, de

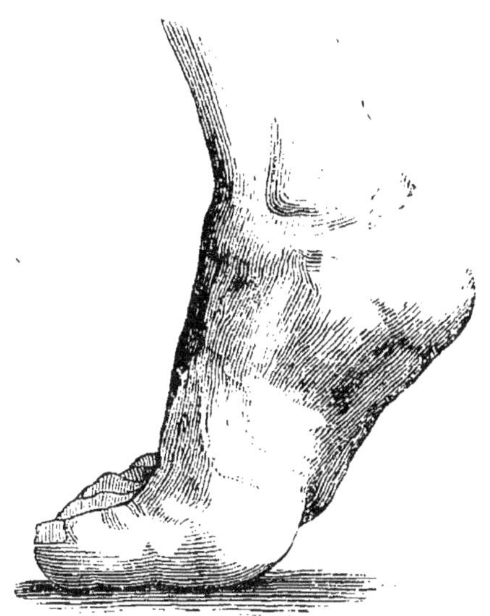

manière à rendre le bord interne concave, sur-tout vers le premier cunéiforme. Le bord ex-terne affectait conséquemment une légère con-vexité, et se trouvait situé plus bas que l'in-terne. Les articulations métatarso-phalangien-nes étaient écartées les unes des autres, ce qui rendait le pied très-large dans cette partie. Une forte saillie en dedans, formée par la première de ces articulations, devenait, lorsque le ma-lade avait marché quelque temps, le siége de douleurs assez vives. La mortaise tibio-péro-nienne ne recouvrait plus que la moitié posté-rieure de la poulie articulaire de l'astra-gale.

Le pied gauche était moins difforme : l'élévation anormale du talon n'excédait pas quatre centimètres. Toutefois, ce pied était aussi un peu enroulé en dedans et fort élargi vers les articulations métatarso-phalangiennes.

Le jour même de l'arrivée de M. Foa, nous lui fîmes la section des deux tendons d'Achille, en présence de M. Lainé, ami du malade, de MM. les docteurs Cabanellas, Chardon et J. Lafond fils. Le pied gauche fut, immédiatement après l'opération, placé dans un appareil que nous avions fait disposer tout exprès, sous un angle de soixante-cinq degrés au plus. Quant au pied droit, nous nous bornâmes à le maintenir dans sa position antérieure. M. Foa, comme l'immense majorité des opérés, n'accusa aucune espèce de douleur ; les personnes qui le virent ce jour-là et le lendemain, le trouvèrent dans un état de ravissement vraiment remarquable. Il ne comprenait pas qu'une *opération* pût être aussi inoffensive, et néanmoins amener des résultats pareils à ceux qu'il observait déjà.

Le surlendemain, le pied gauche arriva à l'angle droit ; il en fut de même trois jours après pour l'autre pied. Au bout de douze jours, M. Foa put descendre de sa chambre sans autre appui qu'une canne. Enfin, après un séjour de six semaines, il a quitté notre établissement, parfaitement guéri d'une difformité double, qui l'avait tourmenté pendant près de trente ans.

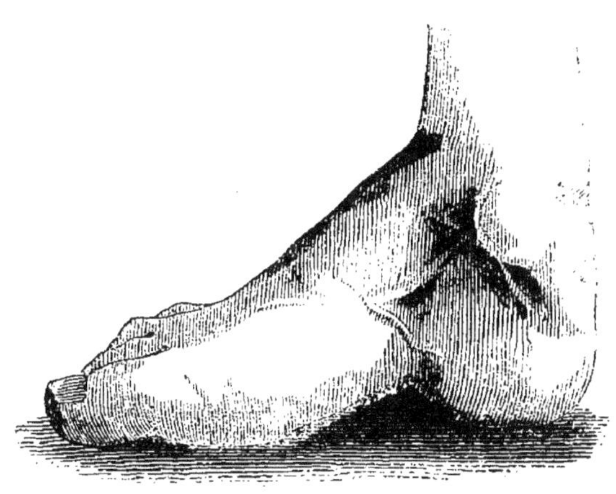

Mlle *Desains*, âgée de vingt-quatre ans, fille de M. Desains, inspecteur de la navigation de la Seine, blonde, d'un tempérament nervoso-lymphatique. A sept mois, elle marchait déjà seule. A vingt-deux mois, elle tomba dans la rivière : ce fut sa bonne qui la retira en la saisissant vivement par le pied gauche. A la suite de cette brusque immersion, l'enfant eut une pneumonie qui mit sa vie en danger. Lorsqu'elle fut entrée en convalescence, on s'aperçut, en la mettant debout, qu'elle évitait d'appuyer sur le talon gauche ; mais comme le pied était encore malade et douloureux à la moindre pression, on espéra que le repos ferait aisément céder l'espèce de rétraction dont on le voyait

attaqué. Avec le temps les douleurs disparurent;
Mlle Desains put se remettre à marcher : mais
son pied était tellement dévié en bas, qu'il formait une ligne à peu près droite avec la jambe.
La jeune infirme resta ainsi jusqu'à l'âge de
vingt ans ; alors elle entra dans un établisse-
sement orthopédique, où, après cinq mois de
douleurs atroces, on parvint à lui replacer le
talon presque au niveau de l'avant-pied. C'était
beaucoup, et Mlle Desains croyait n'avoir point
payé sa guérison trop cher ; quand, huit jours
après sa sortie de la maison orthopédique, elle
vit son talon remonter précisément au point
d'où les machines l'avaient fait descendre. Elle
attendit encore quatre ans, et se décida enfin à
recourir à notre procédé.

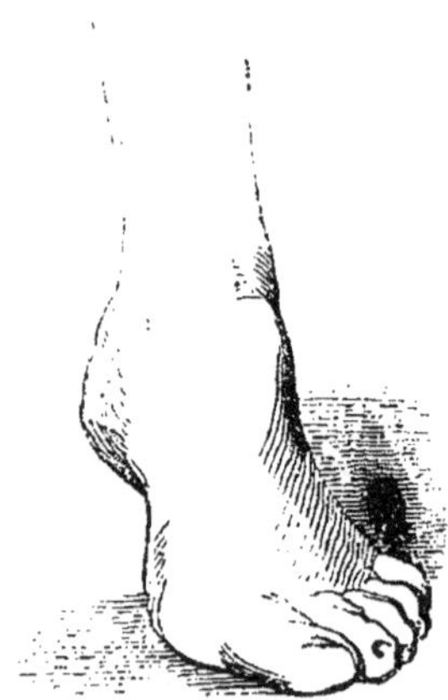

Quand Mlle Desains vint
nous consulter, son pied,
comme nous venons de le
dire, décrivait une ligne à
peu près droite avec la
jambe. Elle marchait sur
la face inférieure des articulations métatarso-pha-
langiennes, qui étaient
très-élargies, et sur les
orteils, assez déjetés en dehors pour que l'articulation du gros orteil avec le premier os
du métatarse formât une grande saillie en

dedans , très-douloureuse pendant la marche. Le talon s'élevait à peu près à quatre pouces du sol.

Le 21 mai 1838, en présence de M. le docteur Arnauld, ancien chirurgien en chef de l'hôpital d'Aix en Provence, nous avons pratiqué la section du tendon d'Achille. Huit jours après, le pied était ramené à angle droit avec la jambe. Quinze jours plus tard, nous obtînmes la flexion du pied sur la jambe et l'angle de soixante-dix à soixante-quinze degrés.

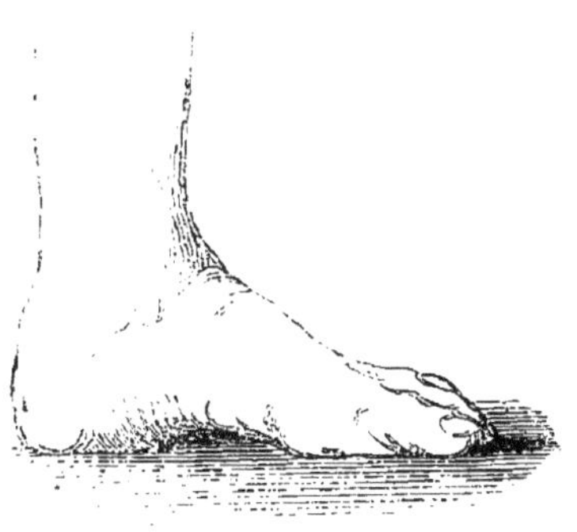

Au bout de six semaines, Mlle Desains marchait parfaitement bien.

M. Alfred-Simon Brouard, du Mans, âgé de quinze ans, très-fortement constitué, s'est bien porté jusqu'à l'âge de six ans, époque où en jouant il se renversa violemment le pied. Depuis lors, la marche cessa d'être régulière et devint douloureuse. Le sujet boitait et traînait la jambe. Au bout de quelques semaines, on remarqua

que le talon se relevait et ne touchait plus le
sol pendant la progression. Cette élévation du
talon a été en augmentant, au point que, le 15
mai 1839, quand le malade nous fut présenté,
le pied formait une ligne droite avec la jambe,
le talon distant du sol de près de quatorze centimètres. Tout le membre abdominal avait diminué de volume au fur et à mesure que la
difformité avait augmenté. Il y avait une différence de grosseur de quatre centimètres pour
le mollet, et de trois centimètres pour la cuisse.
Le 17 mai, j'ai pratiqué la section du tendon
d'Achille. Cinq jours après, le pied avait repris
sa forme normale ; et, le onzième jour, notre
malade marchait facilement avec son appareil.
Un mois après, il était complétement guéri.

Depuis la publication de la première édition
de ce traité, j'ai soigné plus de cent cas de pieds
bots développés à la suite de lésions trauma-
tiques, d'entorses, de tiraillements des ligaments, de piqûres ou plaies à la plante du pied,
d'abcès dans l'épaisseur des muscles du mollet,
du jarret, de la cuisse, etc. Dans plusieurs de
ces difformités, il existait encore un état inflammatoire assez douloureux pour empêcher les
malades de se servir de leur pied, quoique l'accident, première cause du mal, eût eu lieu depuis
de longues années. Malgré cette espèce de con-
tre-indication, je n'ai pas hésité à entreprendre

de guérir les cas dont je parle par la méthode
sûre de la section sous-cutanée des tendons des
muscles raccourcis, pensant bien que le retour à
l'état normal des surfaces articulaires serait pour
le malade d'un immense avantage, puisqu'il en
résulterait la restitution au membre de sa vraie
base de sustentation, qui est la plante du pied
et le talon, et à la mortaise tibio-péronienne
de son point d'appui naturel, c'est-à-dire la
face supérieure de la poulie articulaire de l'astragale, au lieu d'un des bords seul de cette
poulie ; pour mieux dire, au lieu d'un angle saillant. Or, on conçoit très-bien que le frottement
sur une partie anguleuse doive être une cause
permanente de douleur et d'irritation dans l'articulation du pied avec la jambe. L'inégale ré-
partition du mouvement doit aussi rendre la
marche plus pénible. Mes tentatives, j'ose le
dire, ont été toujours heureuses. Des malades qui
ne pouvaient depuis bien longtemps que se traîner péniblement sur des béquilles, ont fini bientôt par marcher sans douleur, sans support
artificiel, les uns au bout d'un mois, les autres
après deux, trois ou quatre mois au plus, tous
débarrassés d'une infirmité si gênante et si dis-
gracieuse. D'autres enfin qui, quoique marchant
à peu près et sans le secours d'un support artificiel, éprouvaient toujours de la douleur, ont
fini, après la restitution normale des surfaces

articulaires, par n'en plus ressentir du tout.

Voici quelques observations.

M. *Louis Davoult,* maître d'écriture au Havre, rue Dauphine, n° 5, âgé de trente-deux ans, s'est bien porté jusqu'à l'âge de six ans, époque où il s'enfonça une épine dans la plante du pied, entre les deux premiers métatarsiens, tout près de leur articulation avec les orteils. Cette piqûre fut suivie de vives douleurs, d'inflammation, d'un petit abcès; et, pendant quelques mois, l'enfant ne put marcher qu'en s'appuyant sur le bord externe de son pied. Enfin les accidents inflammatoires se dissipèrent, et l'on croyait au rétablissement des conditions normales de la marche. Mais, quelques efforts qu'il fît, le sujet ne put arriver à étendre sa base de sustentation plus loin que le bord externe et la moitié correspondante de la plante de son pied. Le talon se trouva aussi être un peu relevé. C'était donc une stréphendopodie, un véritable *varus.* Dix ans après (le sujet en avait seize), la chaussure qu'il portait ayant comprimé et contus la malléole externe, un abcès se forma derrière cette éminence osseuse, et força M. Davoult à garder le lit pendant un mois. Les douleurs causées par cet abcès furent très-vives; et, tant qu'elles durèrent, le malade tint constamment la jambe à demi fléchie sur la cuisse et le pied dans l'extension. Cette attitude, ainsi prolongée, et la

déformation antérieure du pied, amenèrent
bien vite une forte rétraction des muscles du
mollet, de sorte que le sujet, ayant voulu se
remettre à marcher, ne trouva plus de contact
possible avec le sol que par la moitié externe
de l'extrémité digitée de la plante, particulièrement sur les trois dernières articulations métatarso-phalangiennes et les orteils correspondants; l'avant-pied étant dirigé en dedans et le
talon relevé de deux pouces. Le pied bot était
devenu équin-varus. Cette difformité continua
toujours d'augmenter, au point de gêner excessivement la marche. Voici, du reste, la description du pied tel que je l'ai trouvé au moment
où le malade est venu à Paris réclamer mes
soins.

Tout le pied était roide et devenait très-dou-
loureux quand on essayait de le ramener à la
forme normale. Cette roideur, qui se prolongeait jusqu'à l'articulation tibio-tarsienne, était,
je pense, due à quelques adhérences développées entre les surfaces articulaires, comme cela
arrive souvent dans les cas d'inflammation de
ces surfaces. Or, chez ce malade, à deux repri-
ses différentes, il avait existé des accidents inflammatoires. La douleur pouvait bien aussi reconnaître la même cause. L'avant-pied était dirigé en dedans et tordu sur lui-même de dedans en dehors. Il résultait de cette torsion que

les deux premières articulations métatarso-phalangiennes et les deux premiers orteils ne touchaient plus le sol, à un pouce près, dans la station
ni dans la progression, et que le point d'appui
avait seulement lieu sur la face inférieure des
trois dernières articulations métatarso-phalangiennes et la face plantaire des trois derniers
orteils. La malléole externe, la face dorsale du
tarse et les extrémités tarsiennes du métatarse,
formaient une forte saillie au dos du pied. Le
bord interne relevé présentait, en avant de la
malléole correspondante, un angle rentrant
très-prononcé. Le talon, dans la position verticale, était distant du sol de plus de trois pouces.
Le pied était ramassé et gros. Il existait sous la
peau une couche épaisse de tissu cellulaire
graisseux. La jambe, à l'extrémité malade, était
beaucoup moins développée que l'autre ; elle
était aussi plus courte de cinq à six lignes. La
diminution de la nutrition s'était bornée seulement à la jambe, car la cuisse était à peu près
à l'état normal. Si cette difformité se fût développée à la suite d'une lésion de l'appareil cérébro-spinal, convulsions, paralysie, etc., l'é-
maciation se serait étendue à tout le membre
inférieur, comme cela arrive ordinairement.

Le 25 mars 1836, j'ai pratiqué la section du
tendon d'Achille, en présence de M. le professeur Breschet. Aussitôt cette section opérée, le

pied s'est allongé et le talon s'est abaissé au moins de moitié; et, six jours après, le pied était complétement redressé. Le quatorzième jour après l'opération, M. Davoult pouvait déjà marcher assez facilement; et, au bout de six semaines, il a quitté Paris tout à fait guéri.

Pendant les premiers jours qui ont suivi l'opération, le malade a éprouvé de la douleur, surtout dans l'articulation tibio-tarsienne; de plus, un léger gonflement s'est développé autour des malléoles. Malgré cela, M. Davoult a voulu que nous fissions agir la machine, afin que le redressement s'opérât rapidement. Au bout de vingt jours, il n'existait plus ni gonflement, ni douleur.

Ce malade m'avait été adressé par mon savant et excellent ami, Edouard Corbière, alors rédacteur en chef du *Journal du Havre*.

*M*lle *Adèle Serré*, fille de M. le docteur Serré, médecin à Vaux (Pas-de-Calais), âgée de seize ans, forte constitution, tempérament sanguin, s'était bien portée jusqu'à l'âge de dix mois, époque où elle éprouva une distension violente de l'articulation tibio-tarsienne. Il résulta de cet accident une inflammation fort douloureuse de l'articulation, qui empêcha la petite malade de pouvoir s'appuyer sur son pied pendant plus de cinq mois. Au bout de ce temps, elle essaya le marcher: on vit alors que le pied était dévié en dedans, et présentait seulement au sol la face inférieure des trois dernières articulations métatarso-phalangiennes et les orteils correspondants. Le talon et la plus grande partie de la plante étaient sensiblement relevés. Malgré cette difformité, l'enfant marchait, mais très-péniblement. Elle avait toujours marché depuis, en boitant, et ressentant de vives douleur au moindre faux pas qu'elle faisait. Mlle Serré vint nous consulter vers la fin d'octobre 1839; et voici où en était la difformité le 1er novembre, quand nous avons pratiqué la section du tendon d'Achille, en présence de MM. les docteurs J. Lebaudy, Légal et Serré, parent de la jeune personne.

Le pied présentait le type de l'équin-varus le plus développé. Il était presque horizontalement dévié en dedans, le talon éloigné du sol de trois pouces et demi. Le point d'appui, pendant la marche, n'avait lieu que sur la face inférieure des deux dernières articulations métatarso-phalangiennes et des orteils correspondants. Les autres articulations métatarso-phalangiennes, les orteils et la plante du pied étaient dirigés obliquement en dedans et en haut. Le bord interne du pied était très-concave et son bord externe très-convexe, principalement dans la région tarsienne et dorsale. Des saillies recouvertes de callosités revêtaient,

pour ainsi dire, la tubérosité antérieure du calcanéum, le cuboïde, la tête articulaire de l'astragale, et la malléole externe. L'amaigrissement du membre, comme dans l'observation
précédente, se bornait à la jambe. La cuisse de
ce côté était presque aussi grosse que l'autre.

Le 10 novembre, le pied de notre intéressante malade était ramené à l'état normal, et
elle n'avait éprouvé de douleurs dans l'articulation tibio-tarsienne que pendant les trois ou
quatre jours qui avaient suivi la section du
tendon d'Achille. A la fin du mois, elle marchait
très-facilement sans support artificiel. Dans le
milieu du mois de décembre, elle quitta notre
établissement parfaitement guérie.

M. Jules Caste, de Rouen, d'une constitution
lymphatico-sanguine, avait joui d'une bonne
santé jusqu'à l'âge de seize ans. A cette époque,
il contracta une entorse du pied gauche qui le
fit boiter pendant quelques jours, bien qu'il
n'existât alors qu'un léger empâtement autour
des malléoles, à peine douloureux quand le
membre était en repos. Quoique la claudication eût disparu, aussitôt que le sujet avait
fait une course un peu longue, il ressentait
de la douleur dans l'articulation tibio-tarsienne, et boitait de nouveau, principalement
s'il lui arrivait de marcher sur un sol inégal
et raboteux. Par le repos, la claudication et

la douleur se dissipaient en quatre ou cinq
jours, pour reparaître après de nouvelles courses, quand elles étaient poussées jusqu'à la fatigue. Cet état de choses a duré ainsi pendant
deux ans, avec des alternatives de bien et de
mal. Pendant le carnaval de 1838, après avoir
passé un jour et une nuit dans les plaisirs, le
malade sentit revenir les douleurs et la claudication, cette fois très-persévérantes et très-te-
naces. Le pied fut frappé d'une grande inflammation, accompagnée de violentes souffrances,
état que le malade appelait un *coup de sang*. Cette
rechute obligea M. J. C. à garder le lit pendant
quatre mois. Durant le premier mois, plusieurs
applications de sangsues furent faites, et des cataplasmes émollients continuellement appliqués.
Puis on employa encore les antiphlogistiques,
alternés avec d'autres moyens plus ou moins rationnels. Enfin M. J. C. parvint à se lever et à
marcher sur des béquilles, mais sans pouvoir toucher le sol de ce pied qui était gonflé et douloureux. Voyant tout ce qui avait été fait sans résultat, un médecin conseilla une pommade qui
dépouilla le pied de son épiderme avec de grandes
souffrances, mais point d'amélioration. D'autres
médecins appliquèrent les moxas, le fer rouge,
le cautère actuel, etc., tout cela sans résultat
avantageux pour le malade. M. C., sérieusement inquiet de ce mal, qui, loin de diminuer,

devenait de jour en jour plus grave; redoutant surtout l'amputation de sa jambe, opération qu'un chirurgien célèbre lui avait fait entrevoir, se décida enfin à venir me consulter, et le 12 février il entra dans mon Institut orthopédique.

Voici quel était alors l'état de son pied.

Toute l'extrémité était tuméfiée, d'un rouge violacé. On voyait la trace de quatre raies de feu suppurant encore dans quelques points de leur longueur. Il existait une grande sensibilité partout, mais surtout dans l'articulation tibio-tarsienne, et au-dessous des malléoles. Quand le malade posait son pied à terre, il avait le talon éloigné du sol de six centimètres. Ce raccourcissement des muscles du mollet avait les caractères de la permanence, et le moindre abaissement du talon en fléchissant le pied sur la jambe était impossible. Notre malade avait donc un pied équin traumatique. Avant de tenter la guérison du pied bot, nous dûmes chercher, sinon à guérir complétement la subinflammation, du moins à la diminuer de beaucoup; et pour cela nous commençâmes par faire garder le lit et faire appliquer plusieurs fois des sangsues autour de l'articulation malade, que nous tenions constamment enveloppée de larges cataplasmes de farine de graine de lin, rendus légèrement résolutifs et narcotiques. Au bout de six semaines de repos et d'un traitement assez actif, le pied était revenu à sa grosseur normale, et ne causait plus de douleur quand le malade ne cherchait pas à s'en servir. Alors M. C. me demanda avec instance de lui faire la section du tendon d'Achille, persuadé, disait-il, que son pied serait bientôt ramené à la direction normale, et qu'il pourrait un jour marcher enfin sans éprouver cette grande douleur qui lui frappait *la racine du pied* quand il essayait de se porter dessus. Je cédai à ses désirs; et, à la fin de mars, je pratiquai la section, qui ne fut pas chez lui plus douloureuse que chez les autres, quoique le tendon fût environné d'une grande quantité de tissu cellulaire hypertrophié et comme œdémateux. Huit jours après l'opération, le pied, non-seulement formait un angle droit avec la jambe, mais pouvait être porté à un assez haut degré de flexion, et former un angle très-aigu. Quelques jours plus tard, notre malade marchait avec une seule béquille. Dans le mois de mai il a quitté notre établissement, n'ayant plus la moindre inflammation, et guéri, comme il le disait, de son entorse et de son pied bot.

M. Joseph Trabut, âgé de trente-quatre ans, graveur sur acier, d'une forte constitution, quoique lymphatique, s'est bien porté jusqu'à l'âge de dix-huit ans. Un jour, en voulant couper un cor situé sur le petit orteil de son pied gauche, à la face dorsale de l'articulation de la première et de la seconde phalange, il enleva en même temps la peau recouvrant l'articulation, qui fut conséquemment mise à nu. Il résulta de cette ablation une plaie et une inflammation de tout l'orteil. La tuméfaction du pied s'ensuivit, et le malade fut obligé de garder le lit pendant plusieurs mois. L'orteil finit par se carier et se détacha du métatarsien. Après quelques mois, la plaie étant cicatrisée et la tuméfaction dissipée, M. Trabut essaya de marcher : mais son pied ne touchait plus le sol ni de la plante ni du talon. La moitié antérieure du bord externe et le tiers externe de la plante supportaient seuls le poids du corps. Au bout de quelques mois, une plaie se fit entre le quatrième et le cinquième métatarsien, et elle augmenta par la marche, jusqu'à présenter une étendue de huit centimètres de longueur sur une largeur de trois centimètres, et deux centimètres de profondeur. Cette plaie, qui a subsisté jusqu'au moment où j'ai entrepris la cure, a toujours abondamment suppuré, au point que plusieurs chirurgiens avaient pensé qu'il existait une carie des os du métatarse. M. Trabut, désespéré de son état, vint à la fin me consulter. Il entra chez moi le 19 octobre 1839.

Je lui fis garder le lit pendant cinq ou six jours, et je cherchai d'abord à diminuer l'état

d'hypertrophie générale où se trouvait le pied,
ainsi qu'à nettoyer l'énorme plaie suppurante
de la plante, plaie blafarde et à bords décou-
pés. Une autre plaie encore se montrait sur la
malléole externe, devenue très-saillante. Le
repos et les moyens employés produisirent l'effet attendu ; le pied diminua de volume ; la
plaie s'amoindrit, reprit une couleur rose.
vermeille, et commença à se cicatriser. Si bien
que, le 22 octobre, je me décidai à pratiquer la
section du tendon d'Achille. Cette section fut
faite en présence de MM. les docteurs Maclou-
ghlin et Stoppleton, chirurgien à l'hôpital de
Saint-Jervis de Dublin. Le 1er novembre, le pied
était complétement redressé. Le 15 novembre,
notre malade marchait sans claudication. Le
25 du même mois, il quittait notre établissement orthopédique, n'ayant plus la moindre
apparence de pied bot, et ses plaies, grandes et
petites, parfaitement cicatrisées.

Cette cure est un des beaux triomphes de la
ténotomie. Guérir un pied bot équin‑varus
aussi horriblement maltraité, compliqué d'une
plaie en suppuration depuis seize ans, avec une
élévation du talon de plus de quatre pouces,
et en moins d'un mois, est un succès véritable-
ment merveilleux.

Mlle Jeanne Poulain, âgée de trente-quatre ans,
de Douzy, près Cosne-sur-Nièvre, d'une consti-

tution sanguine, est née bien portante, avec les pieds parfaitement droits. A quatre ans, sans cause connue, elle a commencé à boiter un peu en marchant; et l'on s'est s'aperçu qu'elle avait de la tendance à porter son pied gauche en dedans et à n'appuyer que sur la moitié externe de la plante. Quelques mois plus tard, quoiqu'on lui fit porter une chaussure armée de leviers, le talon cessa de toucher le sol : il était relevé d'un pouce. La difformité resta stationnaire pendant vingt-huit ans, constituant un léger équin-varus qui gênait peu la progression. A trente-deux ans, Mlle Poulain se renversa violemment le pied en marchant, et de ce renversement brusque résulta une entorse qui la fit beaucoup souffrir, quoique énergiquement combattue par les antiphlogistiques : sangsues répétées, cataplasmes émollients et narcotiques, etc. Au bout de quelques mois, quand le sujet voulut recommencer à marcher, la difformité du pied s'était de beaucoup augmentée. Le point d'appui n'avait plus lieu que sur la face inférieure des deux dernières articulations métatarso-phalangiennes; les trois autres ne touchaient plus le sol pendant la marche, la première surtout en était distante de près d'un pouce. La marche était très-difficile et très-douloureuse. La douleur se faisait principalement sentir dans l'articulation

tibio - tarsienne et vers la malléole interne.
Après un quart d'heure de marche, mademoi-
selle Poulain avait son pied chaud et engorgé :
il fallait du repos, des pédiluves, etc. Enfin,
dans les derniers jours du mois d'août, la malade voyant son état devenir plutôt pire que
meilleur, consentit à suivre les conseils de
son médecin, M. le docteur d'Hubert, qui l'en-
gageait depuis longtemps à s'adresser à moi,
lui assurant, d'après les résultats qu'il m'avait
vu obtenir à l'Hôtel-Dieu, dans le service de
M. le professeur Breschet, que je la délivrerais
de sa difformité. Voici quel était l'état du pied
lorsque cette demoiselle entra dans notre établissement le 25 août 1839.

La difformité présentait un état mixte, c'est-
à-dire que le pied était dévié en bas et en dedans (équin-varus). La malléole, la tubérosité
antérieure du calcanéum distante de quatre
ou cinq lignes du cuboïde, la tête articulaire
de l'astragale abandonnée par le scaphoïde,
formaient au côté externe du pied trois saillies,
recouvertes de callosités développées par la
pression de la chaussure. Le bord interne
du pied était très-concave et séparé en deux
par un profond sillon dont l'extrémité supérieure aboutissait à l'enfoncement qui répond à
la malléole interne ; et l'extrémité inférieure,
après avoir contourné la première articulation

métatarso-phalangienne, se terminait entre les deux premiers orteils. Le gros orteil était rétracté sur le métatarse et tenu dans cette position par son long extenseur propre, qui était raccourci. Le talon était éloigné du sol de trois pouces et dévié en dedans. Tout le pied et la partie inférieure de la jambe étaient comme hypertrophiés.

Le 30 août 1839, j'ai pratiqué la section du tendon d'Achille; huit jours après, le pied a été déroulé et complétement redressé. Quatre ou cinq jours plus tard, notre malade a pu commencer à marcher, n'éprouvant plus qu'une légère douleur *à la racine du pied* et autour des malléoles; mais le pied restait plus gros que dans l'état normal, et s'engorgeait encore après la marche. Alors j'eus recours à des frictions faites avec le baume de Fioraventi; et j'appliquai une longue bande de flanelle qui comprimait le membre depuis les orteils jusqu'au tiers inférieur de la jambe. Après un mois de traitement, Mlle Poulain était totalement guérie d'une difformité qui l'eût tôt ou tard réduite à l'emploi affligeant d'une jambe de bois.

M. Héd…, marchand de coton à Rouen, âgé d'une quarantaine d'années, d'une constitution lymphatico-sanguine, se renversa le pied un jour en marchant sur un sol inégal. Au mo-

ment de cet accident, la douleur fut très-vive.
Il survint un peu de gonflement autour des
malléoles. Ce gonflement se dissipa au bout de
quelques jours, ainsi que la douleur qui l'ac-
compagnait. Le malade, pendant un mois, continua de se livrer à ses affaires, n'éprouvant
qu'un peu de roideur dans l'articulation tibio-
tarsienne. Mais au bout de ce temps, après qu'il
eut beaucoup marché, l'articulation du pied
et de la jambe devint fortement gonflée, rouge
et douloureuse; il ne fut plus possible de poser le membre à terre; il fallut appeler un médecin et garder le lit. La maladie fut attaquée
énergiquement par de fortes applications de
sangsues souvent répétées, par des émollients;
ensuite par les résolutifs, les vésicatoires et
même le fer rouge. Cependant elle passa à
l'état chronique; alors les pommades de toute
sorte et divers autres moyens furent employés
sans succès. M. Héd..., pendant plus de dix-
huit mois, ne put se mouvoir que soulevé sur
deux béquilles, en évitant de poser à terre son
pied, qui était très-gros, pâteux et fort douloureux. Il vint enfin réclamer mes soins. Depuis que son pied ne lui servait plus, il était
resté dans l'extension; et cette position prolongée avait causé un raccourcissement permanent
des muscles du mollet, un véritable pied bot
équin, légèrement varus, avec saillie de la tête

articulaire de l'astragale et de la tubérosité antérieure du calcanéum, le talon relevé de plus
de trois pouces. Tout cela constaté, je n'hésitai
pas à pratiquer la section du tendon d'Achille;
et graduellement, au moyen d'une machine
bien appropriée, je ramenai avec peu de douleur le pied à l'angle droit et même à l'angle
aigu. La tuméfaction du pied, ainsi que la douleur, diminuèrent bientôt. Au bout d'un mois
de séjour dans mon établissement, M. Héd...
repartit pour faire un voyage en basse Norman-
die, marchant sur un pied tout à fait normal,
mais avec de grandes précautions; car les iné-
galités de terrain lui causaient encore de la
souffrance. Au bout de quelques mois, cet excès
de sensibilité avait à peu près disparu.

M. Victor-Gabriel Jenvrin, âgé de trente-cinq
ans, président du tribunal civil de Montfort, sentit à l'âge de seize mois de la faiblesse dans un
membre inférieur, faiblesse due à un tiraillement violent exercé sur ce membre par un do-
mestique. Par cette cause, l'extrémité indiquée
était restée inférieure à sa voisine, et le talon
s'était élevé de plus en plus, de manière à do-
ter le sujet, vers l'âge de douze ou quinze ans,
d'un pied équin très-développé. Cette difformité avait continué à faire des progrès et à
gêner toujours davantage la marche, laquelle
était excessivement pénible, lorsque M. Jen-

vrin s'adressa à moi dans le mois de juin 1839.
Voici sommairement les conditions que présentait son pied le 28 juin, jour où je fis la section
du tendon d'Achille.

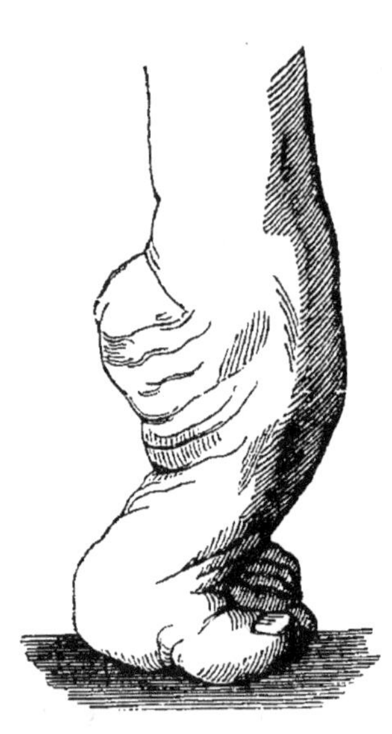

Le pied était court,
ramassé sur lui-même
et environné d'une cou-
che de tissu cellulaire
sous-cutané fort épais-
se. Le point d'appui,
pendant la station ver-
ticale et la progression,
avait lieu sur la face inférieure des orteils, qui
étaient éloignés les uns
des autres au point de
présenter une base de
sustentation de plus de

quatre pouces de largeur. Le cou-de-pied formait une forte saillie en avant. Le métatarse
était sur une ligne postérieure à celle du tarse,
son extrémité antérieure dépassait la ligne du
talon de plus d'un pouce, et se trouvait plus en
arrière que la postérieure de trois pouces au
moins. La mortaise, ou extrémité inférieure des
os de la jambe, n'appuyait plus que sur la partie postérieure de l'astragale, qui était devenue
supérieure : les trois quarts de la poulie articulaire étaient sensibles au toucher sous la

peau, et les tendons des extenseurs l'étaient aussi à la racine du pied. Le talon était élevé du sol de près de cinq pouces ; toute la jambe était pâteuse, on n'y sentait aucun relief musculaire, elle était à peu de chose près aussi grosse en bas qu'en haut. Le genou était un peu fléchi en avant, avec une légère fausse ankylose angulaire; flexion nécessitée, pendant la marche et la station, par l'allongement plus grand du membre, dépendant de l'extension forcée du pied. A force d'avoir été refoulés sur eux-mêmes, les muscles fléchisseurs de la jambe avaient fini par se raccourcir d'une manière permanente; et lorsque le malade était debout, le genou du côté affecté rapproché du genou sain, la pointe du pied difforme se trouvait éloignée de sept pouces. On comprend qu'avec une pareille difformité, M. Jenvrin marchait très-difficilement, d'une manière très-gênante, et qu'il ait dû chercher à se débarrasser d'un ennemi aussi incommode, malgré tout ce qu'on pouvait lui dire pour l'en dissuader. Enfin, comme je l'ai dit, le 28 juin 1839, je coupai le tendon d'Achille; et, douze jours plus tard, le pied était complétement redressé. Quatre ou cinq jours après, M. Jenvrin put essayer de marcher avec des béquilles; mais la flexion de la jambe sur la cuisse était un grand obstacle à la marche, quoique l'allongement des muscles du mollet, qui sont en même temps fléchisseurs de la jambe, eût de beaucoup diminué cette flexion. J'eus besoin alors de faire confectionner une machine qui agît en même temps sur le pied et sur le genou, qui tînt le pied fléchi sur la jambe, et celle-ci étendue sur la cuisse. Quinze jours ou trois semaines de l'usage de cette machine terminèrent la cure, et M. Jenvrin quitta mon établissement à la fin de septembre. Il a voulu,

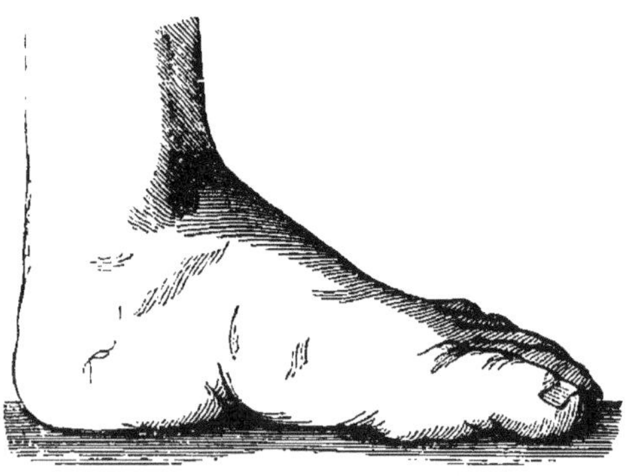

en passant par le Havre, me témoigner sa satisfaction ; une lettre écrite par lui au journal de cette ville est encore là pour constater combien il se trouvait heureux d'être guéri de son infirmité.

Mlle *Florence Charlier*, âgée de vingt-neuf ans, de Philippeville (Belgique), d'une constitution lymphatico-sanguine, forte, grande, a presque toujours joui d'une bonne santé. A l'âge de onze ans, elle eut une entorse qui la fit beau-

coup souffrir pendant deux ou trois mois. La
maladie fut mal traitée, et quand la jeune fille
voulut marcher, deux mois après son accident,
il lui fut impossible d'appuyer le talon sur le
sol, la base de sustentation ne pouvant plus
avoir lieu que sur la moitié antérieure de la
plante du pied, et principalement sur son côté
externe. Jusqu'à l'âge de vingt-six ans, la difformité est restée à peu près stationnaire, c'est-
à-dire à l'état de pied équin légèrement varus.
Mais, à partir de cette époque, la difformité a
fait de grands progrès : le talon s'est considérablement relevé, et l'avant-pied s'est enroulé
en dedans au point de ne plus présenter au sol,

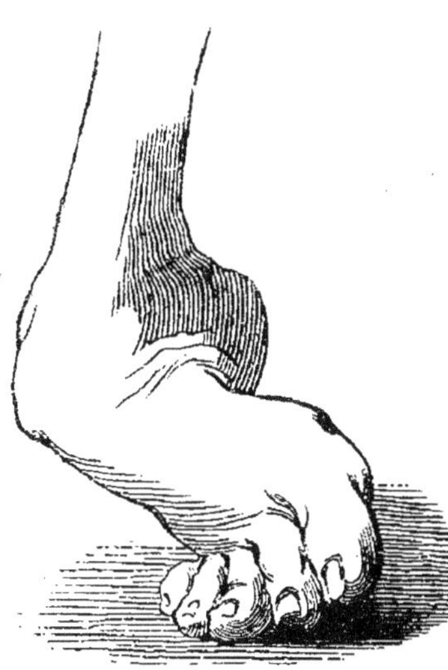

pendant la station et la
marche, que la face in-
férieure des trois der-
nières articulations
métatarso - phalan-
giennes. Quand cette
malade nous a con-
sulté, elle avait un
pied équin-varus très-
développé, semblable
à la figure que nous
donnons ici.

Le 2 mai 1842, M. le professeur Breschet
eut la bonté de l'admettre dans son service, et,
deux jours après, nous fîmes, en présence de

ce savant chirurgien et de ses élèves, la section
du tendon d'Achille et du court fléchisseur des
orteils. Le 17 du même mois, le pied était complétement redressé, et deux jours plus tard
le sujet se promenait dans la salle, sans le
secours de supports artificiels. Quinze jours
plus tard , Mlle Charlier sortit de l'hôpital complétement guérie.

M. Reynaud, âgé de quarante et un ans, capi-
taine-trésorier de gendarmerie à Niort, né au
Puy (Haute-Loire). A vingt-huit ans, ce militaire
reçut à la chasse un coup de feu qui le frappa
à bout portant. Les projectiles pénétrèrent par
la partie externe et supérieure de la jambe
droite, traversèrent la région poplitée, ressor-
tirent par la partie interne et vinrent se perdre
dans les téguments du genou du membre
gauche. La plaie était énorme : peau, tendons
et muscles avaient été contus, dilacérés ou sectionnés. La perte de substance avait plus de
cinq centimètres d'étendue ; mais les vaisseaux
et les nerfs étaient intacts, au dire du malade.
Le chirurgien appelé pour donner les premiers
soins, crut devoir faire la section du nerf poplité externe, qui était légèrement contus ; par
crainte, dit-il, du tétanos. Le blessé resta huit
mois alité. Pendant les premiers temps, il y
eut beaucoup de fièvre et du délire ; il se fit une
suppuration énorme qui disséqua et élimina

tout le tissu cellulaire du creux du jarret. Cette suppuration dura quatre ou cinq mois très-abondante, et finit par se tarir. Bientôt arriva la cicatrisation des parties dilacérées : les douleurs disparurent en grande partie ; mais la marche était impossible, le déplacement ne pouvait s'exécuter qu'au moyen de béquilles, le membre malade étant tenu suspendu.

Des douches, des bains de mer, amenèrent une amélioration notable ; et le malade parvint à la longue à se servir de son membre, en boitant beaucoup, toutefois. Huit années s'écoulèrent ensuite sans aucun accident. Le 19 novembre 1841, M. Reynaud entra dans notre Institut orthopédique pour se faire guérir. Voici l'état de sa difformité :

Le pied présentait l'état mixte que j'ai nommé *déviation du pied en bas et en dedans*, ou stréphendocatopodie (équin-varus). Il était enroulé sur lui-même de dehors en dedans, avec adduction considérable de ses deux tiers antérieurs. La base de sustentation avait lieu sur la face inférieure de la tête des cinquième et quatrième métatarsiens, surface recouverte par un durillon épais et rénitent qui faisait le tourment continuel du malade. Il y avait une tendance telle à la luxation du pied que, s'il n'eût été maintenu par des tuteurs latéraux, il se serait renversé complétement en dedans. Le talon avait un exhaussement de huit centimètres ; et la progression était des plus pénibles, même avec la chaussure garnie de tuteurs métalliques.

Le 20 octobre, nous fîmes la section du tendon d'Achille, puis nous soumîmes le sujet à l'usage de notre machine réductrice. Au bout d'un mois, le pied était redressé ; et à la fin de décembre, M. Reynaud quittait notre établissement pour aller reprendre dans son arme le service actif auquel il avait été obligé de renoncer à cause de l'état de claudication, de souffrance et de difformité de ce pied. La progression lui était devenue aisée et facile ; et s'il portait encore un simple tuteur à la partie externe de son brodequin, c'était plutôt par précaution que par nécessité.

Mlle *Eléonore Prudhomme*, âgée de vingt-six ans, d'une constitution lymphatico-sanguine, demeurant rue Grenétat, 26, me consulta dans le mois d'août 1839, à l'hôpital Saint-Antoine, pour un pied bot accidentel excessivement difforme, qui s'était développé, vers l'âge de quatre ou cinq ans, à la suite d'une plaie à la plante du pied. Cette difformité consistait dans un renversement de l'avant-pied sous l'arrière-pied, ou stréphypopodie, déviation du pied en dessous, tout à fait semblable au cas de l'observation Nansot (p. 63).

Voici la figure et la description de la déformation dont il s'agit.

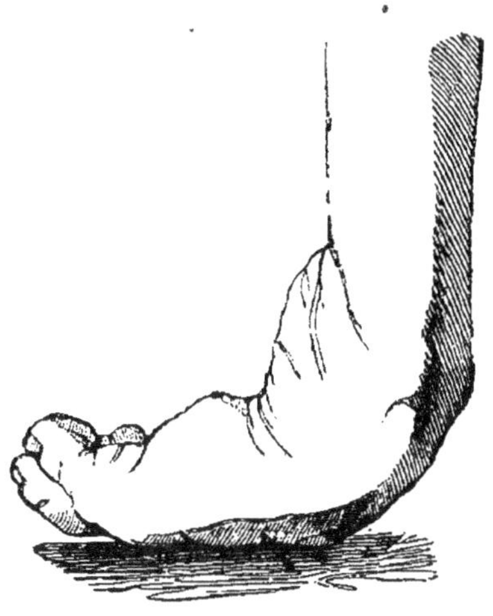

Vue de face, la malade semblait privée d'un
pied. Elle portait un brodequin dont le quartier était en avant, et le reste en arrière, de manière qu'elle paraissait traîner son pied après
elle. Il existait une véritable luxation d'avant en
arrière de l'avant-pied sur l'arrière-pied. La
base de sustentation avait lieu sur la face dorsale de la seconde rangée du tarse et du métatarse. Les orteils étaient un peu relevés, surtout le gros qui chevauchait sur les deuxième
et troisième. La plante du pied, dirigée en haut,
dépassait le talon de dix centimètres; elle était
séparée de celui-ci par un profond sillon transversal. L'avant-pied était un peu dirigé en dedans. La mortaise tibio-péronienne appuyait
sur la face postérieure de l'astragale.

Nous avons pratiqué, le 18 septembre 1839, la section du court fléchisseur des orteils, de l'aponévrose plantaire et du tendon d'Achille, en présence de M. le professeur Breschet, qui avait bien voulu recevoir cette malade dans son service; de M. le professeur Lallemand (de Montpellier), etc. Aussitôt les sections opérées, nous avons placé le pied dans un appareil construit à cet effet; et, un mois plus tard, nous avons eu la satisfaction de constater un redressement complet.

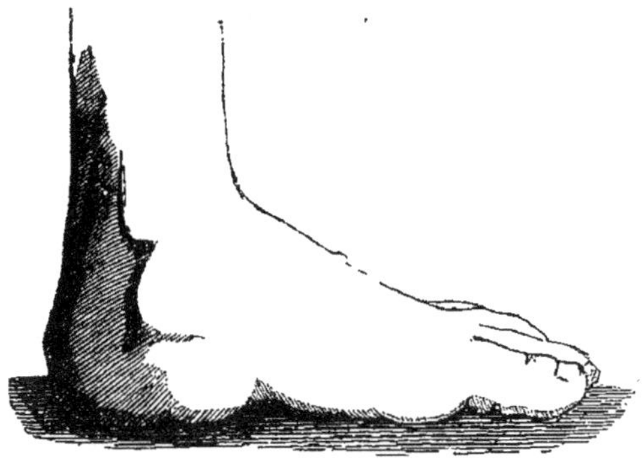

Quinze jours après, Mlle Prudhomme sortait de l'hôpital, éprouvant encore, il est vrai, un peu de gêne dans l'articulation tibio-tarsienne, gêne occasionnée par les rugosités de la poulie articulaire de l'astragale, qui n'avait jamais été que très-imparfaitement recouverte par la mortaise tibio-péronienne. Mais ce malaise s'est dissipé à la longue; et, l'année suivante, notre opérée marchait avec fermeté, sur un pied tout à fait restauré.

Nous allons maintenant rapporter l'observation d'un de nos poëtes les plus distingués, de l'auteur de la *Cité des Hommes*, de *Faust*, du *Camp des Croisés*, de *Provence*, de *Mlle de Lavallière*, etc., et de tant d'autres œuvres non moins remarquables. Avons-nous besoin de nommer M. Adolphe Dumas? Sa cure est une des plus importantes que nous ayons obtenues, si l'on considère soit le haut degré de la difformité, soit le mauvais état du membre affecté. Nous donnerons ensuite l'observation du premier malade que nous avons opéré, le 23 octobre 1835. Nos lecteurs verront, en la lisant, combien sont grandes et importantes les modifications que nous avons apportées à notre manière d'agir.

M. Adolphe Dumas, âgé de trente ans, d'une constitution éminemment nerveuse, a éprouvé à l'âge de vingt-deux mois un tiraillement de l'articulation coxo-fémorale gauche, bientôt suivi d'un amaigrissement considérable de tout le membre abdominal, amaigrissement qui détermina une forte claudication. A douze ans, notre malade commença à s'apercevoir que son talon ne touchait plus le sol pendant la station et la marche, et que l'avant-pied se déviait en dedans. Cette difformité continua d'augmenter avec l'âge, à tel point que lorsque M. Dumas entra dans notre Institut orthopédique, le 9 juillet 1841, il marchait très-difficilement; son pied ne portant sur le sol que par la face inférieure des trois dernières articulations métatarso-phalangiennes. Voici la description et la figure de ce pied, dont le moule, présenté à M. Dumas, quinze jours après son opération, lui fit improviser le quatrain suivant :

On m'a fait, d'un pied de cheval,
Un pied charmant comme le vôtre :
Celui-ci reste pour Duval;
Adieu, lecteur, j'emporte l'autre.

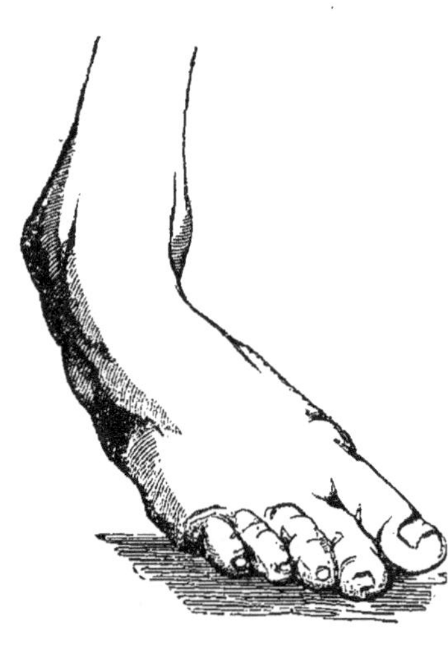

L'avant-pied était dirigé en dedans, de manière à rendre le bord interne du pied très-concave. En tirant une ligne de la malléole interne au côté interne de la première articulation métatarso-phalangienne, on trouvait un angle rentrant de plus de cinq centimètres de profondeur. Au bord externe du pied, qui était très-convexe, il existait trois saillies formées par la malléole externe, la tête articulaire de l'astragale et l'extrémité postérieure du cinquième

métatarsien. Tout le membre inférieur, la jambe
surtout, était frappé d'atrophie.

Le 10 juillet, j'ai pratiqué la section du tendon d'Achille en présence de M. Limbert aîné,
ami du malade; et huit jours plus tard, le pied
touchait le sol par toute la surface de la plante
et du talon; il formait un angle droit avec la
jambe. A la fin du mois, c'est-à-dire vingt jours
après la section, le pied pouvait fléchir sur la
jambe et former avec elle un angle très-aigu.
Quelques jours plus tard, M. Dumas marchait
sans le secours d'aucun support artificiel. Il
est arrivé chez M. Dumas ce qui a lieu chez
presque tous les malades qui ont le membre
du côté infirme très-atrophié; c'est-à-dire qu'en
fort peu de temps la nutrition a regagné de l'ac-
tivité dans le membre, qui est devenu chaud,
d'une meilleure couleur, et dont les muscles
ont pris du développement.

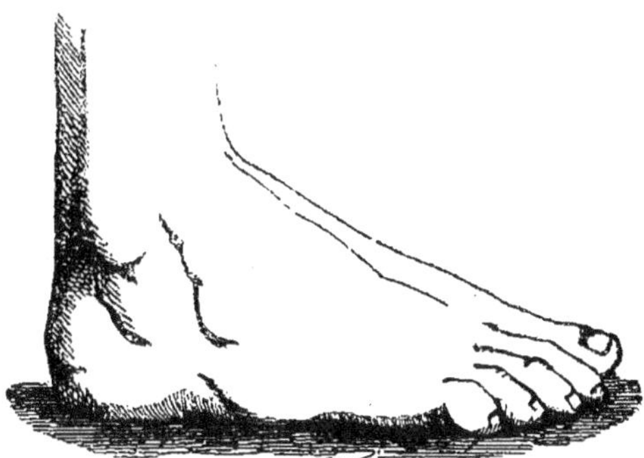

Quand il est sorti de notre établissement,

M. Dumas marchait si bien, qu'il pouvait faire plusieurs lieues sans se fatiguer.

Nous ne pouvons résister au plaisir de donner ici quelques strophes du charmant poëme philosophique que M. A. Dumas a composé, dans le cours de son traitement, sur notre Institut orthopédique et sur nous-même.

Le lendemain, Duval, tout armé, dans ma chambre,
    Entre et dit : — Allons, c'est à vous!
Vous n'étiez qu'un poëte; il vous manquait un membre
    Pour être un homme comme nous.

Donnez-moi, ce n'est rien, donnez-moi cinq secondes,
    Donnez-moi six gouttes de sang,
Et sur un vers spondée, allez, dansez vos rondes,
    Avec un pied rebondissant.

Et poursuivez, la nuit, les chœurs des corybantes,
    Des satyres et des sylvains,
Dont Horace allumait les torches flamboyantes
    Et mesurait les pas divins.

— Oh! lui dis-je, docteur, il n'est pas bon de rire :
    Qui rit des autres rit de soi;
Il n'est pas généreux d'être riche, et de dire
    Aux pauvres : soyez comme moi.

J'ai connu deux enfants, l'aîné, c'était mon frère :
    Nous étions frêles en naissant;
— Tenez, allez, docteur, et je vous laisse faire,
    Corrigez la chair et le sang. . . . .

J'avais toujours marché son égal dans la vie,
    Et j'étais fier à son côté.
Pourquoi m'a-t-on donné le chemin qui dévie,
    Profond, pierreux et cahoté?

> Je n'ai jamais suivi les vices à la trace,
>   Ni l'égarement qu'on m'offrait,
> Ni le doute où le pied de Dante s'embarrasse
>   Au carrefour d'une forêt.
>
> Et mon frère, à présent. me laisse sur la route :
>   Beau, jeune et fort, il va devant. . . . .
> — C'est fait et votre sang n'a perdu qu'une goutte,
>   Vous êtes frères comme avant.
>
> Eh bien, dit le docteur. . . . .
>   Vingt ans guéris en un moment :
> Et, cherchant la douleur aux traits de mou visage,
>   Il ne vit que l'étonnement.

. . . .

Eugène Hugo, âgé de douze ans et demi, né et élevé à Étampes, n'avait point été malade jusqu'à onze mois, époque où il fut sevré et où sortit sa première dent. Il eut alors des convulsions dans les muscles des jambes, particulièrement dans ceux de la jambe droite, et un matin on trouva son pied droit tout à fait tourné en dehors. Depuis cet accident jusqu'à la fin de sa première dentition, Eugène Hugo fut toujours malade ; il ne pouvait digérer rien de substantiel. Il resta ainsi pendant dix-huit mois ; et les muscles de sa jambe droite, qui dépérissaient de plus en plus, acquirent bientôt un degré de contracture suffisant pour développer une véritable stréphocatopodie. Quand l'enfant eut deux ans et demi, sa santé redevint bonne et ses forces reparurent ; mais le membre inférieur droit n'eut point sa part de cette amélioration générale. Eugène cependant commença à marcher en s'appuyant sur ce qui se trouvait à sa portée, son pied difforme enfermé dans un brodequin garni de forts tuteurs.

Les parents de Hugo l'amenèrent à Paris à l'âge de cinq ans et le firent voir à un chirurgien célèbre, qui, ne trouvant dans l'émaciation du membre et la difformité du pied qu'une lésion secondaire, se contenta de conseiller les frictions avec des substances irritantes. Elles n'amenèrent aucun effet satisfaisant.

Cependant la difficulté de la marche augmentait d'année en année, de mois en mois, à mesure que le corps en général et la jambe saine en particulier prenaient de la vigueur. Le petit malade en était venu à ne pouvoir marcher qu'au bras de quelqu'un ou sur un bâton. Les choses durèrent ainsi jusqu'au commencement de 1835. A cette époque, M. le docteur Vinache, médecin fort distingué d'Étampes, donna aux parents de Hugo le conseil d'aller voir M. Sanson, chirurgien de l'Hôtel-Dieu, qui aussitôt nous adressa l'enfant. Nous dîmes aux parents, après un minutieux examen, que la difformité de leur fils ne nous paraissait pas de nature à être guérie par l'emploi des machines, et qu'une opération nous semblait le seul remède possible. Avant d'en venir là , toutefois , et voyant leur hésitation , nous conseillâmes encore les moyens mécaniques, à l'effet de tenter une dernière fois l'allongement du tendon des muscles du mollet et le déroulement du pied, que la marche avait tordu en dedans et tout à fait roulé sur lui-même. Deux machines furent donc appliquées, dont l'une, celle de Venel, modifiée, était pour la nuit ; l'autre, que l'enfant devait porter pendant le jour, consistait en un brodequin à montant externe très-prolongé et à montant interne allant jusqu'au genou. La semelle de ce brodequin était rendue inflexible au moyen d'une forte plaque de tôle. Ces deux machines si énergiques n'allongèrent point les tendons, n'abaissèrent point le talon, mais elles ramenèrent le pied, devenu équin-varus, à l'état de pied équin simple.

M. Hugo père, voyant l'inutilité des machines en ce qui concernait la difformité radicale de son fils, revint alors nous trouver pour nous engager à tenter l'opération dont nous lui avions parlé, et que M. Vinache conseillait aussi. Une machine de contention et d'extension fut donc fabriquée, l'empreinte du pied prise, et l'opération fixée au vendredi 23 octobre 1835.

Le pied formait alors une ligne presque droite avec la jambe; et lorsque l'enfant voulait se soutenir sur le membre difforme, il ne trouvait de point d'appui que dans les orteils de

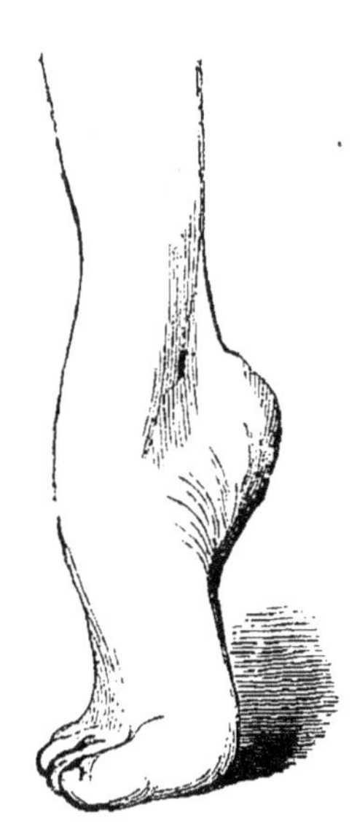

la partie antérieure des deux derniers métatarsiens. Alors la partie dorsale du pied formait en avant une forte saillie, et la tête de l'astragale était quasi hors de rapport avec le scaphoïde qui ne tenait plus à cette éminence osseuse que par sa face inférieure. La plante du pied et son bord interne étaient concaves; et si le membre n'avait été soutenu par des tuteurs latéraux assez forts, l'extrémité antérieure des métatarsiens serait devenue postérieure.

Opération. L'enfant fut couché sur un lit de sangle, la figure tournée vers le matelas, de façon à nous présenter la partie postérieure de sa jambe. Nous saisîmes le pied de la main gauche, tandis que M. le docteur J. Lafond fils maintenait tout le membre dans l'immobilité; le bistouri fut porté transversalement à la face antérieure du tendon, à un pouce et demi de son insertion au calcanéum, de manière à ce que le tranchant se trouvât dirigé vers la face

antérieure du tendon qui fut alors incisé d'a-
vant en arrière. Un son clair, comme le bruit
d'un léger coup de fouet, annonça que la section
était déjà terminée, et la rétraction des deux
bouts du tendon survint incontinent. Toutefois
cette rétraction fut peu considérable, à cause
de la compression et de l'état d'atrophie des
muscles du mollet. Une bande fut appliquée
sur le mollet, en vue de s'opposer à la contraction musculaire; des bandelettes de diachylon gommé furent mises sur les petites
plaies; une autre bande fut enfin appliquée
sur le pied et sur la partie inférieure de la
jambe, mais sans comprimer cette partie; puis
l'appareil de contention fut posé. L'opération
avait été peu douloureuse; les plaies, ou plutôt
les piqûres, avaient à peine donné quelques
gouttes de sang. Le malade n'éprouva ni fièvre,
ni diminution d'appétit.

Le lendemain, nous revîmes Hugo, qui ne
songeait déjà plus à son opération. Le troisième jour, nous levâmes l'appareil : les petites
plaies étaient presque cicatrisées, on sentait
un léger renflement à l'extrémité de chaque
bout du tendon coupé; entre l'un et l'autre de
ces renflements régnait un intervalle de quelques lignes. Le sixième jour, les deux renflements étaient réunis et ne formaient plus qu'un
bourrelet placé un peu au-dessus des cicatrices

extérieures. Le pied et le bas de la jambe furent dès lors débarrassés des bandes et des
bandelettes, et la distension commença aussitôt. Tous les deux jours, l'effort de la machine
fut augmenté de quelques lignes, jusqu'à ce
que le pied formât un angle aigu ou rentrant
avec la jambe. Ce travail a duré trente jours ;
le pied a été maintenu trois semaines encore
dans la position que nous venons d'indiquer,
mais sans tractions nouvelles.

Après deux mois de traitement, ce jeune
homme marchait déjà facilement, avec un pied
normal. Il lui est resté un peu de claudication,

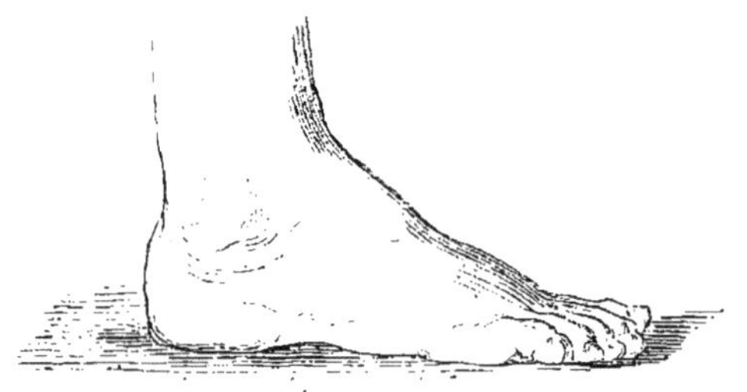

à cause d'une petite fausse ankylose angulaire
du genou. Cette légère flexion de la jambe sur
la cuisse provenait bien évidemment de la trop
grande longueur du membre, due à l'extension
forcée du pied. Malheureusement, cette complication n'est que trop fréquente : le sujet atteint d'un pied équin direct étant obligé, pour
pouvoir marcher, de toujours porter le genou
en avant.

*La section du tendon d'Achille ou d'un autre ten-
don quelconque, est-elle nécessaire dans tous les cas de
pied bot?*

Non, car on rencontre souvent des difformités dans le traitement desquelles la section d'un
tendon serait non-seulement inutile, mais nui-
sible. Ainsi, nous avons vu des pieds équins
survenus à la suite de luxations spontanées du
fémur, qui avaient raccourci le membre inférieur de deux ou trois pouces. Nous en avons
vu d'autres être la conséquence d'une fausse
ankylose angulaire du genou ou d'une ankylose
au quart de flexion de la jambe sur la cuisse.
On comprend très-bien que, dans les cas de
luxation spontanée, ou d'ankylose, il devienne
à peu près inutile d'opérer un pied bot, puisque le sujet difforme ne pourrait toujours,
après comme avant l'opération, rencontrer le
sol que par l'extrémité digitée ou les articula-
lations métatarso-phalangiennes de son pied.
Il vaut donc mieux, en semblable occurrence,
n'entreprendre aucune espèce de traitement.
Quant au pied bot qui se présente simultanément avec une fausse ankylose angulaire du
genou, aujourd'hui que nous guérissons cette
dernière affection aussi aisément que le pied
équin le plus simple, et par des procédés à peu

près analogues, ainsi que nous l'avons démontré dans un traité spécial, il convient de guérir d'abord le pied boi, et ensuite d'étendre la jambe sur la cuisse.

Il est certaines paralysies des membres inférieurs, accompagnées de pieds bots, pour lesquelles, au premier abord, on pourrait traiter le redressement du pied de hors-d'œuvre impardonnable; car, dirait-on, la paralysie ne doit-elle pas toujours empêcher le malade de se servir du membre dont vous prétendez lui guérir l'extrémité? Eh bien, nous devons dire que nous avons eu constamment à nous louer de nos cures de ce genre. Les malades qui sortaient de nos mains marchaient d'abord avec assez de difficulté; mais peu à peu leur état s'améliorait, et en quelques mois nous les voyions arriver à un tel développement du membre entier que, jadis paralytiques, ils finissaient par faire aisément quatre ou cinq lieues à pied. En lisant nos observations, on a pu voir des sujets, qui ne marchaient plus que difficilement depuis fort longtemps, retrouver, après le redressement du pied, assez de forces dans leur membre atrophié pour pouvoir, en un mois ou deux, entreprendre les plus longues courses. N'est-ce pas que la restitution de la forme normale et de la bonne position du pied avait singulièrement concouru à faire dis-

paraître tout ou une grande partie de la paralysie?

Dans toutes les variétés du pied bot, on
remarque des muscles raccourcis, d'autres
relâchés et allongés. Il en est de même des
ligaments. C'est par le redressement du pied
que l'on rétablit l'équilibre entre ceux-ci et les
puissances musculaires antagonistes, que l'on
remet en rapport les surfaces articulaires des
os, que l'on favorise le frottement de ces surfaces effacées par le défaut de contact réciproque. L'état normal du membre une fois recouvré, la facilité de la progression s'ensuit
aussitôt, en une semaine ou deux chez les
jeunes sujets, en un mois et demi chez les
adultes; car alors les surfaces articulaires qui
ne se connaissaient plus se sont rapprochées, et
des membranes synoviales se sont formées pour
favoriser leur glissement. L'état d'atrophie dans
lequel se trouvait tout le membre inférieur disparaît en peu de temps : une nutrition rapide
s'établit non-seulement dans les parties molles,
mais encore dans les os qui s'épaississent et
s'allongent. Cet heureux changement n'est pas
uniquement dû au redressement du pied, il
est dû aussi à l'exercice auquel les malades
peuvent se livrer sans douleur. « Le membre
« exercé devient le siége d'une innervation
« plus active ; il augmente de volume par l'af-

« flux plus fréquent et plus considérable du
« sang ; la chaleur s'y développe avec plus
« d'abondance, etc. Et après avoir répété pen-
« dant quelque temps des mouvements bien
« ordonnés, nous voyons se développer dans
« le membre qui a été exercé une perfection
« d'action dont il ne jouissait pas auparavant.
« Il s'y manifeste en outre un surcroît de nu-
« trition et d'énergie, etc. » (CH. LONDE, *Nouveaux Éléments d'Hygiène*.) Les malades chez
lesquels le membre présente de la faiblesse
après le redressement du pied, pourront consulter avec le plus grand avantage l'excellent
manuel de gymnastique de M. le colonel Amo-
ros, ou, mieux encore, fréquenter pendant quelques semaines son beau gymnase, tenu aujour-
d'hui par M. Roux, rue Jean-Goujon. La science
apporte encore en aide à tant d'améliorations
obtenues par le redressement et l'exercice, les
frictions stimulantes et autres moyens connus
pour favoriser la circulation, l'innervation, enfin la rétraction des muscles que la difformité
avait allongés et relâchés. Si l'on voit persister
un reste de paralysie, les eaux minérales de
Bourbon-l'Archambault, de Bourbonne, de
Barèges, de Cauterets, d'Aix en Savoie, de
Plombières, de Salins, les bains de mer,
peuvent puissamment aider à la guérison complète.

Les personnes que tenterait cette agréable médication, trouveront dans le *Guide aux Eaux minérales*, de M. le docteur Isidore Bourdon, le savant et spirituel auteur de la *Physiologie médicale*, des conseils très-judicieux touchant leurs infirmités et les eaux où elles devront se rendre de préférence. Pour aider l'action des divers moyens que nous venons de mentionner, nous employons encore, sous forme de frictions, une pommade et un liniment dont nous retirons le plus grand avantage. La pommade a pour base le bromure de fer ou le protoiodure de plomb, et doit être employée en frictions le long de l'épine dorsale : en voici la formule :

Pr. Axonge. . . . .   65 grammes.
    Bromure de fer.   8   id.
    Extrait de jusquiame   8   id.
    Camphre.   12   id.
                    m. s. a.

Ou

Pr. Axonge. . . . .   65 grammes.
    Proto-iodure de plomb.   6   id.
    Extrait de jusquiame   8   id.
    Camphre.   8   id.
                    m. s. a.

Le liniment peut être employé à frictionner tout le membre convalescent aussi bien que la colonne vertébrale; en voici la formule :

Pr. Baume de Fioraventi. . . . ⎫
   Alcool camphré . . . . . . ⎬ āā 65 grammes.

Teinture de jusquiame. . . ⎫
Teinture de noix vomique. . ⎬ āā 6 id.
Camphre . . . . ⎭

m. s. a.

On trouve dans ces trois compositions de l'extrait ou du suc alcoolique de jusquiame, parce que nous regardons l'action de cette plante comme le premier de tous les modificateurs connus des paralysies ayant leur siége dans la moelle épinière ou dans ses membranes, et nous y mêlons le camphre, afin de combattre l'action de la jusquiame sur les fonctions urinaires, des malades que nous avions traités avec le liniment non camphré s'étant trouvés dans l'impossibilité d'uriner pendant quelques jours.

Depuis quelque temps nous avons employé avec avantage l'appareil électro-médical des frères Breton.

En résumé, les indications fondamentales pour la cure radicale des pieds bots natifs ou consécutifs se bornent au redressement le plus rapide possible, sauf à exercer ensuite le pied de manière à développer promptement le poli de ses surfaces articulaires. Le traitement médical vient après.

Les tout jeunes enfants atteints de pieds bots peu-
vent-ils toujours être guéris par les machines?

Quelques personnes ont prétendu résoudre
cette proposition affirmativement : une telle solution nous semble tout à fait inadmissible pour
les enfants pauvres, ainsi que nous le ferons
voir plus bas, et elle n'est pas indistinctement
exacte quant aux enfants de la classe aisée. Car,
s'il en était ainsi, verrions-nous donc tous les
jours venir à nous des hommes qui depuis leur
enfance la plus tendre ont eu les pieds soumis
aux expériences raisonnables ou folles, aux
tentatives consciencieuses ou improbes de tant
d'orthopédistes? Ce que nous trouvons de mieux
le plus souvent, chez les riches malades soumis à des traitements si longs et si divers,
c'est que leur difformité a changé d'espèce :
un pied en dedans est devenu un pied équin....
Mais la cause principale existe toujours ; les
muscles de la partie postérieure de la jambe
n'ont pas repris leur longueur ni leur souplesse. A chaque instant, des malades nous di -
sent qu'ils ont été déjà guéris plusieurs fois,
mais que leur difformité a reparu aussitôt
qu'ils ont cru pouvoir s'abstenir de machines
extensives. Un orthopédiste qui n'emploie que
les moyens mécaniques a certainement beau-

coup fait quand, au bout d'un fort long traitement, il vous a procuré un abaissement
du talon de deux ou trois pouces : et que
de douleurs pour arriver à une telle amélioration !

Un pied bot ne saurait être guéri radicale-
ment, si, en même temps que l'allongement
des muscles du mollet s'opère, vous ne voyez
leur relief se développer par la nutrition.
Presque jamais le seul emploi des machines ne
donnera satisfaction à cet égard, puisqu'il est à
peu près sans exemple que l'effet de redressement obtenu par elles n'ait pas cessé aussitôt
que le membre était soustrait à leur contention. Tous les hommes qui ont l'habitude de
traiter les pieds bots ne savent-ils pas que,
nonobstant le redressement du pied par les
machines, le sujet, soi-disant guéri, est obligé,
pendant un temps indéterminé, de porter des
appareils contentifs, des brodequins à semelles
inflexibles garnies de tuteurs métalliques? Delpech lui-même ne dit-il pas qu'après le redressement d'un pied bot par les machines, le malade doit absolument s'assujettir à l'emploi
d'un moyen qui soit propre à maintenir l'extension des muscles jusqu'au développement
complet du squelette? Si l'on néglige, ajoute-
t-il, l'usage incessant de cette puissance de
contention, on doit compter sur le retour de

la difformité, tant que dure le travail de l'accroissement du corps.

D'après ce que nous venons de dire, il nous semble impossible qu'on balance désormais entre le traitement des pieds bots par les machines seules et la section des tendons rebelles, suivie de la mise en action des moteurs mécaniques. Notre expérience nous a montré que ce moyen si prompt, si sûr, était surtout le seul à employer pour les enfants des classes pauvres; car chez eux, les machines, toujours mal appliquées, toujours mal entretenues, produisent des escarres qui les font abandonner le plus souvent. Depuis vingt huit ans que nous sommes chargé des traitements orthopédiques dans les hôpitaux civils de Paris, nous avons eu occasion de traiter un nombre considérable de pieds bots chez de tout jeunes enfants, et cela dans un espace de temps fort court, quand toutefois nous pouvions voir nos opérés souvent, et être bien secondés par les parents (1).

Plus les sujets sont jeunes, plus la guérison par la section du tendon d'Achille ou d'autres tendons est prompte. Un enfant de sept ans

______

(1) Malheureusement il n'en est pas toujours ainsi : les gens du peuple apportent trop souvent une grande incurie dans le maintien et l'application des appareils de leurs enfants. J'en ai vu un grand nombre qui, après l'opération, étaient quinze jours et plus sans me les représenter.

peut avoir le pied redressé en quinze jours , et
un simple brodequin à semelle inflexible , à la
partie externe duquel on fixe une équerre en
acier en forme de demi-étrier montant jusqu'au
niveau de la malléole externe, articulée avec
une attelle en tôle d'acier ou en fer battu qui
se prolonge jusqu'au-dessous du genou , suffit
en deux ou six mois pour consolider la cure ;
la cause de la difformité étant détruite pour
toujours par l'allongement du tendon d'Achille,
au moyen d'une substance intermédiaire devenue aussi solide que le tendon lui-même. Une
autre raison doit encore engager à faire traiter
de bonne heure les enfants difformes, c'est que
plus ils sont jeunes, et moins est grand l'amaigrissement du membre malade ; plus tôt, d'un
autre côté, il est facile à l'enfant redressé de
marcher sans claudication.

Mais une raison bien autrement décisive à
nos yeux que toutes celles que nous venons de
donner, c'est l'absence presque absolue de
douleurs qui distingue le redressement par la
section du tendon d'Achille. Nous ne calom-
nions aucun procédé, tant s'en faut : chaque
inventeur applique le sien avec la conviction
que c'est le meilleur; mais qui peut nier que
la guérison du pied bot par le seul emploi
des moyens mécaniques, ne soit achetée, quand
par hasard on l'obtient, au prix de souffrances

atroces, quelquefois démesurément prolongées? Nous avons vu, à la suite de ce traitement barbare où la chair vivante est traitée comme un végétal, nous avons vu de malheureux enfants dont la santé et même l'intelligence étaient restées altérées pour toujours. Au commencement de l'année 1838, M. le docteur Pierre Auvity, médecin des enfants du roi, nous adressa le fils de M. le marquis de Mervé, qui avait été torturé pendant cinq ou six ans par un mécanicien de Paris fort en renom, sans qu'aucune amélioration notable fût résultée de cette terrible épreuve. Nous avons opéré ce jeune homme et modifié sensiblement sa difformité; mais l'état d'irritabilité où l'avait jeté le traitement mécanique, les convulsions effrayantes dont, pour ainsi dire, tant de souffrances lui avaient donné l'habitude, l'état d'hypertrophie des ligaments et de sensibilité des surfaces articulaires torturées, ont dû nuire à notre bonne volonté. Le sujet dont il s'agit peut être considéré comme une des victimes les plus douloureuses de la vieille orthopédie; son organisation a subi un ébranlement déplorable auquel les soins de l'avenir remédieront sans doute, mais bien lentement et bien difficilement.

Depuis quelques années nous avons traité plus de mille enfants, de l'âge de six mois à deux ans, et toujours dans un espace de temps très-court. Nos cures se sont tellement répandues, qu'aujourd'hui il est rare que les parents attendent jusqu'à l'âge d'un an pour faire redresser les pieds de leurs enfants, tant ils sont persuadés que plus ils sont jeunes, plus ils sont faciles à guérir.

Maintenant nous aurons quelques mots à dire du mode que la nature adopte pour la cicatrisation des tendons coupés, et pour la formation de la substance intermédiaire qui sert à réunir les segments.

Depuis que nous pratiquons la section des tendons pour guérir les pieds bots, il nous est arrivé sept fois de pouvoir examiner le mécanisme que la nature emploie pour développer la substance intermédiaire, et toujours nous avons vu qu'elle s'y prenait chez l'homme comme chez les animaux sur lesquels nous avions expérimenté avant d'entreprendre ces sections. Nos idées sur cette admirable restauration sont encore aujourd'hui à peu près les mêmes que celles que nous avons émises lors de la publication de la première édition de notre *Traité*. Voici ce que nous disions alors.

Aussitôt que nous avons eu coupé le tendon d'un lapin ou d'un chien, nous avons vu un vide se faire sous la peau par la rétraction instantanée des muscles. Quelques heures après, en visitant la section, nous avons remarqué que le tissu cellulaire environnant et avoisinant les extrémités du tendon divisé, se remplissait de sang, devenait rouge et enflammé, subissait enfin un état d'infiltration que nous avons toujours vu persister pendant les sept ou huit premiers jours. En même temps que nous observions cette infiltration des liquides blancs, il nous est quelquefois arrivé de trouver entre les deux extrémités du tendon coupé, un amas de matière rouge, à peu près semblable à un caillot de sang que l'on aurait lavé. De cette petite masse fibrineuse, quand nous la rencontrions, nous voyions partir des filaments qui allaient se rendre au tissu cellulaire infiltré et *vice versa*. Trente-six heures après la section, la substance de prolongement avait parcouru tout le trajet d'une extrémité à l'autre et réparé la solution de continuité, sous forme de membrane ligamenteuse beaucoup plus développée toujours dans sa partie supérieure que dans sa partie inférieure, ce qui impliquait le commencement de sa formation autour du fragment supérieur, et ce qui explique l'inégalité des deux renflements que l'on sent sous la peau dans les endroits répondant aux deux bouts du tendon coupé, le lendemain et le surlendemain de l'opération.

Le troisième et le quatrième jour, de nou-

velles explorations nous ont montré la substance intermédiaire considérablement épaissie,
comme charnue, d'un rouge foncé à l'intérieur
et blanchâtre à l'extérieur. Du sixième au huitième jour, elle offrait déjà une forme analogue
à celle du tendon lui-même ; sa circonférence
était d'un gris rougeâtre, et son intérieur encore rouge, à cause de la condensation des
lames celluleuses. Entre le quinzième et le
vingtième jour, l'organisation ligamenteuse
était devenue complète ; la rougeur avait disparu, et le tissu de nouvelle formation, résistant, solide, ne différait du tendon véritable
que par sa blancheur un peu moins éclatante,
et quelquefois aussi par une moindre épaisseur.
Quant à cette dernière différence, nous l'avons
constamment rencontrée dans la pratique, lorsqu'il était arrivé qu'après la section on avait
voulu tout de suite éloigner fortement l'un de
l'autre les deux bouts du tendon. Mais si la
section est bien faite ; si l'on ne cherche pas
immédiatement à prolonger l'intervalle opéré
spontanément par la rétraction du fragment
supérieur ; si l'on se réserve à commencer la
distension le deuxième ou le troisième jour
seulement, quand l'intervalle existant entre les
deux bouts du tendon coupé est rempli par
cette substance élastique qui résulte de la tuméfaction, elle sera toujours plus épaisse, plus

solide, d'autant mieux que les légères tractions opérées alors sur elle l'entretiendront dans un état d'irritation nécessaire à l'afflux des humeurs organisantes. Plusieurs fois nous avons vu chez des lapins la substance intermédiaire n'être sensible sous la peau qu'après le quinzième jour, et dans ces cas, les extrémités divisées avaient été tenues extrêmement éloignées.

Nous ferons remarquer que ce sont toujours les fibres antérieures du tissu de nouvelle formation qui deviennent blanches les premières.

Nous allons maintenant rapporter ce que avons observé sur les tendons du sujet dont nous avons donné l'observation au chapitre *Anatomie pathologique*, page 185 et suivantes. Le tendon du pied le moins difforme, qui n'avait été coupé que depuis deux mois, était beaucoup plus volumineux que celui du côté opposé qui avait été coupé depuis six mois ; chez l'un et l'autre, les gaînes extérieures formaient une tumeur en regard des points où les sections avaient été opérées. Le tissu cellulaire environnant offrait une infiltration séro-sanguine considérable, surtout sur le tendon le plus récemment coupé. Une incision longitudinale, pratiquée sur la gaîne et le tendon, nous fit voir l'épaississement des parois de cette gaîne,

épaississement se prolongeant de cinq centimètres plus haut que le bout supérieur du
tendon , et de deux centimètres plus bas que le
bout inférieur ; ses adhérences intimes sur les
deux bouts du tendon et le tissu inodulaire intermédiaire, faisant corps avec elle. Les extrémités des tendons sont coniques et sont libres
au milieu de la substance intermédiaire qui les
enveloppe solidement en se prolongeant autour
d'elles. Le milieu de la substance intermédiaire
a encore sur les deux tendons l'aspect de la
chair musculaire , quoiqu'elle soit beaucoup
plus fibreuse, plus résistante que les muscles
dans leur état normal. Cette couleur disparaît
avec le temps , comme nous l'avons vu sur le
tendon d'un enfant qui avait été sectionné depuis deux ans. Par la suite, le tissu inodulaire
prend l'aspect des ligaments, quoiqu'il ait toute
leur solidité bien avant d'avoir leur aspect. La
gaîne fibro-celluleuse qui embrasse les extrémités du tendon coupé, ainsi que le sang épan-
ché dans son intérieur , nous semble être le
principal agent de reproduction de la substance
intermédiaire; car il est impossible d'admettre
que ce travail de nouvelle formation soit le
résultat, comme plusieurs personnes semblent
encore le croire, de l'exsudation , de la sécré-
tion des bouts du tendon sectionné , puisqu'on
les trouve libres, mamelonnés, dans cette sub-

stance pendant plusieurs mois. D'après ce que nous venons de dire, nous croyons pouvoir résumer ainsi la théorie de la régénération, de la continuité des tendons sectionnés. Un tendon étant coupé dans sa gaîne fibro-celluleuse, ménagée autant que possible, les bouts de ce tendon se rétracteront et laisseront dans cette gaîne un espace intermédiaire dans lequel s'épancheront et s'organiseront du sang et de la lymphe plastique de cicatrisation. Cette dernière est formée par la gaîne qui est devenue le siége d'un travail inflammatoire, congestionnel, qui l'a hypertrophiée, et qui a favorisé dans ses parois une exsudation abondante des différents matériaux nécessaires à ce travail de réparation, sans que les extrémités du tendon y prennent la moindre part.

L'on voit, par ce que nous avons observé sur l'espèce humaine, que notre théorie sur la continuité des tendons après leur section, se trouve fortifiée, éclairée; tant il est vrai que les expériences sur les animaux, quand elles sont bien faites, doivent toujours diriger le chirurgien quand il a affaire à une opération nouvelle.

Nous avions l'intention de donner ici un tableau statistique des cas de pieds bots que nous avons opérés depuis le 23 octobre 1835 jusqu'aujourd'hui, mais le temps nous a manqué pour pouvoir faire exactement ce relevé, qui s'élèverait à plus de deux mille cas. Nous nous contenterons donc de donner un relevé des observations que nous retrouvons rédigées dans nos cahiers et s'élevant à mille. Après cette statistique, nous donnerons les rapports des Académies des Sciences et de Médecine.

STATISTIQUE

De mille observations de pieds bots opérés depuis le 23 octobre 1835 jusqu'au mois de janvier 1859.

Sur ces *mille* individus, il y avait *six cent vingt cinq* garçons, et *trois cent soixante-quinze* filles. Nous avons rencontré le pied bot à l'état natif ou congénital chez *trois cent soixante-quatre* garçons et *deux cent dix* filles, ensemble *cinq cent soixante-quatorze* cas; à l'état consécutif ou accidentel, chez *deux cent trente-trois* garçons et *cent quatre-vingt-treize* filles, ensemble *quatre cent vingt-six cas*. Sur le nombre général (*mille*), il y avait *deux cent quarante et un* cas doubles, dont *cent soixante* chez des garçons et *quatre-vingt-un* chez des filles. De ces deux cent quarante et un pieds bots doubles, *soixante-dix-sept* étaient consécutifs, et tous à des convulsions, dont *quarante-huit* chez des garçons et *vingt-neuf* chez des filles. Le pied bot était simple, c'est-à-dire, existait sur un seul pied chez *sept cent cinquante-neuf* sujets, répartis de la manière suivante : *quatre cent trente-quatre* garçons, dont *deux cent cinq* à droite et *deux cent vingt-neuf* à gauche; *trois cent* vingt-cinq filles, dont *cent soixante-deux* à droite et *cent soixante-trois* à gauche. Parmi ces sept cent cinquante-neuf pieds bots existant sur un seul pied, il y en avait *quatre cent vingt-deux* congénitaux, dont *deux cent soixante* chez des garçons : *cent trente-sept* à droite et *cent vingt-trois* à gauche; et *cent soixante-deux* chez des filles, dont *soixante-onze* à droite et *quatre-ving'-onze* à gauche. Les *trois cent trente-sept* pieds bots consécutifs ou accidentels se classaient ainsi : *cent cinquante et un* chez des garçons, dont *cinquante-cinq* à droite et *quatre-vingt-seize* à gauche; *cent quatre-vingt-six* chez des filles, dont *soixante-dix-sept* à droite et *cent neuf* à gauche. De ces mêmes *trois cent trente-sept* pieds bots consécutifs, *trois cent deux* étaient venus à la suite de lésions de l'appareil cérébro-spinal, fièvre cérébrale, convulsions, hémiplégie ou paraplégie; *trente-cinq* seulement étaient la suite d'autres lésions, entorses, contusions, abcès, etc. Ces derniers *trente-cinq* cas étaient ainsi répartis : *onze* chez des garçons et *vingt-quatre* chez des filles.

Quant à la nature des difformités, nous ajouterons que, sur les *mille* opérés, il y avait *quatre cent dix-sept* pieds équins ou équins-varus (stréphocatopodes ou stréphendocatopodes), dont *deux cent quinze* garçons et *deux cent deux* filles : *cinq cent trente-deux* varus (stréphendopodes), dont *trois cent deux* garçons et *deux cent trente* filles; *vingt-deux* valgus (stréphexopodes), dont *quatorze* garçons et *huit* filles; *vingt* pieds en dessous (stréphypopodes), dont *treize* garçons et *sept* filles; enfin *neuf* pieds bots en haut (stréphanopodes), dont *six* garçons et *trois* filles.

Les dix-neuf vingtièmes des pieds bots consécutifs s'étaient développés depuis l'âge de trois mois jusqu'à celui de neuf ans, presque toujours pendant les dentitions. *Vingt-sept* de nos malades étaient nés avec un côté paralysé, ou seulement ayant un ou les deux membres inférieurs paralysés; la difformité répondait presque toujours au côté atteint de paralysie. Sur ces vingt-sept cas, il y avait *dix-huit* garçons et *neuf* filles.

ACADÉMIE ROYALE DE MÉDECINE

EXTRAIT DES PROCÈS-VERBAUX DE L'ACADÉMIE

Séance du 7 juin 1836 (1)

RAPPORT sur trois Observations présentées par M. le docteur DUVAL, *intitulées :* PIEDS BOTS GUÉRIS PRA LA SECTION DU TENDON D'ACHILLE.

« MESSIEURS,

« Vous nous avez chargés, MM. HUSSON, SANSON et moi, de vous rendre compte de trois observations de pieds bots guéris par la section du tendon d'Achille; elles vous ont été adressées le 12 janvier 1836 par M. Duval. Ce médecin ne s'est hâté de vous communiquer un aussi petit nombre d'observations que pour prendre date relativement à une opération

---

(1) Cette date, déjà ancienne, explique le petit nombre des observations mentionnées dans le rapport qui va suivre. La présentation des cas dont il s'agit a eu lieu en janvier 1836, et notre première opération est du 23 octobre 1835; il ne pouvait pas encore y avoir abondance de guérisons.   *(Note de l'auteur.)*

qui, avant lui, n'avait pas été pratiquée à Paris : l'ayant souvent renouvelée depuis l'époque précitée, et toujours avec le même succès, il se trouve maintenant riche d'un bien plus grand nombre de faits du même genre.

« Vous savez tous, Messieurs, qu'il existe trois espèces de pieds bots : une dans laquelle le pied semble avoir été tordu en dedans, et son adduction portée au delà de ses limites ordinaires : c'est le pied bot latéral interne que les anciens appelaient *varus*, le plus fréquent de tous. L'autre, dans laquelle le pied est tourné dans le sens de l'abduction : c'est le pied bot latéral externe ou *valgus*. Dans la troisième espèce enfin, la situation du pied est celle d'une forte extension : c'est le pied bot qu'on appelle *équin* (1).

« Vous savez également, Messieurs, que depuis un temps immémorial on s'est attaché à redresser les pieds bots par des moyens mécaniques fort diversifiés ; qu'on a employé des attelles unies par des bandes roulées ; qu'on a fait usage de bottines à tuteurs ; que, pendant longtemps, à Paris, deux orthopédistes sans titres, Tiphaine et Verdier, vers le dix-huitième siècle, employèrent des machines à ressorts

(1) On a vu au commencement du *Traité* qu'à ces trois divisions connues nous avons dû en ajouter deux autres, la *stréphyppopodie*, déviation en dessous, et la *stréphanopodie*, déviation en haut.

(Note de l'auteur.)

compliqués qui jouirent de quelque réputation, mais dont ils firent un secret; que Jakson, en Angleterre, vers la même époque, inventa des moyens analogues, restés tout aussi mystérieux; que Venel, médecin suisse, imagina une machine simple et ingénieuse à laquelle on dut un grand nombre de guérisons; machine dont notre honorable collègue, M. Capuron, a donné une description dans la *Gazette de santé* du mois d'août 1834; que le célèbre Scarpa, qui connut et décrivit mieux qu'aucun de ses devanciers la difformité qui nous occupe, imagina un appareil fort peu employé en France, quoique feu notre collègue Léveillé l'y ait fait connaître en 1824, appareil sur le mérite duquel notre célèbre Boyer garda le silence, mais auquel il en substitua un beaucoup plus simple; enfin que Jaccard et Louis d'Yvernois continuèrent la pratique heureuse de Venel, et usèrent de son ingénieuse machine en la modifiant un peu.

« Cependant, avec toutes ces ingénieuses inventions, les chirurgiens étaient loin de guérir tous les pieds bots ; un grand nombre résistaient à leurs efforts. Ces pieds bots incurables, observés dans les pays étrangers comme en France, firent naître à l'Allemand Thilenius l'idée de conseiller et de faire exécuter la section du tendon d'Achille. Il s'agissait d'un pied bot équin fort difforme ; le malade avait huit ans : l'opération fut heureuse, à ce qu'il paraît. Ceci se passait en 1785 ; au moins c'est à cette époque que Thilenius a publié la relation de cette cure.

« Plus tard, en 1809, un autre Allemand, Michaëlis de Marbourg, lequel cite Thilenius et la guérison à lui due, pratiqua cette opération quatre fois et toujours avec bonheur.

« Delpech, en 1816, à l'exemple des deux hommes que nous venons de citer, et qu'il cite lui-même avec loyauté, pratiqua, assure-t-il, la même opération sur un enfant de neuf ans, qui lui dut une prompte guérison.

« Stromeyer imita Delpech, en 1834, et eut lieu de s'en applaudir.

« Les choses en étaient là, et beaucoup des hommes qui suivent les progrès de la science doutaient encore de ces cures étonnantes, quand M. le docteur Vincent Duval, directeur des traitements orthopédiques des hôpitaux de Paris, exécuta la section du tendon d'Achille : sa première tentative remonte au 23 octobre 1835. Personne encore n'avait pratiqué cette opération dans la capitale (1). Le premier ma-

(1) Voici un point sur lequel nous insistons particulièrement, car nous savons qu'on ne demanderait pas mieux que de pouvoir nous nier aujourd'hui cette priorité.   (*Note de l'auteur.*)

lade opéré par M. Duval était âgé de douze ans et demi : il était affecté d'un pied bot équin, et avait été adressé à ce médecin par l'un de vos commissaires, M. Sanson, chirurgien de l'Hôtel-Dieu. Le succès fut tel qu'il dépassa les espérances des parents du jeune malade, comme les prévisions de l'opérateur; le traitement dura quarante jours.

« Le malade qui fait le sujet de la deuxième opération était âgé de huit ans, affecté d'un pied bot latéral interne; et celui de la troisième, âgé de sept ans, offrait la double variété du pied bot équin et du pied bot en dedans, portés à leur plus haut degré de développement.

« Dans ces trois cas, ce n'est qu'après de nombreuses tentatives de réduction par les moyens mécaniques, que la section a été opérée; toujours le bourrelet de substance intermédiaire aux deux extrémités du tendon s'est laissé suffisamment allonger, et au bout de trente jours le pied a formé un angle droit avec la jambe.

« Depuis cette opération, M. Duval a opéré grand nombre de pieds bots, soit à Paris, soit ailleurs, et toujours avec un succès égal. C'est un fait que vos commissaires peuvent attester. L'un d'eux, le rapporteur de votre commission, a été témoin de plusieurs de ces opérations. Une de ces opérations, exécutée à Versailles sur une jeune fille, en présence de plusieurs médecins, au nombre desquels se trouvait l'auteur d'excellents travaux sur les difformités, a été faite dans des circonstances si défavorables, que, d'un commun accord, les assistants exprimèrent cette opinion, que, lors même que cette opération ne réussirait pas, on ne devrait en tirer aucune induction défavorable à la méthode. La jeune fille était scrofuleuse dans son enfance; sa jambe présentait plusieurs cicatrices. Cependant, Messieurs, vous pouvez juger par vos propres yeux jusqu'à quel point l'art a su triompher de toutes ces difficultés (1).

« Le succès obtenu par la section du tendon d'Achille, dans les cas de pieds bots *varus* et *équins* rebelles à tous les moyens mécaniques, peut donc vous être présenté par vos commissaires, et sans hésitation aucune, comme un fait certain, l'opération comme extrêmement simple, d'une exécution très-facile, peu douloureuse, et que, à en juger par la réussite que l'auteur a obtenue dans dix-sept cas, elle ne paraît susceptible de donner lieu à aucun accident.

(1) Cette jeune fille et plusieurs autres malades redressés avaient été amenés à l'Académie le jour où le rapport fut lu.

(Note de l'auteur.)

« Votre commission vous propose en conséquence de donner votre approbation aux heureuses tentatives de M. Duval, et de le remercier de sa communication.

« *Signé :* HUSSON, L. SANSON, CH. LONDE, rapporteur.

« Lu et adopté en séance, le 7 juin 1836.

« *Le Secrétaire perpétuel,*

« *Signé :* L. PARISET. »

INSTITUT ROYAL DE FRANCE

ACADÉMIE ROYALE DES SCIENCES

Séance publique du lundi 13 juillet 1840

Extrait du RAPPORT sur les Prix de Médecine
et de Chirurgie pour l'année 1839

Commissaires : MM. Breschet, Duméril, Magendie, Serres, Roux,
Larrey, De Blainville, Savart et Double, rapporteur.

« La commission a cru devoir attirer l'attention de l'Académie sur l'ouvrage suivant :

« *Traité pratique du Pied bot, par M. le docteur*
Vincent Duval.

« Depuis l'origine de l'art jusqu'à nos jours,
la difformité en question n'avait été combattue
que par des moyens mécaniques plus ou moins
ingénieux, plus ou moins compliqués, mais
d'ordinaire insuffisants ou même nuisibles.

« Ces machines s'étaient successivement per-
fectionnées sans doute depuis l'appareil proposé par Hippocrate, jusqu'aux appareils employés par Venel et par d'Yvernois. Il y a
cependant cela de vrai que, dans toutes ces

machines, on luttait en vain contre la cause la plus générale de la difformité, contre le raccourcissement, soit congénial, soit acquis, des muscles et des tendons.

« La nature ou la cause générale du pied bot une fois nettement résumée de la sorte et clairement démontrée, il était facile, ce semble, d'en déduire le moyen de guérison le plus rationnel et le plus certain. Déjà, depuis long-temps, la science était en possession de la plupart des éléments propres à la solution de ce problème. Une étude approfondie des cas variés, nombreux, de rupture accidentelle du tendon d'Achille; la connaissance rationnelle des phénomènes qui se manifestent pendant la guérison de cette solution de continuité; la certitude acquise, d'ailleurs, que la rupture des tendons en général, et du tendon d'Achille en particulier, n'est accompagnée, pour l'ordinaire, d'aucun accident redoutable, constituaient comme autant d'indices qui devaient mener tout naturellement à la tentative de la section des tendons malades dans les diverses difformités du pied bot.

« Ce ne fut cependant qu'en 1782 que Thilenius eut la pensée de faire cesser, au moyen de la section du tendon d'Achille, l'action des muscles qui, par leur raccourcissement, s'opposaient à la restitution normale du pied. Il

s'agissait d'un pied bot équin très-prononcé.
Le malade avait huit ans. L'opération fut suivie de succès. Il ne paraît pas, du reste, que
le médecin saxon ait eu l'occasion de répéter
cette ingénieuse opération.

« La voie nouvellement ouverte en Saxe ne
fut suivie que vingt-sept ans plus tard, en
1809, par Michaëlis de Marbourg. Celui-ci eut
plusieurs occasions de pratiquer cette opération ; mais, ou il n'avait saisi que d'une manière imparfaite la pensée profonde de Thilenius, ou il ne voulut s'astreindre qu'en partie
à copier son modèle. Michaëlis fit autrement,
mais il fit moins bien que son prédécesseur.

« En 1812, Sartorius guérit un pied équin
par la section pure et simple du tendon d'A-
chille, telle que l'avait indiquée l'habile prati-
tien saxon.

« Au mois de mars 1816, Delpech, l'illustre
et trop infortuné chirurgien de Montpellier, qui
s'était déjà occupé beaucoup des difformités du
corps humain, porta sur les pieds bots une
attention particulière. Il pratiqua une fois seulement l'opération du tendon d'Achille ; et quoiqu'il n'eût réussi qu'à grand' peine et après un
long temps, ou peut-être même à cause des
difficultés de la réussite, il s'attacha avec opi-
niâtreté à l'étude de cette maladie et de l'opération qui lui est applicable.

« Le 28 février 1831, Stromeyer, médecin à Hanovre, qui avait médité à fond les ouvrages de Delpech , suivit à peu près exactement la méthode de notre chirurgien de Montpellier. Stromeyer prit seulement des précautions plus grandes, plus fructueuses, pour faire des plaies extérieures aussi petites que possible , afin de s'opposer à l'introduction de l'air dans les plaies, et de prévenir ainsi la suppuration et l'exfoliation du tendon.

« La science et l'art en étaient là quand M. Duval, en 1835 , appliqua le premier, à Paris , la section du tendon d'Achille au traitement et à la guérison du pied bot. Jusqu'à M. Duval , cette opération, pratiquée uniquement pour le pied bot équin, n'avait guère donné que sept ou huit guérisons dans un espace de soixante ans. En moins de cinq ans, M. Duval a eu l'occasion de faire plus de trois cents opérations de cet ordre , et toujours avec succès.

« Enhardi par l'infaillibilité de la ténotomie appliquée au pied équin, M. Duval, agrandissant encore la ligne tracée par Stromeyer , a eu l'idée d'étendre cette opération à toutes les variétés de pied bot. Il a coupé le tendon du muscle tibial antérieur pour guérir le pied bot varus ; il a fait la section du tendon du long péronier latéral pour le pied bot valgus ; la section du tibial antérieur, celle de l'extenseur propre du gros orteil, du court fléchisseur, de l'extenseur commun, et du péronier, dans les cas divers de renversement du pied.

« M. Duval, outre ses nombreuses et ses nouvelles opérations de ténotomie, apporte encore, comme titre aux récompenses du legs Montyon, l'ouvrage qu'il a publié sur cette matière. Ce livre, profitable aux gens du monde autant qu'utile aux gens de l'art, aura, entre autres qualités estimables, celle de vulgariser chaque jour davantage un procédé curatif assuré.

« La commission, de son côté, présente avec confiance, comme un droit non moins recommandable en faveur de M. Duval, les services que ce médecin a rendus dans les hôpitaux de la capitale par la grande quantité d'opérations de ce genre pratiquées sur des individus de la classe indigente, à laquelle l'illustre fondateur de nos prix portait un si vif et si prévoyant intérêt.

« Par ces motifs réunis, la commission propose d'accorder à M. Vincent Duval une récompense de trois mille francs. »

TABLE

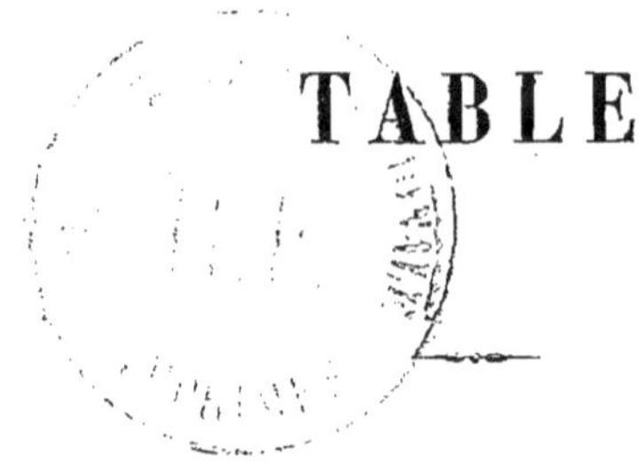

TRAITÉ PRATIQUE DU PIED BOT

CHAPITRE IV

CHAPITRE V

CHAPITRE VI

CHAPITRE VII

CHAPITRE VIII

CHAPITRE IX

CAUSES

CHAPITRE X

CHAPITRE XI

CHAPITRE XII

Pages.

FIN DE LA TABLE.

PRINCIPAUX OUVRAGES DE M. DUVAL

TRAITÉ PRATIQUE DE LA MALADIE SCROFULEUSE.

Cet ouvrage est divisé en deux parties : la première traite de la maladie scrofuleuse en général; dans la seconde, elle est étudiée et décrite dans les principaux systèmes organiques. Cette seconde partie se compose de dix chapitres, qui sont dix monographies accompagnées d'un grand nombre d'observations.

Un Volume in-8°.

CONSIDÉRATIONS THÉORIQUES ET PRATIQUES SUR LES EAUX MINÉRALES DE PLOMBIÈRES, OU MANUEL DU BAIGNEUR A CES EAUX.

Un Volume in-18.

APERÇU SUR LES PRINCIPALES DIFFORMITÉS DU CORPS HUMAIN

Un Volume in-8°.

TRAITÉ DES MALADIES DE LA HANCHE :

Subinflammation de l'articulation coxo-fémorale, tumeur blanche, coxalgie, coxarthrocace, luxations spontanées et congénitales, etc., avec figures gravées sur bois, intercalées dans le texte.

Un Volume in-8°. — 1859.

La deuxième édition des **TRAITÉS DES MALADIES DU GENOU ET DU TORTICOLIS** paraîtra dans le courant de juin 1859.

La deuxième édition du **TRAITÉ DES COURBURES ET DÉVIATIONS DE LA COLONNE VERTÉBRALE** paraîtra vers le mois de septembre 1859.

IMP. BÉNARD ET C°, 2, RUE DAMIETTE.